全国高职高专教育护理专业课程改革规划教材

"十二五"江苏省高等学校重点教材

（编号：2014-1-151）

供护理、助产专业用

妇产科护理学实训指导

主　审　顾　平

主　编　马常兰　许　红

副主编　王　容　张立红

编　者　（以姓氏笔画为序）

马常兰　江苏建康职业学院

王　容　清远职业技术学院

田　静　江苏省妇幼保健院

朱　珠　南京市妇幼保健院

刘婧岩　南京市妇幼保健院

许　红　盐城卫生职业技术学院

李六兰　南京市妇幼保健院

肖　苹　新疆克州职业技术学校

张立红　唐山职业技术学院

陈　涓　泰州职业技术学院

陈荣丽　南通卫生高等职业技术学校

施　凤　江苏建康职业学院

祝丽娟　四川省眉山市妇幼保健院

华中科技大学出版社

http://www.hustp.com

中国·武汉

内 容 简 介

　　本教材是江苏省高等学校"十二五"重点教材,以妇产科临床护理实际工作岗位职责为依据组织编写,第一篇是妇产科常用护理技术,第二篇是妇产科常用诊疗技术及护理配合,第三篇是妇产科护理综合实训。

　　本教材可作为医药卫生类高职高专护理和助产专业学生的教材或参考书,也可作为妇产科常用护理及助产技术参赛选手的指导书。

图书在版编目(CIP)数据

妇产科护理学实训指导/马常兰,许红主编.—武汉:华中科技大学出版社,2016.7(2021.7重印)
ISBN 978-7-5680-2056-5

Ⅰ.①妇…　Ⅱ.①马…　②许…　Ⅲ.①妇产科学-护理学-高等职业教育-教学参考资料　Ⅳ.①R473.71

中国版本图书馆 CIP 数据核字(2016)第 156183 号

妇产科护理学实训指导
Fuchanke Hulixue Shixun Zhidao

马常兰　许　红　主编

策划编辑:车　巍
责任编辑:叶丽萍　车　巍
封面设计:原色设计
责任校对:张　琳
责任监印:周治超
出版发行:华中科技大学出版社(中国·武汉)　　电话:(027)81321913
　　　　　武汉市东湖新技术开发区华工科技园　　邮编:430223
录　　排:华中科技大学惠友文印中心
印　　刷:武汉市金港彩印有限公司
开　　本:880mm×1320mm　1/16
印　　张:12.5
字　　数:408千字
版　　次:2021年7月第1版第5次印刷
定　　价:49.00元

前 言

　　为更好服务于我国医药卫生类高职高专护理和助产专业高素质技术技能型人才培养,全面落实《国务院关于加快发展现代职业教育的决定》精神,满足创新发展高等护理教育改革和全面推进素质教育的需求,特组织编写了全国高职高专教育护理专业课程改革规划教材《妇产科护理学实训指导》一书。本教材可作为医药卫生类高职高专护理和助产专业学生的教材或参考书,也可作为妇产科常用护理及助产技术参赛选手的指导书。

　　本教材以妇产科临床护理实际工作岗位职责为依据组织内容,其中,第一篇妇产科常用护理技术,学习者应熟练掌握操作流程,在编写体例上按照护理程序编制操作流程,对实训目的、实训准备、实训操作流程作了详细阐述,以临床典型案例、照片和图形优化素材,彩色实物图片增加了趣味性和直观性,力求做到层次分明,文字通俗易懂,每个实训项目均配有基于行业标准的考核评分细则,有利于学生的自主学习,也有助于"教、学、做、评一体化"的教学模式改革;第二篇妇产科常用诊疗技术及护理配合,学习者应熟悉操作流程,并能配合医生或助产士完成相应的操作,故教材着重描述诊疗技术操作流程和护理配合;第三篇增加了妇产科护理综合实训内容,通过典型案例创造出多种临床情景问题,以学习小组为单位在教师组织下进行分析、思考和技能训练,激发学习的积极性和主动性,运用所学知识进行评判性思维,掌握科学的临床思维能力和综合临床处置能力。

　　本教材以培养知识、技能和素质并重的专业人才为目标,在岗位护理特色的基础上,注重学生人文素质的养成并列入技能考核评价中,强化了护患沟通和健康宣教,突出了以人为本的教学理念和护理专业的服务理念,使护理实践教学进一步贴近临床、贴近患者和贴近社会,对提高岗位胜任力,减少工作误差,改善医疗服务质量,必将起到良好的推动作用。

　　本教材在编写过程中,得到了临床一线护理和助产专家的积极参与和悉心指导,在此致以诚挚的感谢! 由于编者水平和能力有限,加之时间紧迫,教材中难免存在错误和疏漏之处,敬请广大读者和同仁批评指正!

编 者

目 录

第一篇 妇产科常用护理技术

模块一 产前保健技术

产前保健是围生期保健的重要内容,妊娠期的护理管理主要是通过产前检查来实现。通过定期的产前检查以了解母儿的健康状况和需求,对妊娠妇女提供连续的整体护理,能够及早发现并处理妊娠期合并症和并发症,及时发现胎位异常和胎儿发育异常,确定分娩方式。

产前检查应从确诊早孕时开始,经检查未发现异常者,应于妊娠20周起进行产前系列检查。妊娠20～36周期间每4周检查1次,自妊娠37周起每周检查1次,共检查9～11次。凡属高危妊娠妇女或有异常情况者,应酌情增加产前检查次数。

>>> 实训目标

【能力目标】

1. 学会采集健康史并掌握沟通技巧,准确推算出预产期。
2. 学会测量宫高和腹围的方法,判断妊娠中、晚期妊娠妇女的妊娠周数及胎儿发育情况。
3. 初步学会运用腹部四步触诊,准确判断胎产式、胎先露及胎方位,并估计胎儿体重。
4. 学会选择胎心听诊的部位,正确听取胎心音,计数胎心率。
5. 学会骨盆外测量的方法,并能初步判断骨盆大小、形态。
6. 学会并能正确填写孕产妇保健手册,了解绘制妊娠图的方法。
7. 能够进行妊娠期保健指导,如妊娠妇女自我监护数胎动、妊娠期营养及卫生宣教等。

【知识目标】

1. 掌握测量宫高和腹围、四步触诊及胎心听诊的目的、操作要点和注意事项。
2. 掌握妊娠妇女自觉胎动、经腹壁听到胎心音的时间及正常值。
3. 熟练口述骨盆外测量各径线的名称、起止点与正常值及临床意义。
4. 能运用护理程序对妊娠早、中、晚期的妇女实施整体护理。

【素质目标】

1. 操作过程中能关心体贴妊娠妇女,注意保护个人隐私。
2. 具有良好的沟通能力、团结合作的能力。

>>> 实训方法

1. 观看产前保健教学录像,或教师运用多媒体讲授、模型示教,并提出实训要求。
2. 在校内实训室每4～6名学生为一组,分组练习,教师巡回指导。
3. 课间安排学生到医院产科门诊见习。
4. 小组自评,组内互评,教师总结点评,随堂抽考并记录成绩。

工作地点:产科门诊。

>>> 典型案例仿真实训

【临床情境】

薛女士,26岁,初次妊娠,现停经34周,来院进行定期产前检查。末次月经2014年2月7日。薛女士停经4个多月起自觉有胎动,并感下腹部逐渐膨隆。停经后无阴道出血,无腹痛和大小便异常。既往体健。平时月经周期5/(29~31)日,量中,无痛经史。

作为接待妊娠妇女的值班医护人员,你如何对薛女士进行检查,并判断胎儿的生长发育及胎位情况?请按护理程序为薛女士进行产前检查并给予健康宣教。

【任务描述】

1. 首先核对姓名、查阅孕产妇保健手册。询问前次产前检查后有无异常情况出现,如头痛、目眩、水肿、腹痛、阴道流血等;有无胎动异常;询问近期饮食、睡眠及大小便情况。

2. 进行一般情况检查,包括测量体重及血压、检查双下肢有无水肿等。

3. 推算预产期,核实妊娠周数,并向薛女士解释填写孕产妇保健手册的重要性。

4. 测量宫高、腹围和进行产科腹部四步触诊,以判断胎方位,了解胎儿发育是否与妊娠周数相符,并绘制妊娠图。

5. 听诊胎心音,或进行电子胎心监护,以了解胎儿宫内状况。

6. 进行骨盆外测量,初步了解骨盆大小及形态。

7. 必要时监测尿蛋白、血糖或进行B型超声等检查,并指导妊娠妇女做好检查的准备工作等。

8. 对薛女士进行妊娠期健康宣教,预约下次复诊时间和检查项目。

任务一　测量宫高、腹围及产科四步触诊

产科腹部检查是妊娠妇女产前检查的重要手段,主要内容包括测量宫高和腹围、产科四步触诊以及胎心听诊等。通过腹部检查以了解胎儿大小、胎产式、胎先露和胎方位情况,评估子宫大小与妊娠周数是否相符,估计羊水量,全面了解胎儿在宫腔内的生长发育情况和健康状况,发现异常及时处理。

【用物准备】

1. 模型及设备　产科检查床,妊娠妇女模型。

2. 器械及用物　体重称,听诊器,血压计,一条标有厘米刻度的软尺,手表。手消毒液,纸巾,笔,孕产妇保健手册。一次性垫巾,屏风。

【操作流程】

测量宫高、腹围及产科四步触诊的操作流程,见表1-1-1。

表 1-1-1　测量宫高、腹围及产科四步触诊的操作流程

操作流程	操作要点说明
1. 素质要求　着装整齐,举止端庄,语言恰当,态度和蔼	· 符合专业规范
2. 核对解释 · 语气亲切,问候妊娠妇女,自我介绍,核对姓名、年龄 · 向妊娠妇女解释产科腹部检查的目的、方法及配合要点,取得妊娠妇女的理解和配合	· 确认妊娠妇女信息无误 · 检查前需排空膀胱
3. 评估 · 采集健康史、孕产史、月经史,询问本次妊娠经过、胎动情况等 · 观察妊娠妇女发育和营养状况,体型、步态和精神状态;测量血压和体重 · 评估妊娠妇女对进行产科腹部各项检查的认知水平及合作程度	· 注意观察妊娠妇女精神心理状态 · 推算预产期,核实妊娠周数
4. 计划 · 操作者:戴口罩,修剪指甲,洗净并温暖双手 · 环境:安静,整洁,关闭门窗或屏风遮挡,调节室温至22~24 ℃ · 物品:备齐用物,摆放整齐,检查床上铺好一次性垫巾 · 妊娠妇女:了解测量宫高、腹围及产科四步触诊的目的和方法,愿意配合检查	· 熟知操作流程及相关内容 · 注意保护妊娠妇女隐私 · 避免交叉感染 · 排空膀胱后,仰卧于检查床上
5. 操作步骤	

续表

操作流程	操作要点说明
(1)腹部视诊： · 操作者站在检查床右侧,面向妊娠妇女头面部 · 协助妊娠妇女头部稍垫高,上肢平放于身体两侧,双腿略屈曲呈放松状态 · 将上衣拉至乳房下方,裤子下拉至耻骨联合上方,充分暴露腹部	· 观察妊娠妇女腹部大小、形状,腹壁紧张度,有无水肿、妊娠纹、手术瘢痕,有无悬垂腹等
(2)测量宫高： · 手测法:操作者左手五指并拢,用指腹及手掌尺侧面置于子宫底部并轻轻下压,了解子宫外形及子宫底高度 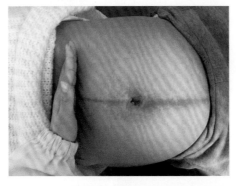 · 尺测法:先确切触及子宫底部后,指导妊娠妇女双腿伸直 右手示指摸清耻骨联合上缘中点,将软尺"0"刻度端固定于此,左手将软尺握在手中并紧贴腹壁向上拉开至子宫底最高点,测得弧形长度,即为宫高值	· 指导妊娠妇女取仰卧位,双腿伸直,腹部放松,不要紧张;检查时要与妊娠妇女和胎儿进行文流 · 以耻骨联合、脐孔及剑突为标志,判断子宫底高度与妊娠周数是否相符 · 注意保暖,避免过度暴露,力度适当,不宜过重或过轻,使用软尺松紧要适宜,读数精确到 1 cm · 一般于妊娠 16 周前采用手测法,20 周后采用尺测法
(3)测量腹围:将软尺经肚脐围绕腹部一周的长度,即为腹围值 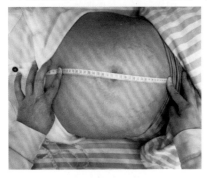 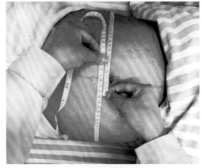	· 测量腹围时,请妊娠妇女稍稍用力挺起腹部,操作者快速将软尺从妊娠妇女背部穿过,调整好软尺松紧度 · 估计胎儿体重(g)≈宫高(cm)×腹围(cm)+200
(4)产科四步触诊： · 第一步:操作者四指并拢,拇指自然分开,双手放于子宫底部,掌心与指腹紧贴腹壁,交替轻推,辨别子宫底部的胎儿部分 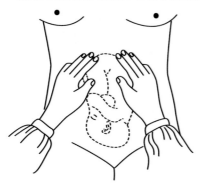 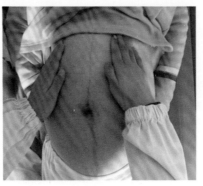	· 操作者站在检查床右侧,面向妊娠妇女头面部,指导其仰卧,双腿屈曲稍分开;检查时要与妊娠妇女进行交流,以缓解紧张情绪 · 如为胎头则硬而圆,且有浮球感;如为胎臀则软而宽,形状不规则 · 第一步检查也可了解子宫底高度,评估胎儿大小与妊娠周数是否相符

续表

操作流程	操作要点说明
·第二步:操作者双手分别置于妊娠妇女腹部左右两侧,一手固定,一手轻轻向对侧按压,两手交替,辨别胎背与肢体的位置 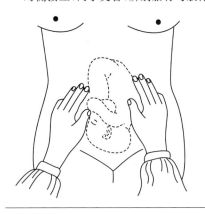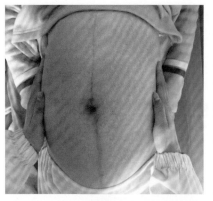	·仔细分辨胎背及四肢,平坦饱满者为胎背,高低不平、可变形的部分为胎儿肢体,同时感受羊水量多少 ·若胎儿四肢活动明显,则更易明确判断
·第三步:操作者右手拇指与其余四指分开,置于耻骨联合上方,握住胎先露部,轻轻深按,进一步判断先露部是胎头或胎臀 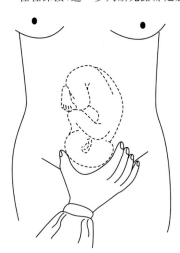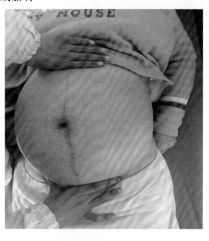	·操作者利用手腕部力量,轻轻左右推动胎先露部,以判断是否衔接(入盆) ·如先露部仍浮动,表示尚未衔接,若胎先露部不能被推动,则已衔接 ·胎先露部入盆程度分为固定、半固定和浮动
·第四步:操作者面向妊娠妇女足端,两手四指并拢,分别置于耻骨联合上方胎先露两侧,指腹紧贴先露部,以手指沿骨盆入口方向向下深按先露部 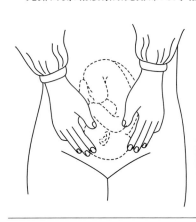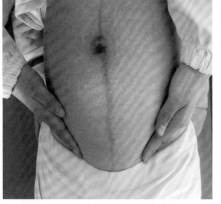	·进一步核实胎先露部的判断是否正确,并了解先露部的衔接(入盆)程度 ·当四步触诊难以确定胎先露时,可行B型超声检查以协助判断
6. 操作后处理 ·协助妊娠妇女整理衣裤,取舒适体位或下检查床,并询问有无不适 ·整理床单位,整理用物,分类放置,洗手 ·检查结果记录于孕产期保健手册的相应栏目内,并绘制妊娠图	·告知妊娠妇女检查结果,预约下次检查时间和检查项目

操作流程	操作要点说明
7. 健康宣教 • 妊娠妇女要穿全棉、柔软、宽松的内衣,注意个人卫生,保持充足的睡眠 • 加强妊娠期体重管理,科学膳食,适量运动,以维持妊娠期体重合理增长 • 妊娠 30 周前,若为臀先露则不必急于处理,多能自行转为头先露;如妊娠 30 周后仍臀先露,应予以纠正	• 发现胎动及胎心音异常,左侧卧位休息并尽早就诊
8. 评价 • 操作者评估全面,操作程序正确,动作规范、熟练 • 测量宫高、腹围数值准确,判断胎产式、胎先露及胎方位正确 • 操作过程中体现人文关怀,与妊娠妇女和胎儿沟通有效,并适时开展健康教育 • 能初步判断检查结果	• 妊娠妇女知晓操作目的,积极配合操作,体位舒适,无意外发生

【注意事项】

1. 宫高和腹围随妊娠周数而相应增加,不同妊娠周数的子宫底高度与耻上子宫长度对照,见表1-1-2。

表 1-1-2　不同妊娠周数的子宫底高度与耻上子宫长度

妊娠周数	手测子宫底高度	尺测耻上子宫长度/cm
12 周末	耻骨联合上 2~3 横指	
16 周末	脐耻之间	
20 周末	脐下 1 横指	18(15.3~21.4)
24 周末	脐上 1 横指	24(22.0~25.1)
28 周末	脐上 3 横指	26(22.4~29.0)
32 周末	脐与剑突之间	29(25.3~32.0)
36 周末	剑突下 2 横指	32(29.8~34.5)
40 周末	脐与剑突之间或略高	33(30.0~35.3)

2. 对照妊娠周数判断胎儿宫内生长情况,尽早发现异常:①若宫高和腹围持续不增加或增加缓慢,与妊娠周数不符,应注意有无胎儿生长受限、羊水过少或妊娠周数计算错误等。②如宫高或腹围增加过快,注意有无巨大儿、双胎、羊水过多、胎儿发育异常或妊娠周数计算错误等。

3. 产科腹部检查过程中,发现异常情况需及时汇报医师,必要时做 B 型超声等检查以协助诊断,同时向妊娠妇女及家属解释,消除其焦虑情绪。

4. 妊娠期体重管理是根据妊娠妇女的妊娠前体重情况及妊娠早、中、晚期体重增长规律,在妊娠期实施科学的营养配置,通过膳食营养、生活方式和适量运动等方面制订个体化的体重增加计划,从而达到或维持妊娠期体重的合理增长,维持宝宝健康发育,减少妊娠并发症的发生,提高自然分娩率,也有利于产后体形恢复。妊娠期理想体重增加参考范围,见表1-1-3。

表 1-1-3　妊娠期理想体重增加参考范围

体重类别	BMI* 范围	妊娠期体重增加范围/kg	每周妊娠期体重增加范围/(kg/w)
过轻	<18.5	12.5~18	0.51(0.44~0.58)
正常	19~24.9	11~16	0.47(0.35~0.50)
超重	25~29.9	7~11.5	0.28(0.21~0.33)
肥胖	>30	5~9	0.22(0.17~0.27)

* 注:BMI=体重(kg)/身高(cm²)

>>> 思考题

1. 如何指导妊娠妇女定期进行产前检查?简述常规产前检查的时间安排和内容。

2. 若妊娠妇女记不清末次月经或平时月经不规律,将如何估计妊娠周数?

3. 初产妇和经产妇的胎先露分别何时衔接?

4. 如何指导妊娠妇女做好妊娠期自我监护?

>>> 操作考核评分标准

测量宫高、腹围及产科四步触诊的考核评分标准,见表 1-1-4。

表 1-1-4   测量宫高、腹围及产科四步触诊的考核评分标准

班级_____   学号_____   姓名_____   得分_____

项目内容	分值		考核内容及技术要求	应得分	存在问题	实际得分
素质要求	5		语言恰当、态度和蔼、衣帽整洁、举止端庄	5		
核对解释	4		问候妊娠妇女,自我介绍,核对信息	2		
			解释宫高、腹围测量及四步触诊的目的、方法及如何配合	2		
评估	8	妊娠妇女	询问末次月经,推算预产期,核实妊娠周数	2		
			了解既往孕产史、本次妊娠经过等,询问胎动情况	2		
			观察营养、精神状态、身高及步态等,测量血压、体重	2		
			对产科腹部检查的认知水平和对本次妊娠的态度	1		
		环境	安静,清洁,室温,光线适宜,有遮挡	1		
计划	8	操作者	剪指甲,洗手,且手要温暖,熟知操作程序及相关内容	2		
		妊娠妇女	了解操作目的,愿意配合并已排空膀胱	2		
		用物	备齐用物,排放整齐,携至检查床前	2		
		环境	关闭门窗,调节室温,遮挡妊娠妇女,保护隐私	2		
实施	60	腹部视诊	协助妊娠妇女呈屈膝位仰卧,双腿稍分开	1		
			将上衣拉至乳房下方,裤子向下拉至耻骨联合,暴露腹部	2		
			观察腹部形状,有无妊娠纹、手术瘢痕及水肿等	1		
		测量宫高	先确切触及子宫底部,指导妊娠妇女仰卧,双腿伸直	2		
			右手摸清耻骨联合上缘中点,并将软尺"0"端固定于此	6		
			左手将软尺握在手中,紧贴腹壁向上拉开至子宫底最高点,测得弧形长度,即为宫高值(准确读出数值)	3		
		测量腹围	将软尺经肚脐围绕腹部一周测得数值,即为腹围值	5		
			软尺松紧适宜,准确读出数值	1		
		腹部四步触诊	第一步:操作者面向妊娠妇女头面部。双手置于子宫底部,指腹紧贴腹壁,交替轻推,判断子宫底部的胎儿部分	8		
			第二步:双手分别置于妊娠妇女腹部左、右两侧,一手固定,另一手轻轻向对侧按压,两手交替,分辨胎背与四肢	8		
			第三步:右手置于耻骨联合上方,拇指与其余四指分开,握住胎先露部明确胎先露,并左右轻推,判断先露是否衔接	8		
			第四步:操作者面向妊娠妇女足端,两手分别置于耻骨联合上方胎先露两侧,以手指向骨盆入口方向深按,再次明确先露部并判断入盆程度	7		
		操作后处理	协助妊娠妇女整理衣裤,缓慢坐起再下床、穿鞋,预防跌倒	2		
			整理用物,分类放置	2		
			洗手,记录检查结果	2		
			根据相应的妊娠周数进行针对性的宣教,预约下次产检时间和检查项目	2		
理论提问	5		对操作目的、注意事项及相关知识能准确、熟练作答	5		

续表

项目内容	分值	考核内容及技术要求	应得分	存在问题	实际得分
综合评价	10	操作者评估全面,操作程序正确,动作规范、熟练	2		
		各径线取点正确,测量数据准确	2		
		操作过程中体现人文关怀,与妊娠妇女及胎儿有沟通,适时开展健康教育	2		
		记录填写清晰、完整,预约下次产检时间	2		
		妊娠妇女了解操作的目的,体位舒适,能配合操作,无不适感	2		
总　分	100		100		

考试日期＿＿＿＿＿＿＿　　　主考教师＿＿＿＿＿＿＿

任务二　胎心音听诊、电子胎心监测

胎心音听诊可了解胎心率,协助判断胎方位,监测胎儿在宫内的健康状况。胎心音听诊可以用普通听诊器、木制听筒、超声多普勒听诊仪和胎儿电子监护仪。胎儿电子监护仪主要由信号接纳系统(接受胎心率和子宫收缩(简称宫缩)的信号)、描绘系统(将接受信号经过选择、放大和换能后绘成图形)及结果显示和记录部分(即图纸)组成。监护图纸的上半部分是描记胎心率,下半部分描记宫腔压力,胎动标记可随时在图纸上显示出来。胎儿电子监护仪可连续观察并记录胎心率的动态变化,描记胎心率与胎动和宫缩之间的关系,根据不同图形判断胎儿宫内安危。

【用物准备】

1. 模型及设备　产科检查床,妊娠妇女模型,多普勒胎心听诊仪,胎儿电子监护仪。

2. 器械及用物　胎心听筒,耦合剂,血压计,听诊器,手表,屏风,手消毒液,一次性垫巾,笔,孕产妇保健手册(或产时记录单)等。

【操作流程】

胎心音听诊、电子胎心监测的操作流程,见表1-1-5。

表 1-1-5　胎心音听诊、电子胎心监测的操作流程

操作流程	操作要点说明
1. 素质要求　着装整齐,举止端庄,语言恰当,态度和蔼	·符合专业规范
2. 核对解释 ·语气亲切,问候妊娠妇女,自我介绍,核对姓名、年龄 ·向妊娠妇女解释听诊胎心音或电子胎心监护的目的、注意事项及配合要点	·确认妊娠妇女信息无误 ·告知检查大约所需时间,避免空腹时行胎心监测
3. 评估 ·采集健康史、孕产史、月经史,询问本次妊娠经过,胎动情况等 ·观察发育和营养状况,体型、步态和精神状态;称体重,测血压1～2次,血压平稳,开始监测 ·评估妊娠妇女对胎心音听诊和电子胎心监护的认知水平及合作程度	·注意观察妊娠妇女精神心理状态 ·推算预产期,核实妊娠周数 ·胎心监护前12 h妊娠妇女未使用镇静剂,未饮酒、咖啡或茶
4. 计划 ·操作者:戴口罩,修剪指甲,洗净并温暖双手 ·环境:安静,整洁,关闭门窗或屏风遮挡,调节室温至22～24 ℃ ·物品:备齐用物,检查床上铺好一次性垫巾 ·妊娠妇女:了解此项操作的目的及方法,愿意配合,情绪平稳	·熟知操作流程及相关内容 ·注意保护妊娠妇女隐私 ·避免交叉感染 ·排空膀胱后,仰卧于检查床上
5. 操作步骤 (1)摆好体位: ·操作者站于检查床右边,面向妊娠妇女头面部 ·协助妊娠妇女取仰卧位,也可取半卧位或左侧卧位15°,头部稍垫高,双腿屈曲稍分开,上肢放于身体两侧 ·将妊娠妇女上衣拉至乳房下方,裤子下拉至耻骨联合,暴露腹部	·指导妊娠妇女腹壁放松,不要紧张 ·注意保暖,避免过度暴露,避免长时间仰卧位

续表

操作流程	操作要点说明
(2)明确胎背的位置： • 进行四步触诊判断胎方位,明确胎背的位置,确定胎心听诊区域 • 以脐为中心,将腹部分为上、下、左、右4个象限 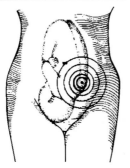 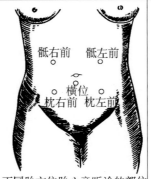 于胎儿背部听诊胎心音　不同胎方位胎心音听诊的部位	• 胎心音自胎背传出,在胎背近肩胛区的母体腹壁处听诊最清晰 • 枕先露于妊娠妇女脐部左(右)下方;臀先露于近脐部左(右)上方;肩先露时(横位)于脐周围在靠近脐部下方听诊最清晰 • 随胎儿增长及胎方位的不同,胎心音听诊的部位也有所改变
(3)听诊胎心音： • 将多普勒胎心听诊仪置于听诊区域或木制听筒的空心端紧贴妊娠妇女腹部,压力大小以听清胎心音为宜 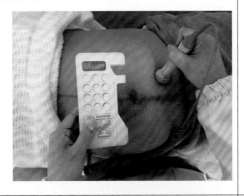	• 多普勒胎心听诊仪探头应涂少许耦合剂,置于胎心音最清楚处 • 胎心呈双音,似钟表"滴答"声,第一声与第二声很接近,速度较快,且规律有力,计数1 min,正常胎心率110~160次/分 • 如双胎,两个胎心率相差10次/分以上,或两个胎心之间存在无音区 • 若妊娠妇女腹部敏感变硬,应协助其左侧卧位休息,情况缓解后再行听诊
(4)电子胎心监测： • 行四步触诊确定胎背的位置,选择胎心音听诊部位 • 协助妊娠妇女取仰卧位或坐位,暴露腹部 • 打开监护仪开关 • 将胎心监护仪探头涂少许耦合剂后,固定于妊娠妇女腹壁胎心音听诊最清楚的部位 • 用弹性腹带将探头固定于妊娠妇女腹壁(胎心音听诊区),松紧要适中 • 将胎动监测按钮交给妊娠妇女,告知每次感觉到胎动时就按一下按钮 • 当妊娠妇女有宫缩时(临产后),胎心监护同时可将宫缩压力感受器探头(不能涂耦合剂)固定于子宫底稍下方(子宫底下方3横指),以了解宫缩强度 • 打开走纸开关 • 监护仪屏幕上即出现胎心和胎动相应图形,连续监护20 min 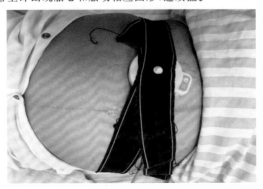	• 操作前,确认胎心监护仪性能正常,记录纸充足,仪器显示日期和时间准确,胎心监护曲线图纸走纸速度为3 cm/min • 胎心监测时环境要安静,注意通过扬声器传出的胎心跳动节律和频率 • 若20 min内出现胎动≥2次,并伴有胎心率加速,加速幅度≥15 bpm,持续时间≥15 s时,即可结束试验 • 若20 min内无胎动者,须轻轻推动胎儿或改变妊娠妇女体位、音响刺激等,使睡眠中的胎儿觉醒,再延长监测20 min • 为缩短监护时间,当监护10 min内无胎动出现时,即可用上述方法之一刺激胎儿,等待4~5 min后再行第二个20 min试验 • 监测过程中可适时变换体位,不宜长时间仰卧位,以免发生仰卧位低血压综合征,影响监测结果 • 发现异常及时汇报医师,必要时行B型超声检查以协助判断

续表

操作流程	操作要点说明
6. 操作后处理 • 监测结束,关闭监护仪,撤除监护设备 • 擦去妊娠妇女腹部和胎心探头上的超声耦合剂,协助整理衣裤,取舒适体位,并询问有无不适 • 整理床铺,整理用物,归放原处,洗手 • 将妊娠妇女姓名、妊娠周数、监测日期及时间记录在监护图纸上	• 告知妊娠妇女检查结果,预约下次检查时间和检查项目 • 待医师做出诊断后,将胎心监护图纸粘贴于孕产妇保健手册上
7. 健康宣教 • 指导妊娠妇女自我监护胎动变化,自妊娠 28 周后,每日早、中、晚于固定时间各计数 1 h 胎动;每小时胎动不应小于 3 次,将 3 次胎动次数之和乘 4,即为 12 h 的胎动数,12 h 胎动不应少于 10 次 • 发现胎动及胎心异常,左侧卧位休息并及时就诊	• 妊娠期发现异常情况,如水肿、头晕、头痛、目眩、阴道流血、阴道流液情况等,应及时就诊
8. 评价 • 操作者评估全面,操作程序正确,动作规范、熟练 • 操作过程中体现人文关怀,与妊娠妇女及胎儿有沟通,并适时开展健康教育 • 能初步判断检查结果	• 妊娠妇女知晓操作目的,体位舒适,积极配合操作,无不适感

【注意事项】

1. 胎心音听诊时注意与腹主动脉音、子宫杂音和脐带杂音相鉴别。①子宫杂音:为血液流过扩大的子宫血管时出现的柔和的、吹风样低音响,与妊娠妇女脉搏一致。②腹主动脉音:单调的咚咚样强音响,也与妊娠妇女脉搏一致。③脐带杂音:为脐带血液受阻出现的吹风样低音响,与胎心率一致,改变体位后可消失;若此音持续存在,应注意有无脐带缠绕。

2. 注意胎心强弱、频率和节律,发现异常及时报告医师,必要时做 B 型超声等进一步检查,以协助诊断。并向妊娠妇女说明情况,以消除焦虑情绪。

3. 电子胎心监护结果分析

1)胎心率一过性变化:胎心率基线是指在无胎动、无宫缩影响时,10 min 以上的胎心率平均值;胎心率变异是指胎心率有小的周期性变化,受胎动、宫缩、触诊、运动和声响的刺激,胎心率发生暂时性加速或减慢,随后又能恢复到基线水平,称为胎心率一过性变化,是判断胎儿宫内安危的重要指标之一。

(1)加速:是指胎动、宫缩时,胎心基线暂时增加 15 次/分以上,持续时间>15 s,是胎儿宫内情况良好的表现。

(2)减速:是指宫缩时出现暂时性胎心率减慢,包括:①早期减速:胎心率曲线下降几乎与宫缩曲线上升同时开始,胎心率曲线最低点与宫缩高峰相一致,即波谷对波峰,下降幅度<50 bpm,持续时间短,子宫收缩后恢复正常(图 1-1-1)。一般发生在第一产程后期,因宫缩使胎头受压引起,不受产妇体位或吸氧而改变。②变异减速:特点是胎心率减速与宫缩之间无固定关系,下降迅速且幅度大(>70 bpm),持续时间长短不等,但恢复快(图 1-1-2)。一般认为是子宫收缩时脐带受压,迷走神经兴奋所致。③晚期减速:是指胎心率减速多在宫缩高峰后开始出现,即波谷落后于波峰,时间为 30~60 s,下降幅度<50 bpm,胎心率恢复缓慢(图 1-1-3)。晚期减速一般认为是胎盘功能不良、胎儿缺氧的表现。

2)预测胎儿宫内储备能力试验

(1)无负荷试验(NST):又称胎儿加速试验,是指在无宫缩、无外界负荷刺激下,观察和记录胎动与胎心率变化的关系,以了解胎儿宫内储备能力。NST 一般于妊娠 32 周后开始,高危妊娠者产前应常规监测。

NST 结果判断:①有反应型:胎心基线率 110~160 bpm;监测 20 min 内有胎动≥2 次且伴胎心率加速;加速幅度≥15 bpm,加速持续时间≥15 s;出现胎儿的醒-睡周期。②可疑型。③无反应型:胎心基线率 110~160 bpm;监测 20~40 min 内胎动<2 次或无胎动;胎动后无胎心率加速反应或加速不明显,加速持续时间<15 s,加速幅度<15 bpm;给刺激后胎心基线率仍无明显加速;胎儿醒-睡周期不明显。

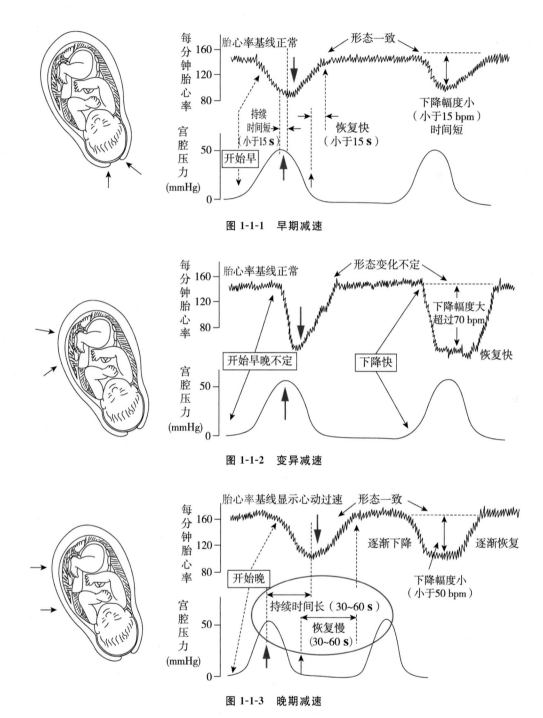

图 1-1-1　早期减速

图 1-1-2　变异减速

图 1-1-3　晚期减速

（2）缩宫素激惹试验（OCT）：又称宫缩应激试验（CST），是指通过缩宫素诱导引起子宫收缩，造成胎盘一过性缺氧的负荷试验，或自然宫缩时使用胎儿监护仪记录胎心率变化，测定胎儿的储备能力。

OCT试验方法：妊娠妇女排除禁忌证后，住院，备好氧气、宫缩抑制剂，做好胎儿窘迫的急救准备。用乳酸林格注射液或生理盐水 500 mL 建立静脉输液通道，调整滴速为 8 滴/分，取缩宫素 2.5 U 加入输液瓶内，摇晃均匀，逐渐增加滴数，最快不超过 40 滴/分。调至有效宫缩 3 次/10 min 后进行监护，观察宫缩时胎心率变化，出现宫缩过强应立即停止滴注缩宫素，必要时使用宫缩抑制剂。试验结束后继续监护妊娠妇女直到宫缩消失。

临床意义：①OCT 阴性：宫缩时胎心率相对稳定，可有早期减速或散在的轻度变异减速，无晚期减速，提示胎盘功能良好，胎儿健康状况良好，监测后 1 周内胎儿安全；②OCT 阳性：若多次宫缩后连续重复出现晚期减速或频发重度变异减速，胎心率基线变异减少或消失，胎动后无胎心率加快，提示胎盘储备能力减退，需及时剖宫产终止妊娠。

知识链接 ···

NST 评分,见表 1-1-6。

表 1-1-6　NST 评分法

指标	0 分	1 分	2 分
胎心基线率/bpm	<100 或>80	100~119 或 161~180	110~160
基线变异振幅/bpm	<5	5~10 或>25	11~25
胎动次数(20 min)/次	0	1~2	≥3
胎动时胎心率加速次数/次	<10	10~14	≥15
胎动时胎心率上升持续时间/s	<10	10~14	≥15

注:每分钟的心搏数(bpm)

NST 评分≥8 分,提示胎儿中枢神经系统对胎心率控制机制完善,表明胎儿宫内活动力健康良好,1 周内是安全的;NST 评分 5~7 分,提示胎儿宫内有缺氧的可能,可以在 24 h 内重复监测 NST;NST 评分 ≤4 分,提示胎儿储备不良,多表示胎儿宫内缺氧,可进一步做缩宫素激惹试验。

>>> 思考题

1. 何谓 NST 试验? 简述操作方法及注意事项。
2. 简述早期减速、晚期减速、变异减速及临床意义。
3. 简述正常胎心率的特点及鉴别要点。
4. 自我监测胎动的注意事项有哪些?

>>> 操作考核评分标准

胎心音听诊、电子胎心监测的考核评分标准,见表 1-1-7。

表 1-1-7　胎心音听诊、电子胎心监测的考核评分标准

班级_____　　　　学号_____　　　　姓名_____　　　　得分_____

项目内容	分值	考核内容及技术要求		应得分	存在问题	实际得分
素质要求	5	语言恰当、态度和蔼、衣帽整洁、举止端庄		5		
核对解释	4	问候妊娠妇女,自我介绍,核对信息		2		
		解释操作目的、过程,告之大约所需时间,以取得配合		2		
评估	8	妊娠妇女	询问末次月经时间,核实妊娠周数,本次妊娠经过等	2		
			观察腹部皮肤情况,了解子宫大小,胎方位,胎动情况	2		
			测量血压 1~2 次,血压平稳,开始试验	2		
			对胎心音听诊和电子胎心监护的认知水平和合作程度	1		
		环境	整洁,安静,室温、光线适宜,注意保护隐私	1		
计划	8	操作者	修剪指甲,洗手且手要温暖,熟知操作程序及相关内容	2		
		妊娠妇女	了解操作目的,愿意配合,已排空膀胱	2		
		用物	备齐用物,排放整齐,检查胎心监护仪的性能正常,记录纸充足,仪器显示时间准确	2		
		环境	关闭门窗,调节室温,遮挡妊娠妇女,保护妊娠妇女隐私	2		

项目内容	分值		考核内容及技术要求	应得分	存在问题	实际得分
实施	60	腹部望诊	操作者携带用物至床旁,站在检查床右侧	2		
			协助妊娠妇女取仰卧位,暴露腹部,双腿屈曲稍分开	2		
		听诊胎心音	观察腹部大小、形态,行四步触诊了解胎方位和胎儿背部位置,了解子宫底高度与妊娠周数是否相符	2		
			选择最佳听诊部位	6		
			将多普勒胎心音听诊仪探头涂上耦合剂后置于妊娠妇女腹部胎心音听诊最清楚的部位	6		
			需听诊1分钟计数胎心率	6		
		电子胎心监护	打开监护仪开关	1		
			在电子胎心监护仪的探头涂上耦合剂	2		
			将探头置于听诊区,固定在胎背处的腹壁上	5		
			宫缩压力探头(不涂耦合剂)固定于子宫底稍下方(口述)	4		
			固定探头的绑带松紧度要适宜	2		
			妊娠妇女一只手握住胎动按钮,每次感觉到胎动时,立即用手指按压一下按钮	5		
			打开走纸开关	2		
			胎儿反应正常时需20 min,异常时酌情延长监护时间	5		
		操作后处理	监护结束后擦净妊娠妇女腹部的耦合剂,协助整理衣服,取舒适体位	2		
			整理胎心监护仪用物,擦净探头上的耦合剂,分类放置	2		
			记录检查结果	2		
			将胎心监护曲线图纸粘贴于孕产妇保健手册上保存	2		
			指导妊娠妇女自我监护胎动变化,预约下次产前检查时间	2		
理论提问	5		对操作目的、注意事项及相关知识能准确、熟练作答	5		
综合评价	10		操作者评估全面,操作方法正确,动作规范、熟练	3		
			操作过程中体现人文关怀,与妊娠妇女及胎儿有沟通,适时开展健康教育	3		
			记录填写清晰、完整,预约下次检查时间	2		
			妊娠妇女了解操作的目的,体位舒适,能配合操作,无不适感	2		
总　分	100			100		

考试日期＿＿＿＿＿＿＿　　　　主考教师＿＿＿＿＿＿＿

任务三　骨　盆　测　量

　　骨盆是胎儿经阴道娩出的必经通道,其大小、形态和各径线的长短直接关系到分娩能否顺利进行,是产前检查必不可少的项目。临床测量骨盆的方法有骨盆外测量和骨盆内测量。外测量能间接反应骨盆大小和形态,并判断头盆关系是否相称,进而判断足月胎儿能否顺利经阴道分娩。

一、骨盆外测量

【用物准备】

1. 模型及设备　妊娠妇女模型,骨盆模型,检查床。

2. 器械及用物　骨盆外测量器,屏风,手消毒液,一次性垫巾,孕产妇保健手册等。

【操作流程】

骨盆外测量的操作流程,见表1-1-8。

表 1-1-8　骨盆外测量的操作流程

操作流程	操作要点说明
1. 素质要求　着装整齐,举止端庄,语言恰当,态度和蔼	·符合专业规范
2. 核对解释 ·语气亲切,问候妊娠妇女,自我介绍,核对姓名、年龄 ·向妊娠妇女解释骨盆外测量的目的、方法及配合要点,取得妊娠妇女的理解和配合	·确认妊娠妇女信息无误 ·检查前需排空膀胱
3. 评估 ·询问孕产史及本次妊娠经过,有无外伤及重要脏器的严重疾病等 ·妊娠妇女发育和营养状况、身高、步态,体型是否匀称等 ·评估妊娠妇女对进行骨盆外测量的认知水平和合作程度	·注意观察妊娠妇女精神心理状态 ·推算预产期,核实妊娠周数
4. 计划 ·操作者:戴口罩,修剪指甲,洗净双手且保持温暖 ·环境:安静,整洁,关闭门窗或屏风遮挡,调节室温至 22～24 ℃ ·物品:备齐用物,排放整齐,检查床上铺好一次性垫巾 ·妊娠妇女:了解骨盆外测量的目的、方法及配合要点,愿意合作	·熟知操作流程及相关内容 ·注意保护妊娠妇女隐私 ·避免交叉感染 ·排空膀胱后,仰卧于检查床上
5. 操作步骤	
(1)测量髂棘间径:测量两髂前上棘外缘间的距离,正常值为 23～26 cm ·操作者站于检查床右边,面向妊娠妇女头端,双手拇指及示指持测量器末端,伸出示指触及髂前上棘,将测量器末端分别置于两髂前上棘外缘,读出数值 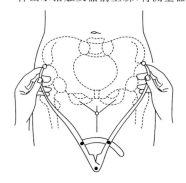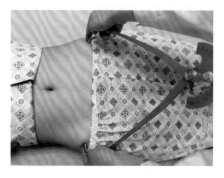	·操作者协助妊娠妇女头部稍垫高,两腿伸直,上肢放于身体两侧 ·操作前应校对骨盆测量器刻度是否清晰和归零 ·此径线可间接推测骨盆入口平面横径的大小
(2)测量髂嵴间径:测量两髂嵴外缘间最宽的距离,正常值为 25～28 cm ·操作者双手持测量器,将末端沿两侧髂嵴外测前后滑动,测量两髂嵴外缘的距离,读出数值 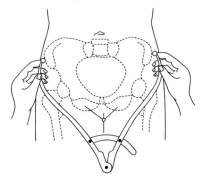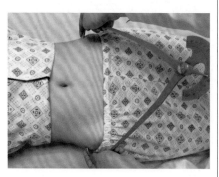	·妊娠妇女保持仰卧位 ·此径线可间接推测骨盆入口平面横径的大小

续表

操作流程	操作要点说明
(3)测量骶耻外径:测量第5腰椎棘突下到耻骨联合上缘中点的距离,正常值为18~20 cm 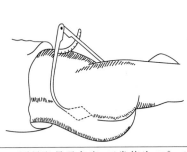 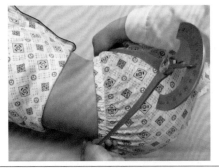	· 协助妊娠妇女取左侧卧位,左腿屈曲,右腿伸直 · 第5腰椎棘突下相当于腰骶部菱形窝(又称米氏菱形窝)的上角或相当于髂嵴连线中点下1.5 cm处 · 此径线可间接推测骨盆入口平面前后径的大小,是骨盆外测量中最重要的径线
(4)测量耻骨弓角度:正常值为90°~100°,小于80°为异常 · 操作者掌心向外,两手拇指尖斜着对拢,分别平放在两耻骨降支上,测量两拇指间的角度 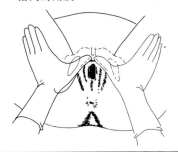 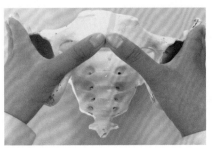	· 妊娠妇女取仰卧位,双腿屈曲,两手抱双膝略外展,尽量贴近胸部,暴露外阴部 · 耻骨弓角度可间接反映骨盆出口横径的宽度
(5)测量坐骨结节间径:测量两坐骨结节内侧缘的距离,正常值为8.5~9.5 cm,也可用检查者拳头测量,如其间能容纳成人拳头,即属正常 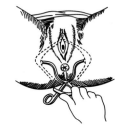 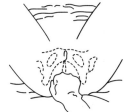 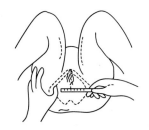	· 妊娠妇女取仰卧位,两腿弯曲,双手抱膝,使髋关节和膝关节屈曲尽量贴近胸部,暴露外阴部 · 临床上可间接评估骨盆出口横径的宽度,若坐骨结节间径<8 cm,则应加测出口后矢状径
(6)测量出口后矢状径:是坐骨结节间径中点至骶骨尖端的长度,正常值为8~9 cm 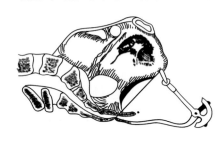 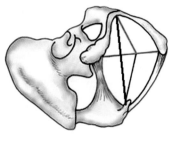	· 若坐骨结节间径与出口后矢状径,两径之和>15 cm时,足月大小的胎头可通过骨盆出口后三角区经阴道分娩
6. 操作后处理 · 协助妊娠妇女整理衣裤,取舒适体位或下检查床,并询问有无不适 · 整理床铺,整理用物,归放回原处,洗手 · 认真记录检查结果	· 告知妊娠妇女测量结果,预约下次检查时间和检查项目

续表

操作流程	操作要点说明
7. 健康宣教 · 告知妊娠妇女是否能够正常分娩还取决于胎儿情况及临产后的产力情况,孕产妇的信心也十分重要 · 指导妊娠妇女科学膳食,控制体重,自我监护胎动及胎心变化,发现异常及时就诊 · 妊娠期发现异常情况,如水肿、头晕、头痛、目眩、阴道流血、阴道流液等,应及时就诊	· 骨盆外测量有异常时,需入院后行骨盆内测量进一步了解骨盆情况
8. 评价 · 操作程序正确,持器姿势规范,各径线取点正确,测量数据准确 · 操作过程中体现人文关怀,与妊娠妇女之间沟通有效,适时开展健康教育 · 能初步判断检查结果	· 妊娠妇女知晓操作目的,体位舒适,积极配合操作,无不适感

二、骨盆内测量

骨盆内测量适用于外测量有狭窄者、肛门指诊检查时不能明确胎先露与宫口扩张情况、产程不顺利需查找原因、阴道助产前常规检查、胎儿宫内窘迫或怀疑脐带先露、脐带脱垂等情况者。

【用物准备】

1. 模型及设备　妊娠妇女模型,骨盆模型,检查床,治疗车,治疗盘。

2. 器械及用物　外阴消毒用物 0.5% 聚维酮碘棉球,无菌手套,一次性会阴垫,手消毒液,消毒卫生纸,屏风,孕产妇保健手册或待产记录单等。

【操作流程】

骨盆内测量的操作流程,见表 1-1-9。

表 1-1-9　骨盆内测量的操作流程

操作流程	操作要点说明
1. 素质要求　着装整齐,举止端庄,语言恰当,态度和蔼	· 符合专业规范
2. 核对解释 · 语气亲切,问候妊娠妇女,自我介绍,核对姓名、年龄 · 向妊娠妇女解释骨盆内测量的目的、要求、注意事项及配合要点	· 确认妊娠妇女信息无误 · 检查前需排空膀胱
3. 评估 · 询问孕产史、本次妊娠经过,有无外伤及重要脏器严重疾病等 · 了解精神状态,身高,步态、体型是否匀称,测量血压,称体重 · 评估妊娠妇女对骨盆内测量的认知水平和合作程度	· 注意观察妊娠妇女精神心理状态 · 推算预产期,核实妊娠周数
4. 计划 · 操作者:戴口罩,修剪指甲,洗净双手并保持温暖 · 环境:安静,整洁,关闭门窗或屏风遮挡,调节室温至 24~26 ℃ · 物品:备齐用物,排放整齐,检查床上垫好一次性会阴垫 · 妊娠妇女:了解骨盆内测量的目的及方法,愿意配合	· 熟知操作流程及相关内容 · 注意保护妊娠妇女隐私 · 避免交叉感染 · 排空膀胱后,仰卧于检查床上
5. 操作步骤	
(1)外阴消毒:检查者站于检查床右边,面向妊娠妇女头面部 · 协助妊娠妇女脱去一条裤腿盖在对侧,暴露外阴部 · 常规消毒外阴,操作者戴无菌手套	· 注意保暖,体位舒适 · 执行无菌操作,动作轻柔

操作流程	操作要点说明
(2)测量对角径:又称骶耻内径,即耻骨联合下缘至骶岬上缘中点的距离,正常值为12.5~13 cm · 操作者将右手的一指或两指(中指先进,示指后进)放入阴道 · 用中指尖触骶岬上缘中点,示指上缘紧贴耻骨联合下缘,以另一手示指正确标记此接触点	· 操作者动作轻柔,与妊娠妇女相互配合,手指放入阴道时,指导其深呼吸,尽量放松 · 抽出手指,用直尺或骨盆测量尺测量中指尖至此接触点间的距离即为对角径 · 此值减去1.5~2 cm,即为骨盆入口前后径的长度,又称真结合径,正常值约11 cm
(3)测量坐骨棘间径:为两侧坐骨棘间的距离,正常值约为10 cm · 操作者将一手的示指、中指放入阴道,分别触及两侧坐骨棘,估计其间的距离	· 也可用中骨盆测量器,以手指引导测量,若放置恰当所得数值较准确 · 此径线是中骨盆最短径线,过短会影响分娩中胎头下降
(4)测量坐骨切迹宽度:是坐骨棘与骶骨下部间的距离,即骶棘韧带的宽度 · 操作者将阴道内的示指置于骶棘韧带上移动测得	· 正常值为能容纳3横指(5.5~6 cm) · 此径线代表中骨盆后矢状径,小于5 cm属中骨盆狭窄
(5)其他:检查骶骨弧度、骶尾关节活动度等 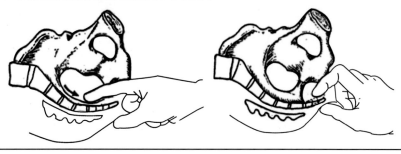	· 还可以了解骶岬突出度,骶骨弧度、光滑度、活动度,骨盆侧壁倾斜度,骨盆底软组织的弹性和厚度;了解阴道有无畸形等 · 临产后行阴道检查,可了解宫颈扩张情况、胎先露下降情况等

续表

操作流程	操作要点说明
6. 操作后处理 · 协助妊娠妇女整理衣裤,取舒适体位,询问有无不适 · 整理床铺,整理用物,归放原处,洗手 · 认真记录检查结果	· 告知妊娠妇女检查结果,预约下次检查时间和检查项目
7. 健康宣教 · 产前阴道检查后应注意个人卫生,避免继发感染,如有腹痛、发热、阴道流液等现象,应及时就诊 · 告知妊娠妇女能否正常分娩还取决于胎儿情况及临产后的产力情况,孕产妇的信心也十分重要	· 指导妊娠妇女自我监护胎动变化,发现胎动及胎心异常,及时就诊
8. 评价 · 操作程序正确,动作规范,各径线取点正确,测量数据准确 · 操作中体现人文关怀,与妊娠妇女之间沟通有效,适时开展健康教育 · 能初步判断检查结果	· 妊娠妇女知晓操作目的,体位舒适,能配合操作,无明显不适,无意外发生

【注意事项】

1. 骨盆外测量时应指导妊娠妇女采取适当体位,当测量数值不在正常范围时应重复测量,并向妊娠妇女解释骨盆异常对分娩的影响,减轻焦虑情绪。

2. 盆骨内测量应把握好时机,过早测量因阴道较紧会影响操作,近预产期测量容易引起感染。严格无菌操作,检查者手指进入阴道时,应避免触及大腿外侧、肛门等部位。

3. 操作者事先应度量好手指、手拳和手掌的长度与宽度,以利于阴道检查时推测被检查部位各据点间的距离。

4. 对产前出血的妊娠妇女,如必须行阴道检查时,应做好输液、输血及剖宫产术的准备。

>>> 思考题

1. 影响骨盆外测量准确性的因素有哪些? 应如何避免?

2. 常见骨盆类型有哪几种? 女性骨盆有哪些特点?

3. 简述骨盆狭窄的临床类型、诊断标准及相关的临床意义。

>>> 操作考核评分标准

骨盆外测量的考核评分标准,见表 1-1-10。

表 1-1-10　骨盆外测量的考核评分标准

班级_____　　学号_____　　姓名_____　　得分_____

项目内容	分值		考核内容及技术要求	应得分	存在问题	实际得分
素质要求	5		语言恰当、态度和蔼、衣帽整洁、举止端庄	5		
核对解释	4		问候妊娠妇女,自我介绍,核对信息	2		
			解释骨盆外测量的目的及注意事项,以取得配合	2		
评估	8	妊娠妇女	孕产史、本次妊娠经过,有无外伤及重要脏器严重疾病	2		
			精神状态,身高,步态,体型,测量血压、体重等	2		
			对骨盆外测量的认知水平和合作程度	2		
		环境	整洁,安静,室温、光线适宜,注意保护隐私	2		

项目内容	分值		考核内容及技术要求	应得分	存在问题	实际得分
计划	8	操作者	修剪指甲,洗净双手且保持温暖,熟知操作程序及相关内容	2		
		妊娠妇女	了解操作目的,愿意配合,已排空膀胱	2		
		用物	备齐用物,排放整齐	2		
		环境	关闭门窗,调节室温,遮挡妊娠妇女,保护隐私	2		
实施	60	髂棘间径	操作者携带用物至床旁,站在检查床右侧	2		
			协助妊娠妇女取伸腿仰卧位,头部稍垫高,两腿伸直,双上肢平放于身体两侧	3		
			测量两髂前上棘外缘间的距离(口述正常值23～26 cm)	8		
		髂嵴间径	测量两髂嵴外缘间最宽的距离(口述正常值25～28 cm)	8		
		骶耻外径	协助妊娠妇女取左侧卧位,右腿伸直,左腿屈曲	3		
			测量第5腰椎棘突下至耻骨联合上缘中点的距离(口述正常值18～20 cm)	8		
		坐骨结节间径	协助妊娠妇女取仰卧位,两腿屈曲,双手抱膝	2		
			测量两坐骨结节内缘间的距离(口述正常值8.5～9.5 cm)	8		
		耻骨弓角度	用两拇指尖斜着对拢,置于耻骨联合下缘,左右两拇指平放在耻骨降支上	4		
			测量两拇指间角度(口述正常值90°～100°)	6		
		操作后处理	协助妊娠妇女整理衣裤,下检查床	2		
			整理用物,分类放置	2		
			记录测量结果	2		
			进行妊娠期宣教并预约下一次检查时间	2		
理论提问	5		对操作目的、注意事项及相关知识能熟悉作答	5		
综合评价	10		操作程序正确,动作规范、熟练	3		
			各径线取点正确,测量数据准确	2		
			操作过程中体现人文关怀,沟通有效,适时开展健康教育	2		
			记录填写清晰、完整,预约下一次检查时间	2		
			妊娠妇女了解操作目的,体位舒适,能配合操作,无明显不适	1		
总 分	100			100		

考试日期_____　　　主考教师_____

任务四　绘制妊娠图

妊娠图是以图形方式表示妊娠妇女不同妊娠周数的子宫高度、腹围、体重、血压等数值的变化。将实际测得的数值用点描记在对应的妊娠周数上,并按妊娠周数进展连成曲线,以了解变化趋势。妊娠图可动态评估不同妊娠周数胎儿在子宫内发育情况及妊娠妇女的健康情况等。

【用物准备】

1. 模型及设备　产科检查床,妊娠妇女模型。

2. 器械及用物　一条标有厘米刻度的软尺,妊娠图表(坐标纸),笔,孕产妇保健手册,手消毒液,一次性垫巾,屏风。

【操作流程】

绘制妊娠图的操作流程,见表1-1-11。

表 1-1-11 绘制妊娠图的操作流程

操作流程	操作要点说明
1. 素质要求 着装整齐,举止端庄,语言恰当,态度和蔼	· 符合专业规范
2. 核对解释 · 语气亲切,问候妊娠妇女,自我介绍,核对姓名、年龄 · 向妊娠妇女介绍绘制妊娠图的目的、要求、注意事项及配合要点	· 确认妊娠妇女信息无误 · 测量宫高和腹围前需排空膀胱
3. 评估 · 采集健康史、孕产史、月经史,询问本次妊娠经过、胎动情况等 · 观察发育营养状况,身高、步态及体型是否匀称,有无悬垂腹 · 评估妊娠妇女对绘制妊娠图的认知水平及合作程度	· 注意观察妊娠妇女精神心理状态 · 推算预产期,核实妊娠周数 · 测量血压,称体重
4. 计划 · 操作者:戴口罩,修剪指甲,洗净双手并保持温暖 · 环境:安静,整洁,关闭门窗或屏风遮挡,调节室温至 22~24 ℃ · 物品:备齐用物,排放整齐,检查床上铺好一次性垫巾 · 妊娠妇女:了解绘制妊娠图的目的及方法,愿意配合	· 熟知操作流程及相关内容 · 注意保护妊娠妇女隐私 · 避免交叉感染 · 排空膀胱后,仰卧于检查床上
5. 操作步骤	
· 绘图前,进行常规产前检查,精确测量宫高、腹围数值 · 将每次产前检查所测得宫高等数值标记在相对应的妊娠周数上 · 通过每次坐标点的连线,动态观察胎儿在宫内的生长发育情况 	· 注意保暖,动作轻柔,指导妊娠妇女放松腹壁,不要紧张 · 妊娠图中,纵坐标代表宫高(子宫底高度)、腹围、体重等,横坐标代表孕周(妊娠周数),从 20 周起到 40 周 · 子宫底高度曲线是妊娠图中最重要的曲线 · 绘图字迹工整、不涂改
6. 操作后处理 · 协助妊娠妇女整理衣裤,取舒适体位,询问有无不适 · 整理床铺,用物放回原处,洗手 · 将其他检查结果记录于孕产妇保健手册相应栏目内	· 告知妊娠妇女检查结果,预约下次检查时间和检查项目
7. 健康宣教 · 加强妊娠期保健,注意个人卫生,避免感染 · 指导妊娠妇女自我监护胎动和胎心变化,发现异常,及时就诊	· 告知妊娠妇女如有腹痛、发热、阴道流液等现象,随时就诊
8. 评价 · 操作动作规范、熟练,测量数据准确,绘图字迹工整、无涂改 · 操作中体现人文关怀,与妊娠妇女和胎儿沟通有效,并适时开展健康教育 · 能初步判断检查结果	· 妊娠妇女知晓操作目的,体位舒适,能配合操作,无不适感

【注意事项】

1. 宫高曲线受腹壁脂肪厚薄及胎先露入盆与否等因素的影响,作为观察胎儿发育正常与否的筛查措施之一,当发现宫高曲线低值或高值明显异常走势后,应及时汇报医师,以便进一步查明原因。

2. 妊娠图不在正常范围时应重复测量宫高、腹围,仔细核实妊娠周数或行 B 型超声检查,向妊娠妇女及家属解释,以消除其紧张、焦虑情绪。

3．妊娠图结果分析

（1）子宫底高度曲线是妊娠图中最重要的曲线，图中标注正常妊娠情况下妊娠妇女各妊娠周数的正常标准曲线上限的第 90 百分位数，下限的第 10 百分位数检测值。若连续 2 次或间隔 3 次超过 90 百分位数检测值或低于 10 百分位线检测值，应查找原因。如果增长率出现不规则变异，应警惕有无先天畸形的可能。

（2）妊娠图中有三条自左下走向右上的伴行曲线：①低体重曲线：常见于妊娠期高血压疾病等其他妊娠并发症和合并症的妊娠妇女。妊娠图表现为胎儿的宫高曲线走势接近，甚至低于图表上的低体重曲线，提示宫内胎儿生长受限、体重较轻或小于胎龄儿等。②正常体重曲线：胎儿的宫高曲线呈正常体重曲线走势，提示胎儿发育正常。③高体重曲线：常见于羊水过多、头盆不称、胎儿脑积水等畸形。妊娠图表现为胎儿的宫高曲线的走势接近甚至超过高体重曲线，多见于巨大儿、多胎妊娠、羊水过多，有时也可见于头盆不称及前置胎盘等。

>>> 思考题

1．简述高危妊娠的范畴及监护措施。

2．简述绘制妊娠图的注意事项。

任务五　拉梅兹呼吸法

分娩是一种持久而强烈的应激源。面对即将来临的分娩，多数产妇特别是初产妇由于缺乏分娩相关知识，往往产生焦虑、恐惧等情绪改变，导致心率加快、呼吸急促、肺内气体交换不足致使子宫收缩乏力、产程延长、产妇体力消耗过多，神经内分泌发生变化等，可影响到产程进展和母婴安全。

拉梅兹呼吸法是由法国医师拉梅兹提出的，也有人称拉玛泽分娩法，是目前使用较广的预习分娩法，也被称为心理预防式的分娩准备法。它根据条件反射的原理，在妊娠期训练妊娠妇女把注意力集中在自己的呼吸上，同时专注于某一特定事物，排斥其他现象，通过占据大脑中用以识别疼痛的神经细胞，使疼痛冲动无法识别，从而达到减轻疼痛的目的。

【目的】

运用拉梅兹呼吸法解决阵痛所带来的疼痛感，掌握正确的屏气用力方法，使产妇在产痛发生时，仍能自由自在地放松全身肌肉，能将分娩的产痛解释为"开始工作-呼吸"的信号，而非感觉疼痛和紧张，提高对产痛的耐受力，保持体力，轻松地度过产程，以缩短产程。通过对神经肌肉控制、产前体操及呼吸技巧训练的学习过程，有效地让产妇在分娩时将注意力集中在对自己的呼吸控制上，从而转移疼痛，适度放松肌肉，能够充满信心地在产痛和分娩过程中保持镇定，达到加快产程并让胎儿顺利娩出的目的。

【用物准备】

瑜伽垫，音乐播放设备。

【操作流程】

拉梅兹呼吸法的练习流程，见表 1-1-12。

表 1-1-12　拉梅兹呼吸法的练习流程

练习流程	练习要点说明
1．素质要求　着装整齐，举止端庄，语言恰当，态度和蔼	·符合专业规范
2．核对解释 ·语气亲切，问候妊娠妇女，自我介绍，核对姓名、年龄 ·向妊娠妇女介绍练习拉梅兹呼吸法的目的、注意事项及配合要点	·确认妊娠妇女信息无误 ·告知练习前需先排尿、排便
3．评估 ·采集健康史、孕产史，询问本次妊娠经过，了解妊娠周数及胎动情况等 ·妊娠妇女精神状态佳，胎心正常，胎位正常，无高危因素 ·评估妊娠妇女及家属对练习拉梅兹呼吸法的认知水平及合作程度	·注意观察妊娠妇女精神心理状态 ·测量血压，称体重 ·经咨询医师同意后方可进行练习

续表

练习流程	练习要点说明
4. 计划 ・操作者:修剪指甲,洗手,脱去工作服,穿软底鞋 ・环境:室内空气流通,整洁,室温 22~24 ℃,湿度 50%~60% ・物品:备齐用物,瑜伽垫,音乐播放设备 ・妊娠妇女:了解拉梅兹呼吸法的目的和注意事项,愿意配合按季节冷暖穿着舒适、宽松、吸汗的服装,解开乳罩	・熟知练习流程及相关内容 ・注意保护妊娠妇女隐私及安全 ・可播放优美的胎教音乐 ・练习前排空膀胱和直肠,休息片刻,避免疲劳时练习
5. 练习步骤:护士坐在或站在妊娠妇女的前面	
(1)廓清式呼吸:在每项呼吸运动开始和结束时均要做此项呼吸 ・地板上铺一条瑜伽垫或在床上练习,护士坐或站在妊娠妇女前面 ・用鼻子慢慢吸气至腹部,用嘴唇像吹蜡烛一样慢慢呼气,在于减少快速呼吸时造成的过度换气现象	・需家属(或同伴)一起陪同接受训练和练习 ・基本姿势:准妈妈选择坐、躺皆可,让身体完全放松,眼睛注视着某一点
(2)拉梅兹呼吸五阶段练习,根据分娩时子宫收缩的强度不同,使用不同的频率呼吸 ・第一阶段:胸式呼吸法:应用在分娩初期,宫口开大 0~3 cm,宫缩不紧时采用的呼吸方式 	・缓慢而有节奏的胸式呼吸,频率是正常呼吸的一半,腹部保持放松 ・宫缩开始时做 1 次廓清式呼吸,随后胸式呼吸(鼻吸・口呼),吸 23・吐 23,重复数次,宫缩结束时再做一次廓清式呼吸 ・配合节奏吸吐各 3 s
・第二阶段:嘻嘻轻浅呼吸法:产程进展宫口开大 4~6 cm 时,随着宫缩逐渐增强,采用浅而慢且加速呼吸方式(爬坡式胸式呼吸);此时胎儿在产道内一边转动,一边慢慢下降 吸~　　　　呼~	・完全放松,眼睛注视一定点,注意控制呼吸节奏,频率为正常呼吸的 2 倍,当宫缩强烈时要加快呼吸,反之就减慢 ・一次廓清式呼吸后,胸式呼吸,"吸吸呼・吸吸呼"(鼻吸・口呼),吸及吐的气,一样量,以免换气过度 ・重复数次,宫缩结束时再做一次廓清式呼吸
・第三阶段:喘息呼吸法:当宫口开大到 7~8 cm 时,产妇不适感最强烈、最难控制,此时采用喘-吹式呼吸,即先快速吸 4 次后用力地吹气 1 次;产妇可根据子宫收缩的程度调整比率为 6:1或 8:1 	・喘息呼吸法比嘻嘻轻浅式呼吸还要浅,保持高位呼吸,在喉咙处发声 ・随着子宫开始收缩,一次廓清式呼吸后,胸式呼吸,"吸吸吸吸呼・吸吸吸吸呼"(口吸・口呼),宫缩结束时再做一次廓清式呼吸,当子宫强烈收缩时,需加速呼吸,"吸吸呼・吸吸呼","吸呼・吸呼",反之减慢 ・妊娠妇女学习快速、连续以喘息方式急速呼吸,直到不想用力为止

续表

练习流程	练习要点说明
·第四阶段:哈气运动:当宫口尚未完全扩张,而产妇有强烈的便意感,或当胎头娩出近2/3时,产妇不由自主要用力将胎儿逼出产道	·此时已到了产程最激烈、最难控制的阶段,此时助产士要求产妇不要用力,以免发生产道撕裂 ·将嘴巴张开,像喘息式的急促呼吸,注意不要造成过度换气,不要用力,要哈气,要放松 ·阵痛开始,准妈妈先深吸一口气,接着短而有力地哈气,如浅吐1、2、3、4,接着大大地吐出所有的"气",就像在吹一个很费劲的气球
·第五阶段:用力推(屏气运动):此时宫口已开全(10 cm),助产士要求产妇双手握住产床的把手,手肘向外,两膝抬高,完全放松骨盆底的肌肉。当收缩开始时,下巴向前缩,略抬头看肚脐,长长吸一口气并憋住气,然后往下用力使肺部的空气压向下腹部,直到收缩结束,放松	·收缩开始时用力,收缩结束时要放松,保持原有姿势换气,如此才能将力量有效发挥,产妇是否用力得当,关系到产程所需时间长短 ·当胎头已娩出产道时,产妇可使用短促的呼吸来减缓疼痛 ·妊娠妇女平时练习时也可平躺在地板上,两脚抬高放椅子上,臀部尽量移到椅子边缘,两膝微曲,两腿分开,手握住椅子的脚,大口吸气后尽可能憋气20 s,吐气后马上再憋气 ·预产期前3周每日练习,只要模拟即可,不要真的用力,建议平时坐着练习即可
6. 练习后处理 ·练习结束后,坐起稍事休息后缓慢站起或取舒适体位休息 ·协助妊娠妇女整理衣服,整理瑜伽垫等用物,归放原处,洗手 ·练习结束后了解妊娠妇女的感受,询问有无不适等情况	
7. 健康宣教 ·拉梅兹呼吸法练习时动作要轻、柔和,运动量以不感疲劳为宜 ·练习项目的多少以妊娠妇女学习掌握的程度而定,不可一次教其过多,结合个人身体状况,要循序渐进,长期坚持 ·练习之前不要就餐,使身体处于最松弛的状态,身体不要过度疲劳,如出现流产、早产等现象,应立即停止练习并及时就诊	·在医护人员的指导下进行,夫妇共同参与,有利于帮助妊娠妇女在家进行正确的练习
8. 评价 ·动作规范、讲解简单、明了、通俗易懂,妊娠妇女愿意跟随学习 ·能建立基本生产过程的概念,以配合呼吸技巧的应用 ·练习中体现人文关怀,沟通有效,适时开展健康教育 ·妊娠妇女基本掌握拉梅兹呼吸法的内容及注意事项,并能经常练习	·平时丈夫能够积极陪伴妊娠妇女进行拉梅兹呼吸法五阶段练习 ·练习结束后妊娠妇女无不适感,无意外发生

【注意事项】

1. 分娩过程与拉梅兹呼吸法(图1-1-4)

(1)子宫收缩初期做一次廓清式呼吸后,规律地用4个"吸"、1个"呼"的呼吸方式。

(2)子宫收缩渐渐达到高峰时,以大约1秒1个"呼"的呼吸方式。

（3）子宫收缩逐渐减弱时，使用 4 个"吸"、1 个"呼"的呼吸方式。

（4）子宫收缩结束时，再做一次廓清式呼吸，由鼻子吸气，再由嘴巴吐气。

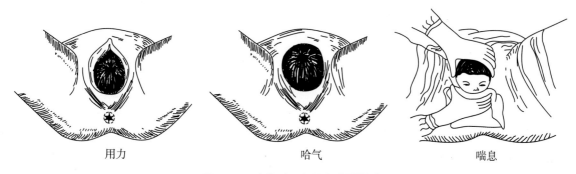

用力　　　　　　　哈气　　　　　　　喘息

图 1-1-4　分娩过程与拉梅兹呼吸法

2. 放松技巧

（1）神经肌肉控制法：通过有意识地放松某些肌肉开始练习，逐渐达到放松全身肌肉，目的是减少产妇在分娩过程中的肌肉紧张现象，妊娠妇女可在看书报、电视、打电话时练习。

（2）触摸法：触摸紧张部位，想象些美好事物或听轻松愉快的音乐来达到放松全身肌肉的目的。如腹部有监护仪，则可触摸或按摩大腿两侧。

（3）画线按摩法：妊娠妇女用双手指腹在腹部做环形运动，力量要用到不致引起酥痒的感觉，也可以单手在腹部用指尖做横 8 字形按摩（图 1-1-5）。

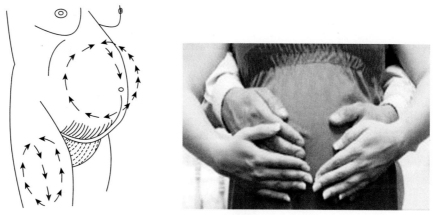

图 1-1-5　腹部画线按摩法

任务六　妊娠期保健体操

大多数初产妇对分娩疼痛和不适有错误的理解，缺乏分娩相关知识，从而产生焦虑和恐惧心理，进而影响产程进展与母婴安全。为实现安全分娩，充分的分娩准备是非常必要的。主要包括识别先兆临产、分娩物品准备、心理准备、产前运动、分娩时不适的应对技巧及充分的助产准备。以下主要介绍妊娠期保健体操的相关内容。

妊娠期适度运动可减轻身体的不适，刺激肠蠕动，预防便秘；伸展会阴部的肌肉，增加产道肌肉的强韧性和弹性，帮助缩短产程，为顺利分娩打下基础；有助于产妇分娩后有效地恢复，促使腹部肌肉保持弹性，防止皮肤松弛，避免哺乳后乳房松弛下垂等。

【用物准备】

音乐播放设备。瑜伽垫，瑜伽球（直径平均 65 cm，不超过 100 cm，充气量 85％即可，确保强压之下不会破裂），2 m×2 m 的防滑地毯。

【练习流程】

妊娠期保健体操的练习流程，见表 1-1-13。

表 1-1-13   妊娠期保健体操的练习流程

练习流程	练习要点说明
1. 素质要求 着装整齐,举止端庄,语言恰当,态度和蔼	·符合专业规范
2. 核对解释 ·语气亲切,问候妊娠妇女,自我介绍,核对姓名、年龄 ·向妊娠妇女介绍练习妊娠期保健体操目的、注意事项及配合要点	·确认妊娠妇女信息无误 ·告知练习前需先排尿、排便
3. 评估 ·采集健康史、孕产史,询问本次妊娠经过,了解妊娠周数及胎动情况等 ·妊娠妇女精神状态佳,胎心正常,胎位正常,无高危因素 ·评估妊娠妇女及家属对产前运动的认知水平及合作程度	·注意观察妊娠妇女精神心理状态 ·测量血压,称体重 ·经咨询医师同意后方可进行练习
4. 计划 ·操作者:修剪指甲,洗手,脱去工作服,穿软底鞋 ·环境:室内空气流通,整洁,室温 22～24 ℃,湿度 50%～60% ·物品:备齐用物,瑜伽垫,音乐播放设备 ·妊娠妇女:了解练习妊娠期保健体操的目的及注意事项,愿意配合 　按季节冷暖穿着舒适、宽松、吸汗的服装,解开乳罩	·熟知练习流程及相关内容 ·注意妊娠妇女安全及保护隐私 ·可播放优美的胎教音乐 ·练习前先排空膀胱和直肠,休息片刻,避免在疲劳时练习
5. 练习步骤:护士坐在或站在妊娠妇女的前面	
(1)足踝运动: ·可放松足踝及脚趾关节的肌肉,加强小腿肌肉张力,避免腓肠肌痉挛,增强脚部肌肉以承受日渐沉重的身体,避免脚踝损伤 ·此项运动整个妊娠期均可执行 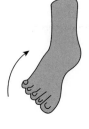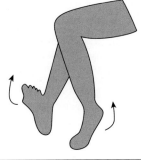	·妊娠妇女取仰卧位或坐位,双腿伸直,双脚并拢以足跟为支撑点,双足脚趾同时做上翘和下压动作,复位 ·双足再做登车样上下摆动,复位;两足同时向外画半圆,复位。双脚交替做动作 ·也可坐在靠背椅上保持背部挺直,腿与地面呈垂直状态,脚心着地;然后脚背绷直、脚趾向下,使膝盖、踝部和脚背成一直线
(2)盘腿压膝运动:包括盘腿坐式和盘坐运动 ·可强化腹股沟及小腿部的肌肉、韧带的张力,可伸展会阴部肌肉、伸展骨盆肌肉、预防腓肠肌痉挛,帮助顺利分娩 ·此项运动整个妊娠期均可执行 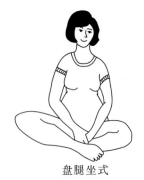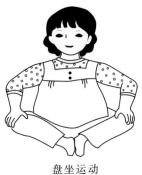 　　盘腿坐式　　　　　盘坐运动	·盘腿坐式:背部倚靠墙壁或沙发,将两腿盘起,坐下,背部挺直,注意两小腿一前一后不重叠,尽量将两膝分开 ·盘坐运动:平坐,将两脚底全贴在一起,将两脚及膝盖尽量靠近身体,双手放在膝盖上,当吸气时,用手臂力量慢慢下压膝部,做一次深呼吸后,再把手放开,反复进行 ·每日 5～6 次,每项做 10 次,也可在看书报、电视、打电话时采取此姿势

练习流程	练习要点说明
（3）腿部运动： · 可促进下肢血液回流,减轻腿部水肿,伸展脊椎骨,锻炼臀部肌肉 · 此项运动在妊娠 3 个月后开始执行,妊娠晚期视妊娠妇女情况而定,如感到腹胀,立即停止 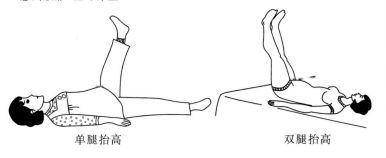 单腿抬高　　　　双腿抬高	· 取仰卧位,脚趾朝上,手放于身体两侧,先做廓清式呼吸 · 一条腿伸直并向上高举,保持此姿势,脚尖绷紧后放松,再绷紧,再放松,如此反复数次后再弯曲膝盖,慢慢将腿放回成原来姿势。然后换另一条腿 · 也可将腿侧举 45°,先将左脚略微高举,高举的脚放在右脚之上,再放下,换右脚做相同的动作,两腿交替练习,举 5 次 · 将双腿垂直抬高足部触墙,保持此姿势 2～3 min
（4）腰部运动： · 通过腰部拉伸,增强腹部、背部及会阴部肌肉伸展性,有利于臀部肌肉和骨盆底部肌肉收紧,可减轻腰背部疼痛,预防尿失禁 · 此项运动在妊娠 3 个月后开始,整个妊娠期均可执行 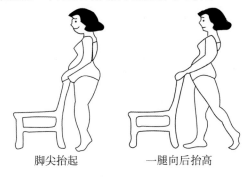 脚尖抬起　　　　一腿向后抬高	· 手扶稳椅背站立,缓慢吸气,同时手臂用力,使身体重心集中在椅背上,双脚尖缓慢立起让身体抬高,腰部挺直后使得下腹部紧依在椅背上,尽量保持数秒,然后缓慢呼气的同时手臂放松,脚尖还原着地 · 手扶稳椅背站立,缓慢吸气,身体重心向前倚在椅背上,一腿向后抬高,尽量保持数秒,然后缓慢呼气的同时手臂放松,一脚还原着地 · 两侧可交替进行练习
（5）骨盆与背部摇摆运动： · 可锻炼骨盆底和腰背部的肌肉,增加其韧性和张力,减轻腰酸背痛 · 此项运动通常在妊娠 6 个月开始进行,妊娠妇女如感到腹胀,应立即停止 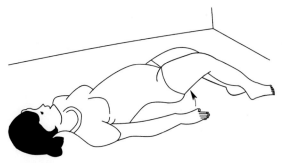	· 取仰卧位,弯曲双膝与肩同宽,脚掌贴于地面,手掌心朝下放在身体两侧 · 先做廓清式呼吸,慢慢吸一口气,同时收缩腹肌,用双脚和肩膀的力量,将腰部与臀部轻轻抬起,然后并拢双膝,有臀部收缩感,停住 5 s · 一边吸气,一边挺起腰部,保持此姿势,然后一边呼气,一边将腰部与背部慢慢放下,恢复原来的体位,重复做 5 次,最后以深呼吸结束

续表

练习流程	练习要点说明
(6)脊柱伸展运动： · 加强骨盆关节、腰部和腹部肌肉的柔韧性,减轻腰酸背痛 · 此项运动通常在妊娠6个月开始进行,妊娠妇女如感到腹胀,应立即停止 A B C	· 采取四肢匍匐的姿势,两手臂伸直分开与肩同宽,双手和双膝支撑于床或垫子上,足背贴于床面,膝盖和地面垂直 · 深吸一口气,将头部下垂贴近胸部,臀部收紧,背部弓起。然后慢慢吐气,臀部放松,将头抬起,仰脸,将重心移向前,背部放松下陷 · 利用背部和腹部的缩摆运动,也可采取仰卧位或站立式进行。结束时做一次深呼吸,重复做5～8次
(7)骨盆底肌肉运动： · 提肛运动可增加骨盆底肌肉的韧性与弹性,减轻肌肉疼痛,增加肛门和会阴肌肉的弹性及控制力,有利分娩,预防子宫脱垂 · 臀部收紧上提,收缩尿道口周围肌肉(感觉似要解小便),5～10 s后呼气放松;再收缩肛门会阴部肌肉(感觉似要解大便),再放松。重复做10～15次	· 取仰卧位,在头和膝下各置一枕头,双腿交叉 · 近分娩期时增加练习次数,重复20～50次
6. 练习后处理 · 练习结束后,坐起稍事休息后缓慢站起或取舒适体位休息 · 协助妊娠妇女整理衣服,整理瑜伽垫等用物,归放原处,洗手 · 练习结束后了解妊娠妇女的感受,询问有无不适情况发生	
7. 健康宣教 · 练习时动作要轻,要柔和,运动量以不感疲劳为宜 · 练习项目的多少以个人身体状况而定,要循序渐进,长期坚持 · 练习之前不要就餐,使身体处于松弛状态,身体不要过度疲劳,如出现先兆流产、早产等现象,应立即停止练习并及时就诊 · 高龄妊娠妇女练习关节运动时,应从一些轻松的动作开始,逐渐增加运动的时间和次数	· 在医护人员的指导下,夫妇共同参与(或与同伴一起),有利于帮助妊娠妇女进行正确的练习
8. 评价 · 动作规范,讲解简单、明了、通俗易懂,妊娠妇女愿意跟随学习 · 练习过程中体现人文关怀,护患沟通有效,适时开展健康教育 · 妊娠妇女基本掌握产前保健体操的内容及注意事项,并能经常练习	· 平时丈夫能够积极陪伴妊娠妇女进行练习 · 练习结束后妊娠妇女无不适感,无意外发生

知识链接 ··

导乐球运动

1. **坐位**   即让产妇宫缩间歇期骑坐在分娩球上,指导其两腿分开与肩同宽,保持脊柱直立,两手臂放松自然放在身体两侧,告知产妇利用腰肌前后、左右摇摆跨部。可以将球固定在有扶手的椅子上,产妇感觉疲惫休息时可以扶住把手,确保安全(图1-1-6)。

2. **站位**   将球放在产床上,产妇站在床旁,将球放在胸前,双臂环绕抱住球,保持身体前倾状态,同时将头放在球上。妊娠晚期由于增大的子宫,妊娠妇女往往形成脊柱前弯,如果保持卧位或半卧位将加剧脊柱前弯,不利胎儿下降。身体前倾的姿势就使脊柱成 C 形,可促进胎先露衔接、内旋转和下降(图 1-1-7)。

3. 跪位 在地上放一块瑜伽垫,产妇跪在垫子上,将球放在胸前,双臂环绕抱住球,保持身体前倾状态,同时将头放在球上(图 1-1-8)。

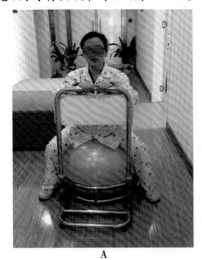
A

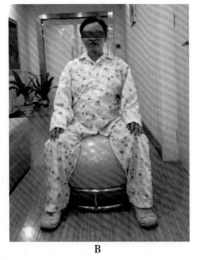
B

图 1-1-6 导乐球坐位

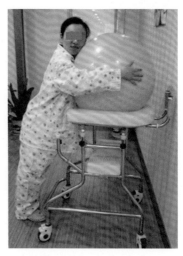

图 1-1-7 导乐球站位

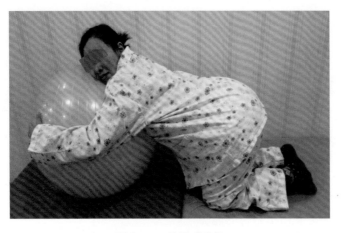

图 1-1-8 导乐球跪位

>>> 思考题

1. 产妇分娩时必要的呼吸技术和躯体放松技术有哪些?
2. 谈谈你所理解的导乐陪伴分娩(Doula 制度)。
3. 减轻分娩不适的技巧有哪些?

(马常兰 许 红 朱 珠)

模块二 助 产 技 术

妊娠满 28 周以后,胎儿及其附属物从母体娩出的过程称为分娩。助产技术是产时护理技术中最重要的环节,其目标是母婴平安。20 世纪以来,助产技术获得了快速发展,"以母亲为中心"的理论体系,逐渐被"母子统一管理"理论体系所取代,以母婴健康为中心、以助产士为主导来判断和协助自然分娩是助产技术的发展方向。母婴安全代表着一个国家的健康水平,提高助产专业技术人员的素质可有效地降低母婴死亡率。

>>> 实训目标

【能力目标】

1. 能用模型演示 LOA 分娩机制。
2. 熟练执行缩宫素静脉滴注引产,学会观察并判断异常情况。
3. 能结合产妇具体情况熟悉电子胎心监护仪的临床应用。
4. 学会产时外阴冲洗消毒和接产前铺无菌巾的方法,并严格执行无菌操作。
5. 协助完成阴道分娩接产。
6. 协助完成胎盘娩出和新生儿出生后的初步处理。
7. 协助实施新生儿复苏。

【知识目标】

1. 掌握产程的临床经过、分娩期护理评估及产时护理要点。
2. 掌握先兆临产和临产诊断、影响分娩的因素等。
3. 熟悉缩宫素静脉滴注引产的适应证、用法及监护措施。
4. 了解产程图的临床意义。

【素质目标】

1. 操作过程中能体现对孕产妇和新生儿的关爱,注意保护个人隐私。
2. 具有良好的沟通能力和团结合作的能力。

>>> 实训方法

1. 观看正常分娩教学录像,或教师运用多媒体讲授、模型示教,了解产前准备及分娩全过程。
2. 在校内实训室,每 4~6 名学生为一组,分组练习,教师巡回指导。
3. 课间安排学生去医院产科病区和产房见习,了解待产室、产房的布局和管理制度。
4. 小组自评,组内互评,教师总结点评,随堂抽考并记录成绩。

工作地点:待产室和产房。

>>> 典型案例仿真实训

【临床情境】

李女士,26 岁,初产妇,因"妊娠 40 周,阵发性腹痛 1 h"入院。体格检查:体温 36.7 ℃,脉搏 82 次/分,呼吸 20 次/分,血压 130/80 mmHg。产科检查:胎心 140 次/分,宫缩 10~20 秒/5~10 min。阴道检查:宫颈已消退,宫口开大 2 cm,胎膜未破,先露头 S^{-2}。骨产道无异常。助产士与李女士交流时发现,产妇非常焦虑,害怕疼痛又担心自己不能顺利分娩。

【任务描述】

1. 李女士目前处于第一产程的潜伏期,宫缩规律但强度较弱,出现焦虑情绪。作为助产士(或责任护士)应提供心理护理,避免产妇过度焦虑和恐惧。
2. 指导李女士取舒适体位,鼓励进食,协助大、小便,提倡和支持阴道分娩。

3. 适时给予胎儿电子监护,密切观察宫缩和胎心率变化,发现异常及时汇报医师并配合处理。

4. 密切观察产程进展,通过阴道检查了解宫口扩张及胎先露下降情况,并绘制产程图。

5. 李女士目前为协调性宫缩乏力,但无头盆不称,无胎儿窘迫,应给予加强宫缩等处理,避免出现潜伏期延长或胎儿窘迫。

6. 遵医嘱采取缩宫素静脉滴注或人工破膜等加强宫缩的措施,并做好监护,有异常及时汇报医师并配合处理。

7. 积极做好分娩前的各项准备工作,并配合阴道分娩接产。

8. 配合完成新生儿出生后的初步处理或协助实施新生儿复苏。

9. 随时与产妇和家属沟通,以取得理解和配合;了解产妇的生理需求,提供相应的基础护理和心理护理。

任务一　阴道检查

阴道检查作为产科常规检查,可了解骨产道(骨盆大小及形态等)和软产道情况;有无胎膜破裂、胎先露及下降情况、初步判断胎方位;宫颈管消失及宫颈口的扩张情况,判定宫颈成熟度并进行评分。临床常用于胎先露部不明确,或疑有脐带先露或脱垂;宫口扩张及胎头下降程度异常,以查找原因;了解有无头盆不称或有轻度头盆不称经试产 $2\sim4$ h 产程进展缓慢者。

【用物准备】

1. 模型及设备　产科检查床,产妇模型,分娩模型,治疗车。

2. 器械及用物　治疗盘,无菌持物罐,无菌长镊 1 把,无菌持物钳 1 把,无菌干纱布罐,无菌治疗巾 1 块,无菌手套 1 副。外阴冲洗用物,0.5%聚维酮碘棉球罐。一次性会阴垫,手消毒液,待产或产时记录单,医嘱卡,必要时备屏风等。

【操作流程】

阴道检查的操作流程,见表 1-2-1。

表 1-2-1　阴道检查的操作流程

操作流程	操作要点说明
1. 素质要求　着装整齐,举止端庄,语言恰当,态度和蔼	·符合专业规范
2. 核对解释 ·语气亲切,问候产妇,自我介绍;核对姓名、年龄及床号或住院号 ·向产妇介绍阴道检查的目的、方法和注意事项,以取得配合	·确认产妇信息无误 ·检查前需排空膀胱、直肠
3. 评估 ·采集健康史、孕产史、月经史、妊娠过程,询问有无外伤或重要脏器疾病等 ·观察发育营养状况和精神状态,身高、步态、体型是否匀称 ·检查会阴部皮肤黏膜情况,有无阴道流血、胎膜破裂 ·评估产妇对行阴道检查的认知水平及合作程度	·注意观察产妇精神心理状态
4. 计划 ·操作者:戴口罩,修剪指甲,洗净双手且保持温暖 ·环境:安静,整洁,关闭门窗,室温 $24\sim26$ ℃,湿度 50%~60% ·物品:备齐用物且均在有效期内,检查床上垫好一次性会阴垫 ·产妇:了解阴道检查的目的及方法,愿意配合检查	·熟知操作流程及相关内容 ·注意保护产妇隐私 ·避免交叉感染 ·排空膀胱后,仰卧于检查床上
5. 操作步骤	
(1)外阴消毒: ·操作者携用物至检查床旁,协助产妇取膀胱截石位,暴露会阴部 ·操作者站于产妇两腿之间,常规冲洗消毒外阴部 ·臀下铺无菌治疗巾	·脱去产妇一侧裤腿,盖在另一侧,注意腿部、胸部和腹部保暖 ·严格执行无菌操作

操作流程	操作要点说明
(2)检查外阴部： • 操作者右手戴无菌手套,取 0.5％聚维酮碘棉球擦拭示指和中指 • 用两指(中指先进,示指后进)缓慢伸入阴道内 • 了解外阴、阴道发育情况,有无水肿、静脉曲张、瘢痕挛缩等;阴道弹性和通畅度,有无囊肿,有无畸形等 • 检查盆底软组织弹性和厚度	• 手指放入阴道前,指导产妇放松,做深呼吸 • 检查时动作轻柔,态度和蔼,要与产妇相互配合
(3)宫颈情况:触摸宫口边缘,估计宫口扩张程度等 • 了解宫颈管是否消失,宫颈的软硬度、厚度,位置是否居中,有无水肿等,以便进行产时宫颈成熟度评分	
(4)检查胎先露:是否为头先露,若为头先露,应扪清矢状缝与囟门(或耳郭方向)和骨盆的关系,以确定胎方位等 • 注意有无产瘤和颅骨是否重叠等 	• 胎先露位置:以坐骨棘水平为指示点确定胎先露的高低,胎先露最低点平坐骨棘水平,用"S＝0"表示;位于坐骨棘上1 cm时,用"S^{-1}"表示;位于坐骨棘下 1 cm 时,用"S^{+1}"表示;以此类推
(5)是否破膜:未破膜者,可在先露部前方触及有弹性的前羊膜囊;已破膜者,可直接触摸到胎先露部,推动先露部可见羊水流出,观察羊水性状	• 宫缩时若胎膜充盈,检查者应注意,不可随意破膜
(6)骨产道情况:了解耻骨弓角度、骶岬突出度、骶骨弧度、骶尾关节活动度,骨盆侧壁倾斜度,坐骨棘间径和突出度,坐骨切迹,对角径等,以判断头盆关系	• 可用中骨盆测量器,以手指引导测量,若放置恰当所得数值较准确
6. 操作后处理 • 检查结束,抽出手指,取聚维酮碘棉球或无菌干纱布由前往后轻拭会阴部 • 脱手套,协助产妇整理衣裤,取舒适体位,询问有无不适 • 更换一次性会阴垫,整理用物,归放原处 • 洗手,记录检查结果,签写全名	• 告知产妇检查结果,消除紧张、焦虑情绪
7. 健康宣教 • 是否能够正常分娩取决于胎儿以及临产后的产力情况,产妇的信心也十分重要 • 指导产妇自我监护胎动及胎心变化,左侧卧位休息	• 若先露部未入盆,嘱产妇注意休息,预防脐带脱垂
8. 评价 • 操作程序正确,动作规范、熟练,严格执行无菌操作,检查内容全面 • 操作中体现人文关怀,与产妇之间沟通有效,并适时开展健康教育 • 能初步判断检查结果	• 产妇知晓操作目的,积极配合操作,体位舒适,无明显不适,无意外发生

【注意事项】

1. 阴道检查每次不超过 2 人,操作者事先度量好右手手指、手掌的长度与宽度,以利于阴道检查时正确推测检查部位各据点间的距离。

2. 温水冲洗外阴时,若胎头尚未拨露,应取一块干纱布,堵住产妇阴道口,防止冲洗液流入阴道。

3. 对产前出血的产妇,阴道检查要慎重,或在做好输血、输液、手术等抢救准备的前提下进行检查。

>>> 思考题

1. 简述产前阴道检查的临床意义和护理要点。
2. 简述骨盆狭窄的类型及处理原则。

>>> 操作考核评分标准

阴道检查的考核评分标准,见表1-2-2。

表1-2-2　阴道检查的考核评分标准

班级_____　　学号_____　　姓名_____　　得分_____

项目内容	分值	考核内容及技术要求		应得分	存在问题	实际得分
素质要求	5	衣帽整洁、举止端庄、语言恰当、态度和蔼		5		
核对解释	4	问候产妇,核对姓名、年龄、床号正确无误		2		
		解释阴道检查的目的、要求及如何配合		2		
评估	8	产妇	检查会阴部皮肤、黏膜情况,有无阴道流血、胎膜破裂	2		
			了解宫缩强度、宫口扩张及胎心情况	2		
			产妇对产前阴道检查的认知水平和配合程度	2		
		环境	安静、清洁、温度、湿度适宜,光线充足,有遮挡	2		
计划	8	操作者	修剪指甲、洗手、戴口罩	2		
		产妇	了解操作目的,愿意配合,并已排空膀胱	2		
		用物	备齐用物,排放整齐,检查床上垫好一次性会阴垫	2		
		环境	关闭门窗,调节室温,保护产妇隐私	2		
实施	60	安置体位	操作者携用物至检查床旁,协助产妇取膀胱截石位	1		
			脱去一条裤腿,暴露外阴部,对侧肢体注意保暖	2		
			产妇已排空膀胱或给予导尿	3		
		检查方法	站在产妇两腿间,常规消毒外阴,臀下铺无菌单	5		
			操作者右手戴无菌手套,用一指或两指放入阴道内检查	3		
			指导产妇深呼吸	2		
实施	60	检查内容	外阴、阴道发育情况及有无异常	6		
			盆底软组织情况	6		
			宫口扩张程度,宫颈软硬、有无水肿、位置是否居中	6		
			了解先露部及先露高低、胎方位,颅骨是否重叠	6		
			是否破膜,羊水情况	6		
			骨产道情况等	6		
		操作后处理	协助产妇整理衣裤,整理床单位,更换一次性会阴垫	3		
			整理用物,分类放置	2		
			脱手套,洗手,记录检查结果	1		
			进行健康宣教,交代注意事项	2		
理论提问	5	对操作目的、注意事项及相关知识能熟练、准确作答		5		
综合评价	10	操作方法正确,动作规范、熟练,严格遵守无菌原则		4		
		操作过程中体现人文关怀,与产妇沟通有效,并适时开展健康教育		4		
		产妇已知此项操作的目的,能配合操作,无明显不适,无意外发生		2		
总　分	100			100		

考试日期_____　　　　主考教师_____

任务二　产时外阴冲洗和消毒

外阴清洁消毒可避免产道逆行性感染,促进产妇舒适。外阴冲洗和消毒技术应用于阴道检查、人工破膜、接产以及经阴道手术前的准备。初产妇宫口开全,经产妇宫口扩张 3~4 cm 且宫缩规律有力时,开始外阴冲洗和消毒准备。

【用物准备】

1. 模型及设备 产床,产妇分娩模型,治疗车,污物桶。

2. 器械及用物 无菌包(内有弯盘 1 只,卵圆钳 2 把,治疗巾 1 块,纱布 2 块),无菌持物筒(内置无菌持物钳),无菌纱布罐,无菌干棉球罐。冲洗壶(内有 39~41 ℃ 温开水 1000 mL)。一次性会阴垫,手消毒液等。

3. 20％肥皂棉球罐,0.5％聚维酮碘棉球罐。冲洗消毒用物均为消毒灭菌物品,定时更换,并注明开启时间和日期。

【操作流程】

产时外阴冲洗和消毒的操作流程,见表 1-2-3。

表 1-2-3 产时外阴冲洗和消毒的操作流程

操作流程	操作要点说明
1. 素质要求 着装整齐,举止端庄,语言恰当,态度和蔼	• 符合专业规范
2. 核对解释 • 语气亲切,问候产妇,自我介绍;核对姓名、年龄、床号或住院号 • 向产妇解释产时外阴冲洗和消毒的目的、方法和注意事项,取得配合	• 确认产妇信息无误 • 检查前需排空膀胱和直肠
3. 评估 • 采集健康史、孕产史,了解本次妊娠过程,询问有无重要脏器疾病史 • 评估宫缩强度及频率,胎心是否正常,宫口是否开全,胎先露下降情况,羊水性状,有无阴道流血,外阴皮肤有无破损 • 评估产妇对产时外阴冲洗和消毒的认知水平和配合程度	• 注意观察产妇精神心理状态
4. 计划 • 操作者:修剪指甲,洗净双手,戴口罩 • 环境:安静,整洁,关闭门窗,室温 24~26 ℃,湿度 50％~60％ • 物品:备齐用物,排放整齐,肥皂水浓度和聚维酮碘溶液浓度正确 • 产妇:了解产时外阴冲洗和消毒的目的及注意事项,愿意配合	• 熟知操作流程及相关内容 • 保护产妇隐私 • 产床上垫好一次性会阴垫 • 排空膀胱后,仰卧于产床上
5. 操作步骤	
(1)摆好体位: • 操作者携用物至产床旁,再次核对,站在产妇两腿之间 • 协助产妇脱去裤子,暴露外阴部,臀部置于产床边缘 • 产妇头部略抬高,双上肢平放于身体两侧,穿上备用裤腿,注意保暖	• 嘱产妇放松,不要紧张 • 产床床尾稍向下倾斜,避免冲洗时浸湿上衣
(2)肥皂棉球擦洗外阴: • 顺序:右侧小阴唇→左侧小阴唇→右侧大阴唇→左侧大阴唇→阴阜→右侧大腿内上 1/3 处→左侧大腿内上 1/3 处→会阴体→右侧臀部→左侧臀部→肛周(门) 	• 操作者用持物钳夹取无菌肥皂棉球,另一手用卵圆钳传接棉球,按顺序擦洗外阴各部分 • 稍用力擦洗,不留空隙;有血迹、黏液的部位可重复擦洗数次,干净为止 • 操作中要询问产妇的感觉

操作流程	操作要点说明
（3）温水冲洗： · 操作者用持物钳夹取无菌棉球，右手用卵圆钳传接棉球，左手持冲洗壶 · 顺序：阴阜→小阴唇→大阴唇→右侧大腿内上 1/3 处→右侧臀部→左侧大腿内上 1/3 处→左侧臀部，再冲洗小阴唇→大阴唇→会阴体→肛周（门） · 冲净后另取一块无菌干纱布（或棉球）擦干外阴部，顺序由内向外，从上向下 	· 预先调式水温为 39～41 ℃，可将冲洗水倒在手腕部测温，以免因水过热造成烫伤，或因水温偏凉造成产妇不适 · 冲洗原则：自上而下，先中间，后两边，再中间，边冲边擦 · 操作过程中，告知产妇臀部不要抬高，身体不能左右扭动，以免冲洗液流入后背，操作中要询问产妇的感觉
（4）外阴消毒： · 更换无菌持物钳，夹取 0.5% 聚维酮碘棉球，消毒外阴 · 消毒的顺序同肥皂棉球擦洗的顺序，自上而下，先中间后周围 · 消毒部位呈叠瓦状，不留空隙，同法消毒两遍，每次消毒范围应依次缩小 · 聚维酮碘溶液消毒后等待自然干燥 · 在宫缩间歇期指导产妇抬高臀部，撤去臀下会阴垫，更换无菌治疗巾	· 消毒不应超出肥皂液擦洗的范围 · 操作中要询问产妇的感觉，要观察宫缩、了解胎心情况
6. 操作后处理 · 摇平产床床尾，询问产妇有无不适 · 整理用物，按消毒技术规范处理，洗手，记录	· 准备铺无菌巾，等待接产
7. 健康宣教 · 告知产妇外阴消毒后不可随意移动，双手放在身体两侧，不能触碰已消毒过的区域 · 指导产妇正确屏气用力	· 鼓励产妇，增强分娩信心
8. 评价 · 外阴冲洗消毒时机适宜，操作程序正确，动作规范、轻巧熟练 · 严格执行无菌操作，外阴部消毒效果到位 · 操作过程中体现人文关怀，与产妇沟通有效，适时开展健康教育	· 产妇感觉冲洗舒适，能了解外阴消毒的目的，积极配合操作，无不适感

【注意事项】

1. 若胎头未拨露，用温水冲洗时，为了防止冲洗液流入阴道，应取一块干纱布堵住产妇阴道口。
2. 外阴消毒后等待自然干燥，上台接产前取聚维酮碘棉球再消毒一遍，顺序由内而外。
3. 外阴冲洗和消毒过程中，应注意羊水性状及胎心率变化，注意观察宫缩，有异常立即处理。

>>> 思考题

1. 产时外阴冲洗消毒的目的及适应证有哪些？
2. 产时外阴冲洗消毒的注意事项有哪些？

>>> 操作考核评分标准

产时外阴冲洗和消毒的考核评分标准，见表 1-2-4。

表 1-2-4 产时外阴冲洗和消毒的考核评分标准

班级_____ 学号_____ 姓名_____ 得分_____

项目内容	分值	考核内容及技术要求		应得分	存在问题	实际得分
素质要求	5	语言恰当、态度和蔼、衣帽整洁、举止端庄		5		
核对解释	4	问候产妇,核对姓名、年龄、床号正确无误		2		
		向产妇说明接产时外阴冲洗和消毒目的和过程,取得配合		2		
评估	8	产妇	询问健康史、孕产史,产程进展情况,有无胎位异常	2		
			外阴皮肤情况,是否破膜,有无阴道流血	2		
			产妇对外阴冲洗消毒的认知水平,对阴道分娩的态度	2		
		环境	安静,室温、光线适宜,有遮挡,执行产房管理制度	2		
计划	8	操作者	修剪指甲,外科洗手,戴口罩	2		
		产妇	了解操作目的,愿意配合,已排空膀胱	2		
		用物	备齐用物,排放整齐	2		
		环境	室温、光线适宜,屏风遮挡,注意保护产妇隐私	2		
实施	60	安置体位	操作者携带用物至床旁,站在产妇两腿间	1		
			协助产妇取膀胱截石位,暴露会阴部,穿上备用裤腿	2		
			在产妇臀下垫一次性会阴垫	1		
		肥皂棉球擦洗	用无菌长镊夹取肥皂液棉球,另一手持卵圆钳传接棉球	4		
			肥皂液棉球擦洗应自上而下,由内而外	4		
			右侧小阴唇→左侧小阴唇→右侧大阴唇→左侧大阴唇→阴阜→右侧大腿内上 1/3 处→左侧大腿内上 1/3 处→会阴体→右侧臀部→左侧臀部→肛周(门)	7		
			同法再擦一遍(口述)	2		
		温水冲洗	左手持冲洗壶,缓慢冲净肥皂液,也可边冲洗边擦洗	7		
			顺序是自上而下,先中间,后两边,再中间	2		
			也可重复冲洗一遍(口述)	2		
		外阴消毒	夹取 0.5％聚维酮碘棉球,自上至下,由内而外消毒	6		
			消毒的顺序同肥皂棉球擦洗顺序	10		
			消毒范围应依次缩小,同法消毒两遍	6		
		操作后处理	撤去臀下一次性会阴垫,更换无菌治疗巾	2		
			整理用物,分类放置	2		
			洗手,记录	1		
			告知产妇双手不要触摸已消毒过的部位	1		
理论提问	5	对操作目的、注意事项及相关知识能熟练、准确作答		5		
综合评价	10	操作程序正确,动作规范、熟练,严格遵守无菌原则		3		
		操作过程中体现人文关怀,与产妇沟通有效,适时开展健康教育		3		
		外阴消毒到位,达到要求		2		
		产妇已知外阴冲洗和消毒的目的,能配合操作,无不适感		2		
总 分	100			100		

考试日期_____ 主考教师_____

任务三 无菌产包铺巾

产前适时铺无菌巾,为接产准备一个无菌的区域,严格执行无菌操作,可防止产妇及新生儿感染。通过模拟练习掌握产时铺无菌巾技术,熟悉产包组成及其用途,按顺序打开产包、铺好产台,做好接产准备。

【用物准备】

1. 模型及设备 产床,产妇模型,治疗车。

2. 器械及用物 无菌产包(从上至下依次为:手术衣1件,产底单1个,腿套2个,双层治疗巾3块。新生儿辐射台无菌单1个,毛巾1个。聚血器1个,胎盘碗1个,血管钳3把,脐带剪1把)。无菌手套2副,无菌容器罐1个,长镊子1把,无菌干棉球和干纱布块若干。一次性会阴垫1块,医嘱卡,手消毒液。外科消毒手用物。

【操作流程】

无菌产包铺巾的操作流程,见表1-2-5。

表 1-2-5 无菌产包铺巾的操作流程

操作流程	操作要点说明
1. 素质要求 着装整齐,举止端庄,语言恰当,态度和蔼	• 符合专业规范
2. 核对解释 • 语气亲切,问候产妇,自我介绍;核对姓名、年龄、床号或住院号 • 向产妇解释产时铺无菌巾的目的和注意事项,以取得配合	• 确认产妇信息无误 • 铺无菌巾前需排空膀胱和直肠
3. 评估 • 了解产妇饮食、体力情况及精神状态 • 外阴皮肤情况,产程进展、宫缩强度、宫口扩张及胎心情况 • 评估产妇对接产前铺无菌巾的认知水平和配合程度	• 注意观察产妇精神心理状态 • 告知产妇产程进展情况
4. 计划 • 操作者:洗净双手,修剪指甲,戴圆帽、口罩 • 环境:安静,整洁,关闭门窗,室温24~26 ℃,湿度50%~60% • 物品:备齐用物,排放整齐,产床上垫好一次性会阴垫 • 产妇:了解产时铺无菌巾的目的、方法及注意事项,愿意配合	• 熟知操作流程及相关内容 • 保护产妇隐私 • 执行产房管理制度 • 取膀胱截石位,仰卧于产床上
5. 操作步骤	
(1)外阴冲洗消毒: • 操作者携用物至产床旁,再次核对产妇信息 • 协助产妇脱去裤子,暴露外阴部,臀部置于产床边缘,双上肢平放于身旁 • 外阴冲洗和消毒完毕,撤去臀下一次性会阴垫,更换无菌治疗巾	• 指导产妇放松,不要紧张 • 穿上备用裤腿,注意保暖 • 严格执行无菌操作
(2)准备产包: • 检查产包的消毒日期 • 操作者按外科手术要求消毒双手,穿手术衣,戴无菌手套 • 按无菌操作原则,打开产包外包布,打开内包布,并检查产包内消毒指示剂是否达到标准	• 由助手协助打开产包外包布及内包布 • 产包符合使用要求
(3)按顺序铺无菌单: • 断台接产时,操作者站在产妇两腿之间。按顺序铺单 • 铺产底单:先将产底单折叠1/3,双手插入产单的反折处之内,托起产底单最上层。嘱产妇稍抬高臀部,边打开边将产底单展开平铺,顺势插入产妇臀下达腰部,反折部分盖住肛门,产底单覆盖产床下方其余部分 • 套腿套:双手提起腿套外面,嘱产妇抬腿,分别给左、右两腿套上腿套,从脚尖往上完全遮盖腿部 • 遮盖腹部:展开腹单,纵向对折,上下错开,双手插入其间,置于下腹部及阴阜部 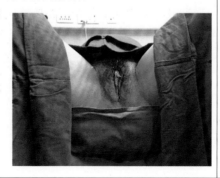	• 平台接产时,操作者站在产床右边,铺无菌巾顺序是:先于臀下铺产底单→近侧腿套→远侧腿套→遮盖下腹部及阴阜→暴露外阴部 • 严格遵守无菌原则,铺好无菌巾,告知产妇不要移动身体,双手不能触及无菌单以免污染

续表

操作流程	操作要点说明
6. 操作后处理 · 整理产台用物,将无菌物品和器械按照操作顺序先后置于产台左侧 · 双人准确清点台上纱布、器械并记录 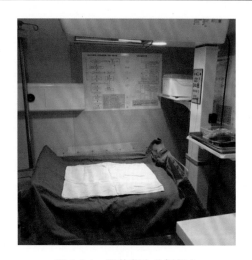 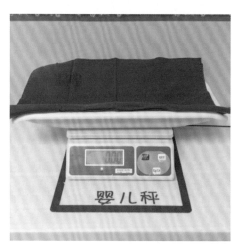	· 若大量羊水湿透无菌区域,或大便污染,需更换干燥的无菌巾 · 将一块无菌单、新生儿毛巾分别铺于预热的新生儿辐射台上(图1-2-1) · 准备好电子婴儿秤(图1-2-2)
7. 健康宣教 · 铺产台结束,等待接产,注意宫缩和胎心 · 注意与产妇沟通,指导产妇配合宫缩,正确屏气用力 · 准备保护会阴及协助胎儿娩出	· 再次告知产妇双手放在身体两侧,不能触碰无菌巾
8. 评价 · 铺无菌巾时机适宜,程序规范、动作熟练,严格执行无菌操作 · 操作过程中体现人文关怀,与产妇沟通有效,适时开展健康教育 · 无菌区域未被污染	· 产妇知晓操作目的,积极配合操作,体位舒适

图 1-2-1　预热新生儿辐射台　　　　图 1-2-2　电子婴儿称

【注意事项】

1. 铺无菌巾操作时应注意观察胎儿先露部拨露情况以及宫缩、胎心的变化。

2. 铺无菌巾同时预热新生儿辐射台、调好温度。若为早产儿,需备好暖箱。

3. 巡回护士协助接产者穿手术衣,需要勤听胎心,整理用物,认真填写记录。

4. 检查产包内用物,根据需要添加物品,如局部麻醉药品、生理盐水、会阴侧切剪、缝针、缝线、新生儿吸痰管等。

>>> 思考题

1. 试述正常接产的要领及保护会阴的时机。

2. 简述产时铺无菌巾的顺序及注意事项。

>>> 操作技能考核标准

无菌产包铺巾的考核评分标准，见表 1-2-6。

表 1-2-6　无菌产包铺巾的考核评分标准

班级＿＿＿＿＿＿　　　　学号＿＿＿＿＿＿　　　　姓名＿＿＿＿＿＿　　　　得分＿＿＿＿＿＿

项目内容	分值	考核内容及技术要求		应得分	存在问题	实际得分
素质要求	5	衣帽整洁、举止端庄、语言恰当、态度和蔼		5		
核对解释	4	问候产妇，自我介绍，核对姓名、年龄、床号正确无误		2		
		解释相关操作内容目的、要求及如何配合		2		
评估	8	产妇	饮食、体力情况及精神状态	2		
			外阴及肛周皮肤情况，注意产程进展、宫缩强度、宫口扩张及胎心等情况	2		
			产妇对产时铺无菌巾的认知水平及配合程度	2		
		环境	执行产房管理制度，符合接产要求	2		
计划	8	操作者	修剪指甲，外科洗手，戴口罩	2		
		产妇	了解操作目的，愿意配合，已排空膀胱	2		
		用物	备齐用物，排放整齐，产包符合使用要求	2		
		环境	关闭门窗，室温、光线适宜，保护产妇隐私	2		
实施	60	安置体位	操作者携带用物至产床旁，核对产妇信息	1		
			协助产妇取膀胱截石位，暴露会阴部，注意保暖	2		
			常规进行外阴冲洗和消毒，完毕	1		
		按顺序铺无菌单	检查产包的消毒日期，打开产包外包布	4		
			按外科手术要求洗手消毒，穿手术衣，戴无菌手套	4		
			巡回护士协助接产者穿手术衣，并打开产包内包布	4		
			检查产包内消毒指示剂是否达到标准	2		
			操作者站在产妇两腿之间或产床右侧	2		
			操作者将产底单的上侧反折，双手置于反折部分内，嘱产妇抬起臀部，将产底单平铺于产妇臀下，反折部分盖住肛门	8		
			无菌腿套分别套于产妇的左、右腿上（或先套近侧腿，再套远侧腿），在近腹股沟处反折	8		
			将双层治疗巾折叠，上下错开，平铺于产妇腹部及阴阜部	6		
		整理产台	将无菌物品和器械按照操作顺序先后置于产台左侧	4		
			双人准确清点台上纱布、器械并记录	4		
			将一块无菌巾、新生儿毛巾分别铺于预热的新生儿辐射台上	3		
			等待接生，注意与产妇沟通，注意宫缩和胎心	5		
			指导产妇屏气用力配合宫缩	2		
理论提问	5	对操作目的、注意事项及相关知识能熟练、准确作答		5		
综合评价	10	操作程序正确，动作规范熟练，遵守无菌原则，无污染		2		
		铺台时机恰当，达到要求，告知产妇不要触摸消毒区		3		
		操作过程中体现人文关怀，与产妇沟通有效，适时开展健康教育		3		
		产妇已知此项操作的目的，能配合操作，无不适感		2		
总　分	100			100		

考试日期＿＿＿＿＿＿　　　　主考教师＿＿＿＿＿＿

任务四　自然分娩接产

自然分娩临床上以枕先露多见，占 95.55%～97.55%，其中以枕左前位为最常见。准确掌握自然分娩接产操作，可减少产时母婴损伤。本节以枕左前位为例对自然分娩接产操作进行说明。熟练掌握会阴保护术，可按分娩机制使胎儿安全娩出，且减少会阴裂伤。

【用物准备】

1. 模型及设备　产床，分娩模型，新生儿模型，辐射式新生儿抢救台，胎心监护仪或木制听筒，治疗车，新生儿复苏及吸氧设备等。

2. 器械及用物

(1)产包，有尾纱布，无菌手套，干纱布及棉球若干，0.5%聚维酮碘溶液。

(2)各种规格注射器，备会阴切开缝合用物等。宫缩剂、肾上腺素、生理盐水等抢救箱内急救药品。外科手消毒用物。

【操作流程】

自然分娩接产的操作流程，见表 1-2-7。

表 1-2-7　自然分娩接产的操作流程

操作流程	操作要点说明
1. 素质要求　着装整齐，举止端庄，语言恰当，态度和蔼	· 符合专业规范
2. 核对解释 · 语气亲切，问候产妇，自我介绍；核对产妇姓名、年龄、床号或住院号 · 向产妇及家属告知产妇产程进展情况，以取得配合	· 确认产妇信息无误 · 鼓励产妇保持体力，条件允许可由一位家属陪伴分娩
3. 评估 · 了解产妇饮食、体力情况，膀胱充盈度，会阴皮肤、肛周情况 · 了解会阴条件、胎儿大小、宫缩强度、宫口扩张及胎心率情况 · 评估产妇对阴道分娩的认知水平和合作程度等	· 注意观察产妇精神心理状态 · 可剃除外阴部分区域的阴毛，不做常规要求
4. 计划 · 操作者：按外科手术要求穿洗手衣、戴口罩、帽子，洗手消毒、穿手术衣、戴无菌手套 · 环境：安静，整洁，关闭门窗，室温 24～26 ℃，湿度 50%～60% · 物品：备齐用物，排放整齐，产床上垫好一次性会阴垫 · 产妇：了解分娩的过程及接产注意事项，并愿意配合	· 熟知操作流程及相关内容 · 保护隐私，执行产房管理制度 · 取膀胱截石位，仰卧于产床上 · 指导产妇放松，不要紧张，也可取自由体位，如侧卧位或坐位等
5. 操作步骤	
(1)接产前： · 按操作规范进行外阴冲洗和消毒 · 分别打开产包外、内包布，铺无菌单并整理好产台、器械等用物 · 指导产妇双足蹬在产床足架上，两手握住产床把手，当宫缩开始时先深吸气、屏住，然后缓缓增加腹压，宫缩过后呼气放松，宫缩再现时重复上述动作	· 穿上备用裤腿，注意保暖 · 产包符合使用要求 · 指导产妇配合宫缩运用腹压，观察胎头下降情况
(2)会阴保护： · 接产者站在产妇右侧(或立于产妇两腿之间)，当胎头拨露使会阴后联合紧张时，开始保护会阴 · 接产者右手持无菌巾，内垫纱布，右肘支在产床上(或支在接产者右髋部)，右手拇指与其余四指分开，利用大鱼际肌顶住会阴体部，其他四指置于臀骶部，左手拇指、示指分开阴唇	· 每当宫缩时右手向内上方托压，保护会阴，同时左手控制胎儿枕部，协助胎头俯屈

续表

操作流程	操作要点说明

（3）按分娩机制娩出胎儿：

- 当胎头枕部在耻骨弓下露出时，右手不可再放松，左手应按分娩机制协助胎头俯屈、仰伸及下降，使胎儿的额、鼻、口、颏部相继于会阴前缘娩出

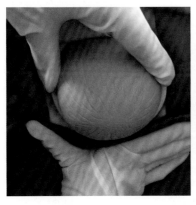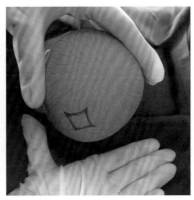

- 胎头娩出后，右手应注意保护会阴，左手自新生儿鼻根向下颏挤压，挤出口鼻内的黏液和羊水，然后协助胎头复位及外旋转，使胎儿双肩径与骨盆出口前后径一致
- 接产者左手将胎儿颈部向下轻压，使前肩自耻骨弓下先娩出，继之再托胎颈处向上，使后肩从会阴前缘缓慢娩出
- 双肩娩出后，放松右手，双手协助胎体及下肢相继以侧位娩出

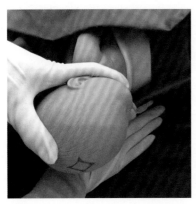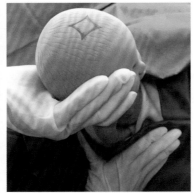

操作要点说明（右栏）：

- 指导产妇配合宫缩用力，宫缩间歇时，保护会阴的右手稍放松，以免压迫过久引起会阴水肿
- 宫缩强时，嘱产妇放松哈气消除腹压，在宫缩间歇期稍向下屏气，使胎头缓慢娩出，仍应注意保护会阴
- 胎儿前肩娩出后，助手即可予缩宫素 10～20 U 静脉滴注或肌内注射，预防产后出血
- 胎儿娩出后，用两把血管钳夹住脐带，用直剪从中间剪断脐带
- 准确记录胎儿娩出时间
- 将聚血盆垫于产妇臀下，以计算出血量
- 胎儿娩出和及时告知产妇："宝宝生出来了，你真棒！"

（4）新生儿即时处理：

- 及时清理新生儿呼吸道的黏液和羊水，防止发生新生儿窒息或吸入性肺炎
- 确认已吸净仍未啼哭时，可轻拍新生儿足底或刺激背部使其啼哭
- 新生儿置于事先预热的辐射台上，擦干羊水和血迹，处理脐带
- 查体后，抱给产妇辨认性别，交予台下助手做详细体格检查
- 标记：擦净新生儿右足底胎脂，按足印，并系手圈、脚圈
- 称重
- 母亲左拇指印于新生儿病历上

操作要点说明（右栏）：

- 将新生儿轻柔地放在产台上（或放于产妇胸腹部），用新生儿毛巾擦净黏液、包裹
- 分别于胎儿娩出后 1 min 和 5 min 进行 Apgar 评分，新生儿大声啼哭，表示呼吸道已通畅，娩出后 1～2 min 内断扎脐带

续表

操作流程	操作要点说明
（5）协助胎盘胎膜娩出： · 仔细观察胎盘剥离征象，确定胎盘已剥离，协助胎盘娩出 · 左手握住子宫底并按压，同时右手轻轻向下、向前向上牵拉脐带 · 当胎盘娩出至阴道口时，用双手捧住胎盘，向一个方向旋转并缓慢向外牵拉，使胎盘、胎膜缓慢娩出 · 将胎盘铺平，轻轻拭去母体面血块，检查胎盘小叶有无缺损、有无异常，测量胎盘的最大直径和中央厚度 	· 准确记录胎盘娩出时间 · 将胎盘提起检查胎膜是否完整，胎盘胎儿面边缘有无血管断裂或副胎盘；检查脐带附着部位，有无异常，测量脐带长度 · 如胎膜部分断裂，可用血管钳夹住断裂上端的胎膜，继续向同一个方向旋转，直至胎膜完全排出 · 若胎盘尚未剥离，阴道出血较多时，可按摩子宫，重复给予缩宫素，必要时可行人工剥离胎盘术
（6）检查软产道： · 仔细检查宫颈、阴道、小阴唇内侧、尿道口周围、会阴有无裂伤，若有裂伤应立即缝合，并恢复生理解剖位置	· 缝合结束，常规行直肠指检
6. 操作后处理 · 撤下用物，更换臀下无菌巾 · 协助产妇整理衣物，整理床单位，注意保暖 · 整理接产用物，分类放置，彻底清洗后待消毒，脱手套，洗手 · 详细填写分娩记录和新生儿记录，再次核对产妇及新生儿信息	· 正确评估出血量，监测生命体征
7. 健康宣教 · 指导产妇产后 4 h 内排尿 1 次 · 新生儿出生后情况稳定，应鼓励和协助产妇尽早与新生儿皮肤接触、目光交流、触摸和拥抱新生儿，并进行早吸吮	· 新生儿与母亲安置于产后观察室，2 h 后一同送回母婴同室
8. 评价 · 操作程序正确，动作规范、熟练，严格执行无菌操作 · 操作中体现人文关怀，与产妇沟通有效，适时开展健康教育 · 接生者核对信息，记录填写清晰、完整	· 产妇知晓操作目的，配合操作，体位舒适，无意外发生

【注意事项】

1. 分娩期产妇体力消耗大，在宫缩间隙期应适当补充水分及易消化食物，并予心理支持。

2. 胎头娩出后如发现有脐带绕颈，根据情况给予处理：如绕颈 1 周且较松，可将脐带从胎头滑下或沿胎肩上推。若绕颈较紧或绕颈 2 周及 2 周以上时，可先用 2 把血管钳将一段脐带夹住从钳间剪断，松解脐带后再迅速将胎儿娩出（图 1-2-3）。

3. 胎盘娩出后应仔细检查，若有副胎盘、部分胎盘或胎膜残留时，应更换无菌手套，在无菌操作下手伸入宫腔内，取出残留组织。

4. 分娩后产妇应留在产房观察 2 h，重点观察产妇的血压、脉搏、子宫收缩情况、子宫底高度、阴道流血量、膀胱是否充盈、会阴阴道壁有无血肿，发现异常及时汇报并协助处理。

知识链接 ···

头位分娩评分法

头位分娩中难产和顺产的界限难以确定，往往需要在阴道试产过程中才能确定。由于头位分娩是受分娩四大因素相互作用的结果，所以需将这些因素综合评分以判断分娩难易度，凌萝达教授提出了著名的

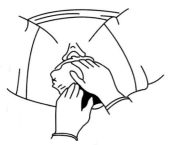
A.将脐带顺肩部上推

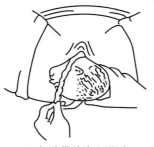
B.把脐带从头上退下

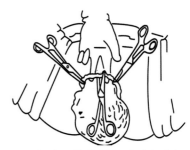
C.用两把血管钳夹住，从中间剪断

图 1-2-3　脐带绕颈的处理

头位分娩评分法(表 1-2-8)，即骨盆大小、胎儿体重、胎头位置及产力强度。经大量临床研究：评分 10 分以上者，应积极处理促使其向顺产转化，或争取由阴道助产分娩；评分小于 10 分者，提示难产倾向高者，经短时间阴道试产，若进展不顺利宜及早行剖宫产结束分娩，以免给母儿带来危害。

表 1-2-8　头位分娩评分法

骨盆大小	评分	胎儿体重/g	双顶径/cm	评分	胎头位置	评分	产力强度	评分
＞正常	6	＜2500±250	＜9.2	4	枕前位	3	强	3
正常	5	～3500±250	9.2～9.3	3	枕横位	2	中	2
临界狭窄	4	～3500±250	9.4～9.5	2	枕后位	1	弱	1
轻度狭窄	3	＞4000±250	＞9.6	1	面位颏位	0		
中度狭窄	2				高直位	0		
重度狭窄	1				前不均位	0		

⋙ 思考题

1. 请描述枕先露的分娩机制。
2. 在分娩过程中，促使胎头下降的因素有哪些?
3. 简述自然分娩接产的步骤及注意事项。其中会阴保护的要点有哪些?
4. 如何进行早接触、早吸吮?

⋙ 操作考核评分标准

阴道分娩接产的考核评分标准，见表 1-2-9。

表 1-2-9　阴道分娩接产的考核评分标准

班级＿＿＿＿＿＿　　学号＿＿＿＿＿＿　　姓名＿＿＿＿＿＿　　得分＿＿＿＿＿＿

项目内容	分值	考核内容及技术要求		应得分	存在问题	实际得分
素质要求	5	语言恰当、态度和蔼、衣帽整洁、举止端庄		5		
核对解释	4	核对姓名、年龄、妊娠周数正确无误		1		
		向产妇介绍接产经过、会阴保护的目的，教会产妇正确使用腹压		3		
评估	8	产妇	体力情况，膀胱充盈度，会阴、肛周皮肤黏膜情况	2		
			产程进展、宫缩强度、宫口扩张及胎心率情况	2		
			胎膜破裂情况，胎方位、胎先露位置，是否存在头盆不称	2		
			产妇舒适度及心理反应，对阴道分娩的认知水平和合作程度	1		
		环境	整洁，安静，温度、湿度适宜，有遮挡，执行产房管理制度	1		

续表

项目内容	分值	考核内容及技术要求		应得分	存在问题	实际得分
计划	8	操作者	修剪指甲,洗手,戴口罩、帽子	1		
			按外科手术要求洗手消毒,穿手术衣	2		
		产妇	取仰卧屈膝位(或侧卧位、坐位等),正确使用腹压	2		
			了解接产的注意事项,配合程度好,已排空膀胱	1		
		用物	备齐用物,排放整齐	1		
		环境	关闭门窗,调节室温,保护产妇隐私	1		
实施	60	接生准备	产妇取膀胱截石位,协助排空膀胱或给予一次性导尿	2		
			完成产时外阴冲洗、消毒	2		
			按外科洗手、消毒,穿无菌手术衣、戴无菌手套	2		
			铺无菌巾,再次消毒会阴部	2		
		保护会阴娩出胎儿	右手保护会阴,左手协助胎头俯屈-下降-仰伸	8		
			胎头娩出后,左手挤出口、鼻中的黏液和羊水	5		
			协助胎头复位和外旋转	6		
			协助娩前肩-娩后肩,右手仍要保护会阴	6		
			双手协助胎体和下肢以侧位娩出	5		
		新生儿处理	清理呼吸道,先口腔后鼻腔,擦干全身	2		
			轻拍足底或摩擦背部使其啼哭,行 Apgar 评分	2		
			处理脐带	2		
			仔细查体,与产妇核对新生儿后,交台下助手处理	2		
		娩出胎盘检查产道	协助胎盘胎膜娩出,并检查是否完整	2		
			检查软产道,如有裂伤予以缝合	2		
			正确评估出血量,预防产后出血,监测生命体征并记录	2		
		操作后处理	整理床单位,协助产妇整理衣物	2		
			整理接产用物,彻底清洗后待消毒,物品药品归放到位	2		
			洗手,认真填写分娩记录	1		
			将新生儿置于婴儿车内,与母亲一起安置于产后观察室	1		
			观察 2 h 无异常可转至母婴同室,给予健康教育	2		
理论提问	5	对操作目的、注意事项及相关知识能熟练、准确作答		5		
整体评价	10	操作规范、熟练,会阴保护姿势正确,严格执行无菌操作原则		3		
		注意配合腹压按分娩机制协助胎儿娩出		2		
		操作中体现人文关怀,与产妇沟通有效,适时开展健康教育		3		
		产后能仔细检查软产道,正确评估出血量,并采取预防措施		2		
总　分	100			100		

考试日期＿＿＿＿＿＿＿　　　主考教师＿＿＿＿＿＿＿

任务五　新生儿脐带结扎术

　　脐带是连接胎儿与胎盘的带状器官,一端连接于胎儿腹壁脐轮,另一端附着于胎盘的胎儿面,内有 1 条脐静脉、2 条脐动脉,血管周围有华通胶保护。胎儿通过脐带血循环与母体进行气体交换、营养物质供应和物质的代谢。新生儿出生后结扎脐带,有利于循环系统的建立,防止脐部出血;做好脐部护理可降低新生儿感染率,尤其对于早产儿、低体重儿更为重要。

　　【用物准备】

　　1. 模型及设备　产床,预热辐射台,婴儿秤,新生儿复苏及吸氧设备,急救药品等处于应急可使用状态。

　　2. 器械及用物　脐带夹(图 1-2-4),护脐垫(图 1-2-5),或新生儿包(小毛巾,弯盘,组织剪,小血管钳 2 把,气门芯(脐圈)2 个或脐夹,中方纱 2 块,三角纱,小腹带或脐带卷),无菌粗棉线,无菌棉签若干,无菌手套。

3. 药品 5％碘酊,75％乙醇,止血海绵等。

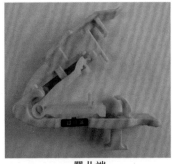
a.婴儿端

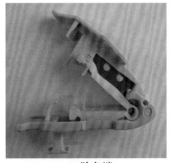
b.胎盘端

图 1-2-4 脐带夹

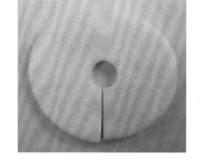

图 1-2-5 护脐垫

【操作流程】

新生儿脐带结扎术的操作流程,见表 1-2-10。

表 1-2-10 新生儿脐带结扎术的操作流程

操作流程	操作要点说明
1. 素质要求 着装整齐,举止端庄,语言恰当,态度和蔼	• 符合专业规范
2. 核对解释 • 语气亲切,问候产妇,自我介绍;核对产妇姓名、年龄,床号或住院号 • 向产妇介绍脐带结扎的目的、方法和注意事项,取得产妇配合	• 确认产妇信息无误 • 了解新生儿的分娩过程
3. 评估 • 产妇身心状态,有无妊娠合并症或并发症,妊娠周数,羊水情况,有无宫内窘迫、感染等情况 • 新生儿 Apgar 评分,脐带有无水肿、打结、过细或过粗,有无淤血等 • 评估产妇对新生儿脐带结扎的认知水平及合作程度	• 注意观察产妇精神心理状态 • 注意新生儿呼吸道是否彻底清理干净
4. 计划 • 操作者:按外科手术要求穿清洁手术内衣,戴口罩、帽子,洗手消毒,穿无菌手术衣,戴无菌手套 • 环境:安静,整洁,关闭门窗,室温 24～26 ℃,湿度 50％～60％ • 物品:备齐用物,预热新生儿辐射台并加床挡保护 • 新生儿:新生儿活力好,安置仰卧位	• 熟知操作流程及相关内容 • 保护产妇隐私 • 执行产房管理制度 • 注意保暖及保护新生儿安全
5. 操作步骤	
(1)脐带夹结扎法: 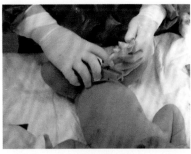 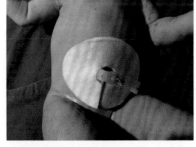 • 新生儿出生后接产者用 2 把血管钳夹住脐带,在两钳之间剪断 • 0.5％碘伏棉签消毒脐轮上 5 cm 的脐带及脐轮周围直径约 5 cm 的皮肤 • 在距脐轮 2 cm 处夹紧脐带夹,检查脐带夹是否偏离了切割器的原位置,确定脐带夹切割器婴儿端一面朝向新生儿腹部,将脐带放入脐带夹并紧靠前角,预留脐带残端 0.5 cm • 缓慢用力挤压上下壳体,使脐带夹关闭,剪断脐带并分离出婴儿端脐带夹 • 常规处理脐带剪断端后,将护脐垫开口端置于婴儿端脐带夹下方	• 严格执行无菌操作 • 在距脐带夹外约 0.5 cm 处修整脐带,挤净脐带剪断端残留血液,以 5％碘酊烧灼脐带残端 • 脐带夹断脐对于脐带过粗或脐带水肿者慎用 • 注意观察脐带残端有无渗血 • 产后 24 h 或按医嘱要求去除脐带夹

续表

操作流程	操作要点说明
(2)气门芯结扎法： • 将一个套有气门芯(脐圈)的血管钳夹住距脐轮上 1 cm 脐带处 • 提起气门芯上的丝线,将脐圈通过血管钳套在脐带上 • 用中方纱围在小血管钳下保护周围皮肤 • 平小血管钳上缘或距离小血管钳上 0.5 cm 处切断脐带 • 用中方纱围在小血管钳下保护周围皮肤,用 5%碘酊烧灼脐带残端,松开血管钳 • 用三角纱包囊好脐带残端,再包上小腹带(或用弹性脐带卷包裹固定) 	• 新生儿出后断脐、脐带消毒同上 A. 气门芯剪成小皮圈后穿上丝线 B. 气门芯套于止血钳上 C. 血管钳夹脐带 D. 气门芯套住脐带并剪断 • 次日沐浴时可取下包裹的敷料,暴露残端 • 目前多用脐带夹、气门芯这两种方法,具有脐带脱落快、减少脐带感染及息肉等优点
(3)棉线结扎法： • 新生儿出生断脐后,先用 75%乙醇消毒脐带及脐轮 • 在距脐轮 0.5 cm 处用无菌粗丝线结扎第 1 道 • 在结扎线外 0.5~1 cm 处结扎第 2 道 • 在第 2 道结扎线外 0.5 cm 处剪断脐带,挤出残余血液,以 5%碘酊烧灼断端 • 残端用无菌纱布盖好,再用弹性脐带卷包裹固定 	• 消毒脐带断面,药液不可接触新生儿皮肤,以免皮肤灼伤 • 棉线结扎法需 2 次断脐,增加了感染率和出血率,临床上较少使用 • 此法一般用于结扎脐带较粗或脐带水肿者,结扎脐带时必须扎紧以防出血,但应避免用力过猛造成脐带断裂
6. 操作后处理 • 整理脐带结扎用物,分类处理,彻底清洗后待消毒 • 洗手,记录脐带处理方法 • 包囊好新生儿,与接生者及产妇核对新生儿信息,系手脚腕带	• 新生儿与母亲安置于产后观察室,产后 2 h 一同送回,母婴同室
7. 健康宣教 • 指导产妇及家属注意观察脐带断端有无出血、渗血或异常分泌物 • 加强新生儿脐部护理,保持脐部干燥,防止尿液浸渍脐带 • 新生儿出现异常哭闹、拒奶、发热等情况,随时汇报医师并及时处理	• 使用尿布勿覆盖脐带,避免大、小便污染
8. 评价 • 操作程序正确,动作规范、熟练,严格执行无菌操作 • 脐带断端长短合适,将脐带全部扎紧,未留间隙,脐带残端无渗血,脐周皮肤无红肿 • 操作过程中体现人文关怀,与新生儿和产妇有交流,并适时开展健康教育 • 记录填写清晰、完整	• 产妇知晓此项操作目的,体位舒适,能配合操作 • 新生儿安全

【注意事项】

1. 在不需要复苏的足月儿或早产儿中,推荐延迟结扎脐带 30 s。一般在胎儿娩出 1~2 min 内结扎脐带。

2. 一次性脐带夹适用于新生儿脐带切割和脐带综合护理,具有结扎牢固、溅血量少,加速脐带干燥、愈合和脱落的性能,临床应用效果好。

3.产后3～7日脐带残端脱落后,继续用75％乙醇棉签轻拭消毒脐轮,直至分泌物减少,保持局部干燥。

>>> 思考题

1.脐带断端感染的征象有哪些?

2.如何做好新生儿脐部护理?

>>> 操作考核评分标准

新生儿脐带结扎术的考核评分标准,见表1-2-11。

表1-2-11　新生儿脐带结扎术的考核评分标准(气门芯法)

班级_____　　　　学号_____　　　　姓名_____　　　　得分_____

项目内容	分值	考核内容及技术要求		应得分	存在问题	实际得分
素质要求	5	衣帽整洁,举止端庄,语言恰当,态度和蔼,动作轻柔		5		
核对解释	4	核对产妇信息无误,了解新生儿的分娩过程		2		
		解释新生儿脐带结扎的方法及可能出现的问题,取得配合		2		
评估	8	新生儿	妊娠周数,羊水情况,新生儿有无宫内窘迫或感染等	1		
			Apgar评分,新生儿呼吸道是否彻底清理干净	2		
			脐带有无水肿、过细或过粗、有无淤血等	2		
		产妇	生理状态、舒适度及心理反应,有无合并症与并发症	1		
		环境	安静,光线充足,预热新生儿辐射台,并有床挡保护	2		
计划	8	新生儿	活力好,安置仰卧位	2		
		操作者	修剪指甲,戴口罩,按外科手术要求洗手消毒,穿手术衣	2		
		用物	备齐用物,排放整齐	2		
		环境	关闭门窗,调节室温,注意保暖	2		
实施	60	气门芯法脐带结扎	新生儿娩出后,用2把血管钳夹住脐带,在两钳之间剪断	4		
			消毒,75％乙醇棉签消毒脐轮上5 cm的脐带及脐轮周围皮肤直径约5 cm	8		
			上血管钳,将一个套有气门芯(脐圈)的血管钳夹住距脐轮上1 cm脐带处(根据脐带粗细调整)	8		
			套圈,提起气门芯上的丝线,将脐圈通过血管钳套在脐带上	5		
			围方纱,用中方纱围在小血管钳下保护周围皮肤	6		
			剪脐,平小血管钳上缘或距离血管钳上0.5～1 cm处切断脐带,挤出残余血液	6		
			以5％碘酊烧灼脐带残端,松开血管钳	6		
			用三角纱包囊好脐带残端,包上小腹带	5		
			注意观察脐带布外有无渗血	4		
		操作后处理	整理脐带结扎用物,分类处理,彻底清洗后待消毒	2		
			洗手,记录脐带处理方法	2		
			包囊好新生儿,系手腕带,与接生者及产妇核对信息	2		
			注意观察脐带断端有无出血、渗血	2		
理论提问	5	对操作目的、注意事项及相关知识能熟练、准确作答		5		

续表

项目内容	分值	考核内容及技术要求	应得分	存在问题	实际得分
整体评价	10	沟通流畅,操作规范、熟练,保持无菌原则	2		
		脐带断端长短合适,将脐带全部结扎紧,未留间隙	2		
		脐带残端无渗血,脐周皮肤无红肿,新生儿安全	2		
		告知产妇新生儿脐带护理的注意事项	2		
		关爱母婴,进行健康宣教	2		
总　分	100		100		

考试日期＿＿＿＿＿＿　　　主考教师＿＿＿＿＿＿

任务六　新生儿复苏

新生儿窒息是导致全世界新生儿死亡、脑瘫和智力障碍的主要原因之一。据世界卫生组织 2005 年的统计数字表明,每年 400 万的新生儿死亡中约有 100 万死于新生儿窒息,占 1/4 。新生儿复苏项目(NRP)是美国儿科学会(AAP)和美国心脏协会(AHA)联合制订的新生儿心血管急救国际指南,现介绍 2015 年 AHA 更新的"新生儿复苏指南"。通过学习能熟练陈述新生儿复苏的指征和复苏步骤,能熟练备齐新生儿复苏器械,配合医师进行抢救,并给予正确的护理。

【用物准备】

1. 模型及设备　预热辐射台,脉搏氧饱和度仪,三导联 ECG(心电监测仪),负压吸引器,吸球,吸引管(口腔和气管插管内吸引管),新生儿复苏囊(国内使用 250 mL 自动充气式气囊,使用前要检查减压阀,自动充气式气囊不能用于常压给氧),足月和早产儿气囊面罩,氧气和吸氧管,8F 胃管,不同型号注射器,气管插管,喉镜,听诊器等。

2. 药品　1:10 000 肾上腺素溶液,等渗晶体(生理盐水或乳酸钠林格注射液)。

3. 新生儿复苏设备和药品齐全,单独存放,功能良好,处于随时取用状态。

4. 干毛巾,婴儿衣服,包被等。

【操作流程】

新生儿复苏的操作流程,见表 1-2-12。

表 1-2-12　新生儿复苏的操作流程

操作流程	操作要点说明
1. 素质要求　着装整齐,举止端庄,语言恰当,态度和蔼	·符合专业规范
2. 核对解释 ·问候产妇,自我介绍,核对产妇姓名、年龄及床号或住院号 ·向家属解释新生儿复苏的必要性及注意事项,以取得配合	·确认产妇信息无误 ·了解新生儿的分娩过程
3. 评估 ·产妇身心状态,有无妊娠合并症与并发症,妊娠周数,羊水性状等 ·有无宫内窘迫和感染情况 ·评估产妇对新生儿复苏的认知水平及合作程度	·注意观察产妇精神心理状态 ·是否多胎妊娠,有无高危因素
4. 计划 ·操作者:戴口罩、帽子,外科洗手,穿手术衣,戴无菌手套 ·环境:安静,整洁,关闭门窗,室温 24～26 ℃,湿度 50%～60% ·物品:备齐用物,新生儿辐射台已预热,加床挡保护 ·新生儿:取仰卧位或侧卧位,安置于辐射台上	·熟知操作流程及相关内容,至少 1 名新生儿复苏人员到位 ·执行产房管理制度 ·注意保暖及保护新生儿安全
5. 操作步骤	

续表

操作流程	操作要点说明
(1)初步评估:出生后快速评估 3 项指标:①足月吗? ②肌张力好吗? ③有哭声或呼吸吗? • 如以上 3 项中有 1 项为"否",则进行以下初步复苏	• 复苏基本程序:评估-决策-措施,主要评估是否足月、肌张力、呼吸或哭声 3 项指标

操作流程	操作要点说明
(2)初步复苏: • 保暖:将新生儿放在辐射保暖台上或采取其他保温措施 • 体位:新生儿头轻度仰伸(鼻吸位),可将肩部垫高 2～3 cm,颈部轻度伸展,使咽后壁、喉和气管成一直线,摆好体位清理呼吸道 • 吸引口鼻:在胎肩娩出前,助产士用手挤出新生儿口、咽、鼻中的黏液;胎儿娩出后,再用吸球或吸管先口腔后鼻腔清理分泌物 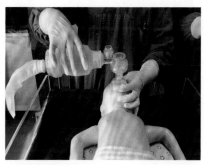 • 擦干:快速擦干全身,撤去湿毛巾 • 刺激:用手轻拍或手指轻弹新生儿的足底或摩擦背部 2 次以诱发自主呼吸,若无效立即正压通气	• 用吸球或吸管(12F 或 14F)清理分泌物,动作轻柔 • 限制吸管的深度和吸引时间<10 s,吸引的负压 80～100 mmHg • 在 60 s 内完成初步复苏后,再摆正体位,评估呼吸和心率

操作流程	操作要点说明
(3)气囊面罩正压通气(PPV): • 指征:呼吸暂停或喘息样呼吸;心率<100 次/分;在氧浓度上升到 100% 常压给氧下,血氧饱和度仍在目标值以下 • 通气压力需要 20～25 cm H_2O,病情严重的新生儿可略增加 • 频率 40～60 次/分(每次通气按 1-2-3 的节奏) • 选择合适的面罩型号,面罩应正好封住口鼻,不能盖住眼睛或超过下颌 • 用三导联 ECG 评估心率,需要监测脉搏氧饱和度,助手先连接传感器于新生儿右手腕上,然后连接监测器 • 在 5～10 次正压通气后,评估心率上升和氧饱和度;如达不到有效通气,心率<60 次/分或心率不升,PPV 后仍无胸廓起伏和无双侧呼吸音 • 使用矫正通气步骤(MRSOPA)	• 经 30 s 有效正压通气后,如有自主呼吸(听到双侧呼吸音,看到胸廓起伏),且心率≥100 次/分,可逐步停止正压通气;如自主呼吸不充分或心率<100 次/分,需持续气囊面罩正压通气(CPAP) • 新生儿接受持续气囊面罩正压通气>2 分钟,应经口腔插入胃管抽气,并保持胃管远端处于开放状态 • 使用矫正通气步骤(MRSOPA): M(调整面罩) R(重新摆正体位) S(吸引口鼻) O(轻微张口) P(逐渐增加压力,<40 cm H_2O) A(改变气道,如气管插管和喉罩气道)

续表

操作流程	操作要点说明
(4)胸外按压： ·指征：在至少30 s有效的正压通气后心率仍低于60次/分，需给予胸外按压配合面罩正压通气或气管插管胸外按压配合正压通气 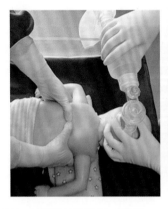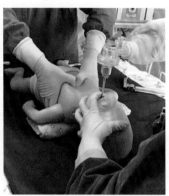 ·手法：双拇指环绕法和双指法 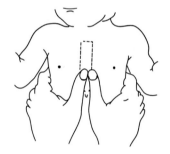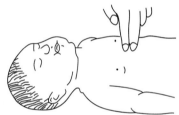	·在开始胸外按压之前进行气管插管，需要胸外按压时应考虑氧浓度提高到100% ·部位：在新生儿两乳头连线中点的下方，即胸骨体下1/3处进行按压 ·频率：按压和正压通气比例为3:1，按压者有节奏的数出"1-2-3呼吸—"，在"呼吸—"时进行通气 ·深度：胸廓前后径的1/3，放松时拇指或其他手指不应离开胸壁 ·双拇指环绕法：双手环抱胸廓支撑背部，双拇指重叠或并列按压胸骨，此法能较好地控制按压深度，较好的增强心脏收缩和冠状动脉灌流的效果 ·双指法：右手示指、中指两个手指尖放在胸骨上，左手支撑背部，其优点是不受患儿体型大小及操作者手大小的限制
(5)药物 ①肾上腺素： ·指征：心脏停搏或在30 s有效正压通气和45~60 s胸外按压配合正压通气后，心率仍低于60次/分，继续胸外按压并考虑使用肾上腺素，考虑进行脐静脉插管 ·用法：首选脐静脉注入，有条件的医院可经脐静脉导管给药。在建立脐静脉通道之前，可首先气管内注入，若需重复给药则应选择静脉途径 ②扩容剂： ·推荐生理盐水，大量失血则需要输血 ·有低血容量、怀疑失血或休克的新生儿，在对其他复苏措施无反应时，考虑扩充血容量	·1:10 000肾上腺素溶液，①静脉给药：0.1~0.3 mL/kg，必要时3~5分钟重复1次；②气管导管给药：0.5~1.0 mL/kg，需要1 min或更长时间才能见到效果 ·生理盐水10 mL/kg，经外周静脉或脐静脉缓慢推入（5~10 min），必要时重复1次
(6)复苏后监护： ·复苏后的新生儿可能有多器官损害的危险，应继续监测生命体征，早期发现并发症 ·立即进行血气分析有助于估计窒息的程度，及时对脑、心、肺、肾及胃肠等器官功能进行监测并适当干预，以减少死亡和伤残 ·转入复苏后护理，进一步临床评估后考虑保护或拔除脐静脉导管	·继续评估和监测，与产妇的家属进行有效沟通 ·根据氧饱和度和监测新生儿出生时间调整给氧浓度

续表

操作流程	操作要点说明
6. 操作后处理 • 复苏结束后，整理用物，检查无损坏后，彻底清洗后待消毒 • 消毒后的部件应完全干燥，检查无损坏后，将部件顺序组装好备用 • 洗手，专人负责把复苏过程记录在专用的记录单上 • 再次核对新生儿信息，系手、脚腕带 • 新生儿与母亲安置于产后观察室，必要时将其转入重症监护病房	• 气囊面罩用含有效氯 500 mg/L 的消毒液浸泡 30 min 后冲洗晾干备用（特殊说明的除外）；呼吸球用同样的消毒液擦拭后，再用清水擦拭备用；储氧袋擦拭消毒，禁止浸泡
7. 健康宣教 • 指导产妇及家属进行新生儿护理，注意保暖，必要时将转入重症监护病房 • 观察新生儿呼吸、面色变化，发现异常情况随时汇报医师并及时处理	• 重视产妇的心理护理
8. 评价 • 复苏人员到位，抢救小组配合默契，各用物处于备用状态 • 新生儿 Apgar 评分准确，抢救流程正确，动作规范、娴熟 • 记录填写清晰、完整	• 产妇知晓此项操作目的，情绪稳定，能积极配合 • 新生儿复苏成功，心跳、呼吸恢复

【注意事项】

1. 新生儿复苏时，要确保每次分娩时至少有 1 名熟练掌握新生儿复苏技术的医护人员在场。复苏 1 名严重窒息新生儿，需要儿科医师和助产士（师）各 1 人。多胎分娩的每个新生儿都应由专人负责。复苏小组每个成员需有明确的分工，均应具备熟练的复苏技能。

2. 新生儿心脏停搏的主要原因缺氧引起的，故心肺复苏的重点依然在于肺部通气方面。在 60 s 内快速完成初步评估、再次评估、启动机械通气（必要的情况下），依然是新生儿复苏的要点（黄金 1 min），避免一切不必要的延迟和浪费时间。

3. 足月儿可用空气开始进行复苏，使用 21% 浓度氧进行正压通气（PPV）。妊娠<35 周的早产儿开始复苏时可用 21%～30% 的低浓度氧。

4. 新生儿复苏成功的关键是建立充分的正压通气，有效的正压通气可通过心率迅速增快、胸廓起伏、呼吸音及氧饱和度升高来评价。

5. 体温是复苏成功与否的预测指标之一，也是复苏质量的指标。无窒息新生儿体温应该维持在 36.5～37.5 ℃。可采取多种方式，避免早产儿出现低体温，如辐射保暖台、塑料膜包裹、热床垫、暖湿化空气、提高室内温度等；新生儿体温避免>38 ℃。

6. T-组合复苏器是一种由气流控制和压力限制的机械装置，预先设定吸气峰压（PIP）20～25 cmH$_2$O、呼气末正压（PEEP）5 cmH$_2$O、最大气道压（安全压）30～40 cmH$_2$O。由于提供恒定一致的 PEEP 及 PIP，维持功能残气量，更适合早产儿复苏时正压通气的需要。

7. 新生儿心动过缓通常是因为肺部充盈不充分或严重缺氧，充分的正压通气是纠正心动过缓的最重要步骤。脐静脉注射是最佳途径。插入 3.5F 或 5F 不透射线的脐静脉导管，导管尖端应仅达皮下进入静脉，固定防止滑脱。不恰当的扩容会导致新生儿血容量超负荷或发生并发症，如颅内出血。

8. 完成复苏，应定期监测维持内环境稳定，包括氧饱和度、心率、血压、血细胞比容、血糖、血气分析及血电解质等。低血糖者静脉给予葡萄糖。如合并中、重度缺氧缺血性脑病，有条件的单位可给予亚低温治疗。

【复苏步骤流程简图】

新生儿复苏步骤流程图（2015 版）见图 1-2-6。

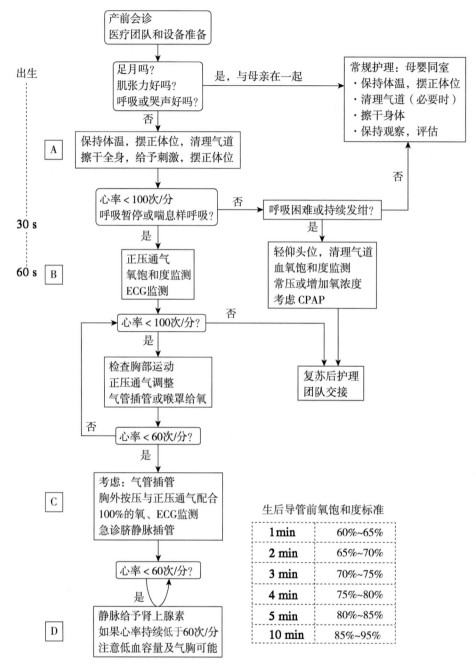

图 1-2-6　新生儿复苏流程图(2015 版)

知识链接

喉镜下经口气管内插管

1. **指征**　①需要气管内吸引清除胎粪时；②气囊面罩正压通气无效或要延长时；③胸外心脏按压时；④经气管注入药物时；⑤特殊复苏情况,如先天性膈疝或超低出生体重儿。

2. **方法**

(1)左手持喉镜,使用带直镜片(早产儿用 0 号,足月儿用 1 号)的喉镜进行经口气管插管。将喉镜夹在拇指与前 3 个手指间,镜片朝前。小指靠在新生儿额部保持稳定。喉镜镜片应沿着舌面右边滑入,将舌头推至口腔左边,推进镜片直至其顶端达会厌软骨谷。

(2)暴露声门:采用一抬一压手法,轻轻抬起镜片,上抬时需将整个镜片平行朝镜柄方向移动,使会厌软骨抬起即可暴露声门和声带。如未完全暴露,操作者可用小指或由助手的示指向下稍用力压新生儿的环状软骨,使气管下移有助于看到声门(图 1-2-7)。

(3)插入有金属管芯的气管导管,将管端置于声门与气管隆凸之间,接近气管中点。整个操作要求在

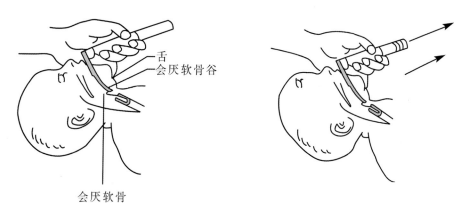

图 1-2-7　气管内插管的正确姿势

30秒内完成。常用的气管导管为上下直径一致的直管(无管肩)、不透射线和标有厘米刻度。如使用金属管芯,不可超过管端。气管导管型号和插入深度的选择方法(表 1-2-13)。

表 1-2-13　不同体重新生儿气管导管型号和插入深度的选择

妊娠周数/w	体重/g	导管内径/mm	唇-端距离/cm*
<28	≤1000	2.5	6～7
28～34	1000～2000	3.0	7～8
34～38	2000～3000	3.5	8～9
>38	>3000	4.0	9～10

＊注:唇-端距离为上唇至气管导管管端的距离

(4)施行气管内吸引胎粪时,将胎粪吸引管直接连接气管导管,以清除气管内残留的胎粪。吸引时复苏者用右手示指将气管导管固定在新生儿的上腭,左手示指按压胎粪吸引管的手控口使其产生负压,边退气管导管边吸引,3～5秒将气管导管撤出。

3. 确定导管位置　如导管位置正确,应观察到:①每次呼吸时胸廓起伏对称;②胸廓侧上方(腋下)听诊双肺呼吸音一致(务必使用小听诊器);③无胃部扩张;④呼气时导管内有雾气;⑤心率和氧饱和度改善;⑥有条件可使用呼出 CO_2 检测器,有助于判断气管插管位置是否正确。

>>> 思考题

1. 新生儿复苏的指征有哪些?
2. 简述新生儿复苏的流程。
3. 简述新生儿窒息护理中刺激呼吸的方法及注意事项。
4. 新生儿复苏正压通气的方法及注意事项有哪些?
5. 新生儿复苏胸外按压的方法及注意事项有哪些?

>>> 操作考核评分标准

新生儿复苏的考核评分标准,见表 1-2-14。

表 1-2-14　新生儿复苏考核评分标准

班级_____　　　　学号_____　　　　姓名_____　　　　得分_____

项目内容	分值	考核内容及技术要求	应得分	存在问题	实际得分
素质要求	5	衣帽整洁、举止端庄、语言恰当、态度和蔼	5		
核对解释	4	核对产妇姓名、年龄、床号,了解新生儿的分娩过程	2		
		向家属介绍新生儿复苏的必要性及可能出现的问题	2		

项目内容	分值		考核内容及技术要求	应得分	存在问题	实际得分
计划	6	操作者	戴口罩、帽子,修剪指甲,按外科手术要求洗手消毒	2		
		新生儿	取仰卧位或侧卧位	1		
		环境	产房内安静,温度、光线适宜,注意保护产妇隐私	1		
		用物	备齐抢救物品,设备功能完好,排放整齐	1		
		其他	至少1名新生儿复苏人员已到位	1		
实施	70	采集病史快速评估	足月吗? 肌张力好吗? 呼吸或哭声好吗? 几个胎儿? 有哪些高危因素?	4		
		初步复苏	置新生儿于预热的辐射台上保暖	2		
			摆好体位为鼻吸位	3		
			先吸口腔再吸鼻腔	2		
			擦干全身,移去湿巾	2		
			重新摆正体位,刺激	2		
			评估呼吸和心率	2		
		正压通气（PPV）	使用21%浓度氧进行正压通气,选择合适的面罩	2		
			将面罩紧扣新生儿口鼻部	4		
			操作者一手以C-E手法保持气道打开及固定面罩	5		
			另一手正压通气,40～60次/分	4		
			心电监测:连接三导联ECG	1		
			需要脉氧饱和度仪连接新生儿右手或腕部	2		
			经30秒PPV后,评估呼吸、心率和氧饱和度	3		
		矫正通气	心率无改善且胸廓无运动时实施矫正通气操作,MRSOPA:调整面罩;重新摆正体位;吸引口鼻;轻微张口;逐渐增加压力(<40 cmH$_2$O);改变气道,如气管插管和喉罩气道	6		
			进行30秒的有效PPV,需要评估胸廓运动和双侧呼吸音。可看到胸廓起伏,听到双侧呼吸音	2		
			如心率<60次/分,准备气管插管、胸外按压	2		
		胸外按压	新生儿仰卧于硬垫上,增加氧浓度到100%	2		
			首选双拇指法,手指摆放正确	3		
			按压深度为胸廓前后径的1/3	3		
			胸外按压频率正确并配合通气,按压与通气比例为3:1	4		
			经过45～60秒胸外按压,快速评估心率、呼吸、血氧饱和度,并考虑脐静脉插管	2		
实施	70	药物	心率<60次/分,呼吸暂停,配置1:10 000肾上腺素溶液	1		
			静脉给药剂量0.1～0.3 mL/kg,气管给药0.5～1 mL/kg	1		
			扩容生理盐水10 mL/kg(大于5 min)	1		
		操作后处理	整理用物,检查无损坏后,消毒液擦洗	1		
			将部件顺序组装好备用,分类归放原处	1		
			洗手,填写相关护理记录	1		
			向产妇及家属进行健康宣教	2		
理论提问	5		回答问题完整、正确、流利	5		

项目内容	分值	考核内容及技术要求	应得分	存在问题	实际得分
综合评价	10	抢救小组配合默契,各用物处于备用状态	3		
		抢救流程正确,动作规范、熟练,遵守无菌操作原则	3		
		新生儿呼吸恢复,复苏到位	2		
		记录填写清晰、完整	2		
总　分	100		100		

考试日期＿＿＿＿＿＿　　主考教师＿＿＿＿＿＿

任务七　缩宫素静脉滴注引产

胎儿未娩出之前加强子宫收缩常用的方法包括保证休息,补充营养、水分、电解质,保持膀胱和直肠的空虚状态,活跃期胎头已衔接而产程延缓时,行人工破膜术、缩宫素静脉滴注等。缩宫素对子宫平滑肌有选择性收缩作用,是最常用且有效的引产药物。

适应证有宫颈条件成熟及评分≥7分者,协调性宫缩乏力者,胎位正常,胎心良好无宫内窘迫者,无明显头盆不称,无羊水过少者。Bishop宫颈成熟度评分值越大,引产的成功率越高。而有明显头盆不称、横位、骨盆狭窄者,有明显产道梗阻、瘢痕子宫、胎儿窘迫、不完全臀位以及估计阴道分娩有困难者,均不宜应用。

【用物准备】

1. 模型及设备　普通病床,产妇模型,胎心听筒或胎心监护仪,血压计,听诊器,治疗车。

2. 器械及用物　乳酸钠林格注射液或生理盐水500 mL,缩宫素1支(10 U),静脉输液常规用物(或静脉输液泵),10 mL注射器,1 mL注射器,静脉留置针。执行医嘱单,一次性手套等。

【操作流程】

缩宫素静脉滴注引产的操作流程,见表1-2-15。

表1-2-15　缩宫素静脉滴注引产的操作流程

操作流程	操作要点说明
1. 素质要求　着装整齐,举止端庄,语言恰当,态度和蔼	·符合专业规范
2. 核对解释 ·语气亲切,问候产妇,自我介绍;核对产妇姓名、年龄及床号或住院号 ·向产妇及家属解释缩宫素静脉滴注引产的目的、方法和注意事项,取得产妇配合	·确认产妇信息无误 ·鼓励产妇进食,保持体力
3. 评估 ·了解饮食、体力情况及精神状态,穿刺部位的皮肤情况 ·了解生命体征、产程进展、宫缩强度、宫口扩张、胎心情况 ·评估产妇对缩宫素引产的认知水平和合作程度等	·注意观察产妇精神心理状态 ·排除禁忌证 ·操作前需排空大、小便
4. 计划 ·操作者:戴口罩,修剪指甲,洗净双手且保持温暖 ·环境:安静,整洁,关闭门窗,室温24~26 ℃,湿度50%~60% ·物品:备齐用物,排放整齐,检查床更换清洁床单 ·产妇:了解操作目的及注意事项,愿意配合,排空膀胱和直肠	·熟知操作流程及相关内容 ·播放合适的背景音乐 ·执行待产室管理制度 ·注意保护妊娠妇女隐私
5. 操作步骤	

续表

操作流程	操作要点说明
(1)缩宫素静脉滴注引产: • 备齐用物携至床前,遵医嘱携带输液卡,再次核对 • 协助产妇取舒适体位,一般左侧卧位 • 用乳酸钠林格注射液或生理盐水 500 mL 建立静脉输液通道 • 挂瓶、排气、扎止血带,选择血管、局部消毒,按无菌操作常规静脉穿刺、固定针头,调整滴速为 8 滴/分 • 用 1 mL 的注射器抽取缩宫素原液 2.5 U,再次观察滴速为 4~5 滴/分后,将缩宫素加入输液瓶内,摇晃均匀 • 每 15~30 min 监护胎心、宫缩 1 次,根据宫缩强弱调整滴速,直到有效宫缩,最大滴速通常不超过 40 滴/分	• 有条件的医院可使用静脉留置针穿刺,输液泵控制缩宫素静脉滴注的滴速 • 可用 10 mL 注射器抽取缩宫素 10 U,再抽取 9 mL 生理盐水形成 10 mL 混合液 • 有效宫缩是指 10 min 内出现 3 次宫缩,每次宫缩持续 40~60 s,维持宫腔内压力 50~60 mmHg
(2)专人监护: • 缩宫素引产时,需专人护理,使用胎心监护仪连续监护 • 密切观察宫缩、胎心、血压、脉搏及宫口扩张、胎先露下降情况 • 每 15 min 记录 1 次,也可借助胎儿电子监护仪行 OCT 监护,了解胎儿耐受情况 • 若子宫过强收缩、胎心异常、胎先露部下降受阻及血压上升,均应减速或停止,通知医师并配合处理 • 缩宫素引产时必须专人观察至分娩结束	• 使用缩宫素后,在不引起子宫过强收缩及胎儿窘迫的情况下,应使宫颈扩张及胎先露部下降 • 由于个体反应不同,缩宫素引产原则是以最小浓度获得最佳宫缩
6. 操作后处理 • 密切观察宫缩强度、持续和间歇时间以及宫口扩张和胎先露下降情况,监护胎心率、胎动变化,注意产妇生命体征变化 • 整理用物,分类处理,洗手 • 认真记录(专项记录单)	• 专人护理,发现异常及时汇报医师 • 提供减轻疼痛的支持性措施,如鼓励深呼吸、腹部画线式按摩等
7. 健康宣教 • 指导初产妇宫口未开全之前取舒适体位或左侧卧位 • 静脉滴注过程中有任何不适,应随时向医护人员说明情况	• 若先露部未入盆,嘱产妇注意休息,预防脐带脱垂
8. 评价 • 动作规范、熟练,静脉穿刺注意保护血管,严格执行无菌操作 • 操作中体现人文关怀,沟通有效,未发生收缩过强及胎儿窘迫 • 专人护理,专项记录单填写清晰、准确、完整	• 产妇知晓操作目的,积极配合操作,体位舒适,穿刺部位无不适

【注意事项】

1. 静脉滴注前全面询问健康史,查体,严格掌握缩宫素引产的适应证,排除禁忌证。

2. 缩宫素静脉滴注前应行 Bishop 宫颈成熟度评分,评估使用缩宫素引产或加强宫缩的效果。宫颈未成熟者,先使用促宫颈成熟药物,待宫颈成熟后给予缩宫素引产,可提高引产成功率。

3. 连续 3 日引产仍未分娩者视为缩宫素引产失败,应考虑其他引产方法。胎儿未娩出之前禁止缩宫素肌内注射或滴鼻。

4. 当产程进入活跃期时,应减少浓度和减慢缩宫素的滴速,同时应行 OCT 试验,了解胎儿耐受情况。

5. 宫缩过强的表现　子宫过度刺激即连续两个 10 min 内都有 5 次或以上宫缩,或者宫缩持续时间超过 1 min,且有胎心减速或异常。处理:①停止缩宫素静脉滴注,必要时可用镇静剂抑制子宫收缩,以免发生子宫破裂或胎儿窘迫。②改变体位或呈左侧卧位。③给予面罩吸氧。④如果胎心率不能恢复正常,汇报责任医师,做好剖宫产的准备。⑤若血压上升,应减慢滴速继续观察或立即停止。

6. 不良反应　①水中毒:缩宫素有抗利尿作用,水的重吸收增加,可出现尿少,应警惕发生水中毒。②过敏:表现为缩宫素滴注过程中出现烦躁、胸闷、气促、寒战和荨麻疹。处理:一旦出现过敏反应,应立即停止静脉滴注并及时抢救。对缩宫素的敏感性有明显的个体差异,难以规定标准和有效的安全剂量和浓度,在使用缩宫素引产时,应注意子宫的反应情况,避免发生子宫破裂。一次输液量不宜超过 1000 mL,妊娠期高血压疾病或妊娠合并心脏病者,应特别注意静脉滴注的速度不可过快。

7. 分娩后,缩宫素 10 U 肌内注射和(或)10 U 加入乳酸钠林格注射液 500 mL 中,持续静脉滴注至少 1 h,防止宫缩乏力。

知识链接 ··

Bishop 宫颈成熟度评分法

Bishop 宫颈成熟度评分法,见表 1-2-16。

表 1-2-16 Bishop 宫颈成熟度评分法

指标	得分			
	0	1 分	2 分	3 分
宫口开大/cm	0	1~2	3~4	≥5
宫颈管消退/(%)	0~30	40~50	60~70	≥80
胎先露位置	−3	−2	−1~0	+1~+2
宫颈硬度	硬	中	软	
宫口位置	后	中	前	

》》》 思考题

1. 简述缩宫素静脉滴注引产的适应证、禁忌证、用法及护理要点。
2. 宫缩与产程有何关系?如何评估宫缩?

》》》 操作技能考核标准

缩宫素静脉滴注引产的考核评分标准,见表 1-2-17。

表 1-2-17 缩宫素静脉滴注引产的考核评分标准

班级_____ 学号_____ 姓名_____ 得分_____

项目内容	分值	考核内容及技术要求		应得分	存在问题	实际得分
素质要求	5	衣帽整洁、举止端庄、语言恰当、态度和蔼		5		
核对解释	4	问候产妇,核对姓名、年龄、床号正确无误		2		
		解释缩宫素静脉滴注引产的目的、注意事项及如何配合		2		
评估	8	产妇	了解饮食、体力情况及精神状态,穿刺部位的皮肤情况	2		
			了解产程进展情况、宫缩强度、宫口扩张及胎心情况,胎心率及有无头盆不称	2		
			行 Bishop 宫颈成熟度评分,排除缩宫素引产的禁忌证	2		
			产妇对缩宫素引产的认知水平和合作程度	1		
		环境	室温、光线适宜,有遮挡,安静或播放合适的背景音乐	1		
计划	8	操作者	修剪指甲,洗手,戴口罩,专人护理	2		
		产妇	了解操作目的,愿意配合,并已排空膀胱	2		
		用物	备齐用物,排放整齐	2		
		环境	调节室温,注意遮挡,注意保暖	2		

续表

项目内容	分值	考核内容及技术要求		应得分	存在问题	实际得分
实施	60	安置体位	操作者携带用物至床旁,再次核对	2		
			协助产妇取舒适体位,注意保暖	2		
		缩宫素静脉滴注引产	遵医嘱抄写输液卡,核对,备好液体	4		
			输液,排气,扎止血带,选择血管,局部消毒,按无菌操作常规静脉穿刺、固定针头	8		
			协助产妇取舒适体位,一般左侧卧位	4		
		缩宫素静脉滴注引产	穿刺成功后,调整滴速,滴速开始为4~5滴/分	5		
			抽取缩宫素 2.5 U,加入输液瓶内,摇晃均匀	4		
			专人护理,逐渐调整到有效剂量	6		
			滴速不超过 40 滴/分	5		
			严密观察宫缩情况,若子宫过强收缩、胎心异常、胎先露部下降受阻及血压上升,应停止静脉滴注并及时汇报医师	10		
		操作后处理	整理床单位,整理用物,分类处理	2		
			专人护理,发现异常及时汇报值班医师	2		
			洗手,专页记录检查结果	2		
			记录宫缩、胎心、血压、宫口扩张及胎先露下降情况	2		
			交代注意事项	2		
理论提问	5	对操作目的、注意事项及相关知识能熟练、准确作答		5		
综合评价	10	操作规范、熟练,静脉穿刺注意保护血管,遵守无菌原则		3		
		操作中体现人文关怀,沟通有效,产妇配合良好		2		
		专人护理,未发生收缩过强及胎儿窘迫现象		3		
		产妇已知此项操作的目的,能配合操作,无不适		2		
总　分	100			100		

考试日期＿＿＿＿＿＿＿　　主考教师＿＿＿＿＿＿＿

任务八　绘制产程图

产程图是将分娩过程中的客观指标,详细记录在一张图纸上,是产程监护及识别分娩困难的重要手段。绘制产程图是一种简单、易行、实用的产程监护技术。在一张坐标图表上连续记载宫口扩张、胎先露下降、胎心率曲线和子宫收缩曲线等临床指标,通过观察、描绘产程图判断产程进展是否顺利并估计分娩预后。

在头位分娩过程中,产程图可动态地表达产程的进展,及早发现异常,作为正确判断和及时处理分娩困难的重要依据。指导正确的产程处理,选择恰当的分娩方式,改善母亲和胎儿的处理效果,从而提高产科质量。

【用物准备】

产妇模型,骨盆模型,检查床,屏风,产程图纸,蓝或黑色水笔,红和蓝两色铅笔,直尺,产妇病历。

【操作流程】

绘制产程图的操作流程,见表1-2-18。

表 1-2-18　绘制产程图的操作流程

操作流程	操作要点说明
1. 素质要求　着装整齐,举止端庄,语言恰当,态度和蔼	·符合专业规范

续表

操作流程	操作要点说明
2. 核对解释 · 语气亲切,问候产妇,自我介绍;核对产妇姓名、年龄及床号或住院号 · 向产妇解释绘制产程图的目的、方法及临床意义,取得产妇配合	· 确认产妇信息无误
3. 评估 · 了解健康史、一般情况、孕产史、本次妊娠经过等 · 产程进展、宫缩强度、宫口扩张、胎心情况及有无头盆不称 · 产妇对阴道分娩的认知水平和合作程度等	· 注意观察产妇精神心理状态
4. 计划 · 操作者:戴口罩,修剪指甲,洗手 · 环境:整洁,安静,关闭门窗,室温 24～26 ℃,湿度 50%～60% · 物品:备齐用物,排放整齐 · 产妇:了解操作目的及注意事项,愿意配合	· 熟知操作流程及相关内容 · 执行待产室管理制度 · 注意保护产妇隐私 · 取舒适体位,注意保暖
5. 操作步骤	
(1)绘图前: · 详细询问产妇血性分泌物(见红)开始时间、腹痛时间,以准确判断潜伏期长短 · 询问产妇规律宫缩开始的时间,以确定临产开始的时间 · 产程图的横坐标轴上记录产程开始的时间(即产程起点) · 一般情况下,宫口扩张<3 cm 时,每 2～4 h 阴道检查 1 次;宫口扩张>3 cm 时,每 1～2 h 检查 1 次	· 通过阴道检查准确判断宫颈扩张程度与先露下降程度 · 根据产程进展情况,适当增减检查次数,避免增加产褥感染的机会
(2)产程图类型: · 产程图以临产时间(小时)为横坐标,以宫口扩张程度(cm)和胎先露下降程度(cm)为纵坐标,画出宫口扩张曲线和胎先露下降曲线 · 产程图分为交叉型(图 1-2-8)和伴行型(图 1-2-9)两种	· 若扩张曲线和胎先露下降曲线在图中呈反方向交叉者称为交叉型产程图;若两条曲线呈伴行者称为伴行型产程图
(3)绘图方法:产程的计算从临产开始,故产程图上的"0"点是产程开始的时间(即规律宫缩出现的时间),伴行型产程图中包含以下内容: ①宫颈扩张曲线:纵坐标左侧为宫口扩张程度(用红色"○"表示),由左向右,自下而上,用红笔绘制	· 将临产后不同时期测得的宫口扩张程度和先露下降程度在图纸上画出
②胎先露下降曲线:纵坐标右侧为胎先露下降程度(用蓝色"×"表示),也是由左向右,自下而上,用蓝笔绘制 · 胎头下降曲线是以胎头颅骨最低点与坐骨棘平面的关系标明 · 胎头颅骨最低点平坐骨棘时,以"0"表示;在坐骨棘平面上 1 cm 时,以"-1"表示;在坐骨棘平面下 1 cm 时,以"+1"表示,余依此类推	· 分别以红色和蓝色实线连起来,即画出宫口扩张曲线(红色○－○－○)和胎头下降曲线(蓝色×－×－×) · 分娩用红圈蓝点"⊙"表示
(4)警戒线和警戒区: · 在产程图上标出警戒线和处理线,用以指导判断产程进展可能发生异常的标准 · 警戒线是指从宫口开大 3 cm 处为一点,后 4 h 为预期宫口开全的时间为第 2 个点,将此两点连成一条直线为警戒线(图 1-2-10) · 在警戒线后 4 h 处再划一条与之平行的线作为处理线(或异常线),两线之间构成了警戒区,大部分分娩在警戒线前完成	· 如产程图曲线进入警戒区,要密切观察 · 如曲线跨过处理线进入警戒区右侧区域,要采取处理措施
6. 操作后处理 · 检查结束及时记录,将处理方法记录在产程图上,如转诊、人工破膜、缩宫素静脉滴注、剖宫产等 · 绘图认真,字迹工整,不涂改 · 检查者详细填写,记录完整,并签全名	· 初产妇临产后均应绘制产程图,发现异常应及时汇报医师,积极查找原因并给予处理

续表

操作流程	操作要点说明
7. 健康宣教 • 告知产妇目前产程进展情况,是否能够正常分娩还要看胎儿情况、临产后产力情况以及产妇的信心均十分重要 • 指导产妇取舒适体位或左侧卧位	
8. 评价 • 操作程序正确,动作规范、熟练,能初步分析产程图 • 操作中体现人文关怀,与产妇沟通有效,适时开展健康教育 • 产程图填写清晰、完整,绘图认真,字迹工整、无涂改	• 产妇知晓操作目的,能积极配合操作,体位舒适

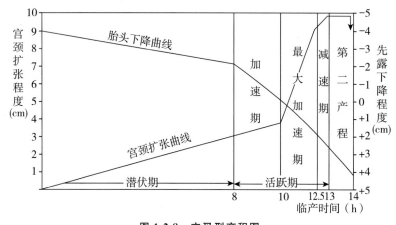

图 1-2-8　交叉型产程图

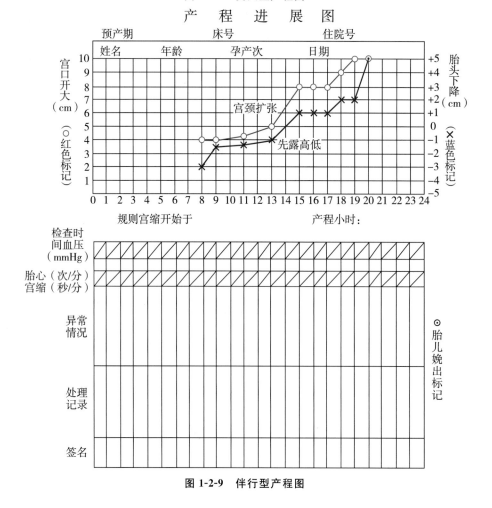

图 1-2-9　伴行型产程图

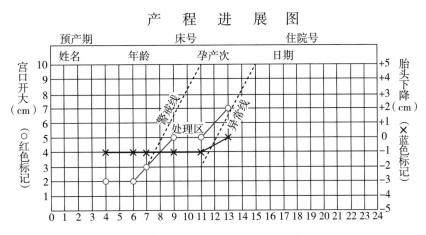

图 1-2-10 伴行型产程图(警戒线和处理线示意图)

>>> 思考题

1. 某产妇,因"妊娠 39 周,规律腹痛 3 h"于今晨 4:00 入院。阴道检查:宫口扩张 1 cm,先露位于 S^{-3}。4 h 后阴道检查:宫口扩张 4 cm,先露位于 S^{-1}。再过 2 h 阴道检查:宫口扩张 6 cm,先露位于 S^{+1}。又经过 3 h 后阴道检查:宫口扩张 10 cm,先露位于 S^{+3}。等待 1 h 后顺利分娩一女婴。请绘制产程图。

2. 如何区别三个产程? 简述三个产程的临床表现。

3. 描述几种常见的产程异常曲线。

4. 产妇,李某,凌晨 1:00 开始下腹阵痛,请按产时记录绘制产程图。

时间	胎心		宫缩		宫颈扩张	胎膜	检查		附注	检查者
	位置	速率	间歇	持续			阴道	肛门		
3AM	°×	136 次/分	5~6 min	30 s	消 2 cm	未	√		BP 120/70 mmHg P 70 次/分,S^{-2}	王××
5AM	°×	140 次/分	5~6 min	30 s						王××
6AM	°×	144 次/分	5 min	30~40 s	消 4 cm	已	羊水清 √		S^{-1}	王××
7AM	°×	140 次/分	5 min	40 s						王××
8AM	°×	142 次/分	4~5 min	45 s	消 6 cm	已	√		BP 120/80 mmHg S^{+1}	王××
9AM	°×	138 次/分	4 min	45 s		已				张××
10AM	°×	140 次/分	4 min	50 s	消 8 cm	已	√		S^{+2}	张××
11′15AM	°×	150 次/分	4 min	50~60 s	消 开全	已	√		S^{+2}	余××

任务九 填写产时记录

准确记录产妇产时分娩和新生儿出生全过程,及时记录产妇分娩后的生命体征变化及处理措施。

【用物准备】

蓝或黑色水笔,分娩记录单。

【操作流程】

填写产时记录的操作流程,见表 1-2-19,分娩记录单格式,见表 1-2-20。

表 1-2-19　填写产时记录的操作流程

操作流程	操作要点考核
1. 素质要求　着装整齐,举止端庄,语言恰当,态度和蔼	·符合专业规范
2. 核对解释 ·语气亲切,问候产妇,自我介绍;核对产妇姓名、年龄及床号或住院号 ·向产妇及家属说明产时分娩中出现的特殊情况,以取得配合	·确认产妇信息无误 ·与产妇多沟通,了解产妇的需求并尽量满足
3. 评估 ·了解饮食、体力情况及生命体征 ·了解产程经历、分娩过程、出血量和新生儿出生情况 ·评估产妇身心状况,对阴道分娩的认知水平和合作程度等	·注意观察产妇精神心理状态
4. 计划 ·操作者:戴口罩,修剪指甲,洗手 ·环境:整洁,安静,关闭门窗,室温 24～26 ℃,湿度 50%～60% ·物品:备齐用物,排放整齐 ·产妇:了解操作目的及注意事项,愿意配合	·熟知操作流程及相关内容 ·执行待产室管理制度 ·注意保护产妇隐私 ·取舒适体位,注意保暖
5. 操作步骤	
(1)填写方法: ·填写表格中一般情况,相应处打"√" (2)填写内容: ·根据病史确定临产时间 ·根据产程进展情况确定胎膜破裂时间、宫口开全时间、分娩方式与时间、胎盘娩出方式与时间,准确计算 3 个产程各自的时间和总产程的时间 ·根据分娩过程中使用麻醉情况,详细填写麻醉方式及麻醉药品 ·分娩过程中使用缩宫素情况和时间 ·分娩后检查宫颈、阴道壁是否完整或损伤程度,会阴是否完整、缝合情况,缝线、内缝或皮肤外缝合针数等 ·胎盘及胎膜情况:记录胎盘娩出方式,如胎盘滞留而行人工剥离胎盘者,应详细描述经过;如实记录羊水及胎盘胎膜检查情况,如胎盘有破损、出血、钙化、梗死或形态、大小异常等;脐带异常如扭转、打结、胶质过多或过少,脐带附着方式主要有中、偏、边缘、帆状等 ·记录新生儿 Apgar 评分和新生儿基本情况,特别是有无畸形 ·填写分娩过程中实施的手术名称,如会阴侧切缝合术、胎头吸引术、产钳助娩术或剖宫产术等	·准确记录新生儿的出生时间(年、月、日、时、分、秒) ·根据产妇病史和分娩情况,给出最后诊断,原则上先写产科诊断,再写与产科相关的诊断 ·总出血量包括产时、产后 1 h 及产后 2 h 出血量的总和 ·接生者术后认真填写项目,并签写全名 ·字迹工整,不能涂改
6. 操作后处理 ·填写结束,整理用物,分类处理,洗手 ·观察产妇,发现异常及时汇报医师	
7. 健康宣教 ·告知产妇产后 4 h 内至少排尿 1 次 ·指导新生儿早吸吮,鼓励母乳喂养,保持会阴部清洁等	
8. 评价 ·记录填写清晰、完整,字迹工整,无涂改 ·操作中体现人文关怀,与产妇沟通有效,适时开展健康教育	·产妇知晓操作目的,能配合操作,体位舒适

表 1-2-20　产时记录

床号　　　　　　　　　　　　　　　　　　　　　　　　　　　　　　　　　　住院号

姓名　　　　年龄　　　岁　　　　孕次　　　　产次　　　　预产期

日期	时间	胎方位	胎心		宫缩 /(次/分)	先露高低/(cm)	宫颈扩张/(cm)	胎膜	检查		血压/(mmHg)	检查者
			位置	次/分					肛门	阴道		

宫缩开始时间：　年　月　日　时　分　　　　宫口开全时间：　年　月　日　时　分

破膜时间：　月　日　时　分　　　方式：自破、手术破　　羊水性状　　羊水量　　mL

胎儿娩出时间：　月　日　时　分　　自产　胎吸　产钳　臀助　剖宫产　娩出方位

胎盘娩出时间：　月　日　时　分　　稀氏法　邓氏法　人工剥离　完整　不完整　大小

重量　　g　　　脐带附着部位　　　脐带长　　cm　　绕颈　　周

婴儿情况：性别　体重　g　身长　cm　Apgar 评分 1′　分　5′　分　死胎　死产

总产程：　时　分　第一产程　时　分　第二产程　时　分　第三产程　时　分

会阴情况：完整　Ⅰ　Ⅱ　Ⅲ　会阴切开（正中　侧切）　内缝肠线　针　外缝丝线　针

失血量：　mL　　产后宫缩情况（好　欠佳　不好）　子宫底高度　产后血压　/　mmHg

用药情况：

分娩经过摘要：

_____

_____

_____

_____

_____

_____

_____

　　　　　　　　　　　　　　　　　　　　　　接生者签名：

产后诊断：

_____

母婴早接触、早吸情况：　　时　　分至　　时　　分

产后观察	时间				产妇离产房时间：　月　日　时　分
	子宫底				血压：　/　mmHg
	出血量/mL				
	检查者				检查者签名：

回修养室血压：　　/　　mmHg　　　　　　　签名：

　　　　　　　　　　　　　　　　　　　（马常兰　田　静　李六兰）

附：正常接产过程

正常接产过程如图 1-2-11 至图 1-2-19 所示。

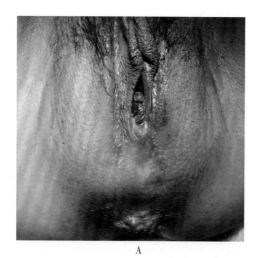
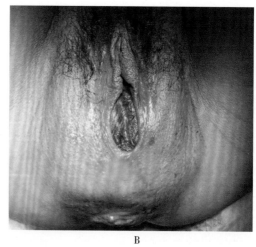

图 1-2-11　胎头拨露

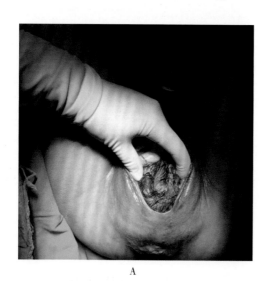
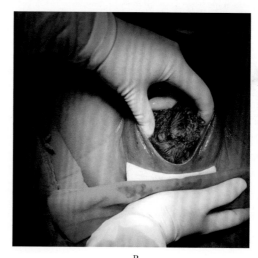

图 1-2-12　胎头着冠

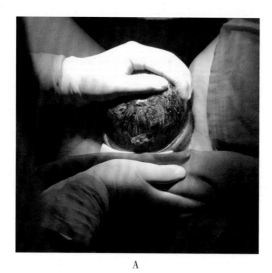
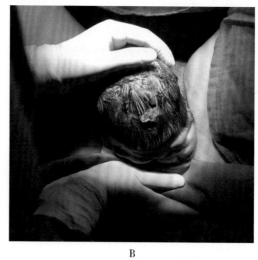

图 1-2-13　胎头仰伸

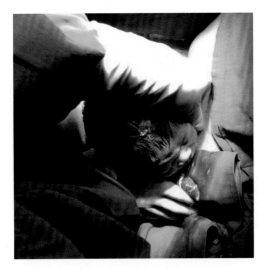

图 1-2-14　胎头复位

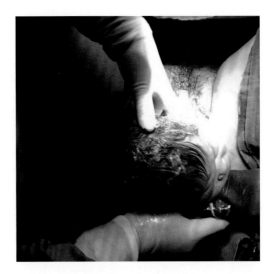

图 1-2-15　胎头外旋转

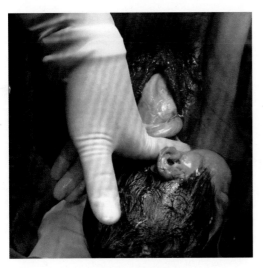

图 1-2-16　娩出前肩（脐带绕颈）

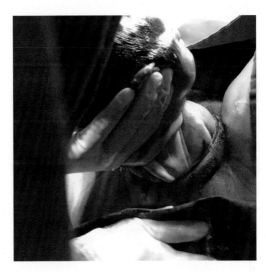

图 1-2-17　娩出后肩（脐带绕颈）

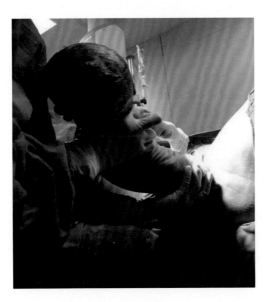

图 1-2-18　胎体娩出

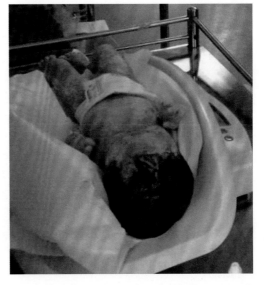

图 1-2-19　交台下称体重

模块三　产后护理技术

产褥期是指从胎盘娩出后至产后 6 周。产后护理主要是针对产褥期产妇及新生儿的护理。产褥期产妇将经历生理、心理和社会的适应过程,新生儿也要适应外界环境而独立生存。因此,做好产褥期母婴护理有助于促进母婴的身心健康。

>>> 实训目标

【能力目标】

1. 学会触摸子宫底高度,会观察恶露颜色、量、气味的变化以及会阴侧切伤口的愈合情况。
2. 能独立进行会阴擦洗、会阴湿热敷。
3. 能独立进行乳房护理和母乳喂养指导。
4. 能对产妇进行产后康复指导。
5. 能实施新生儿预防接种、新生儿沐浴和抚触。
6. 具备开展产褥期整体护理的能力。

【知识目标】

1. 掌握产褥期的临床表现。
2. 熟悉产褥期妇女各系统的生理变化。
3. 了解新生儿护理的基本理论知识。

【素质目标】

1. 护理过程中能体现对母儿的关爱,注意保护个人隐私。
2. 具有良好的护患沟通能力。

>>> 实训方法

1. 观看产褥期护理教学录像,或教师运用多媒体讲解、模型示教,并提出实训要求。
2. 在校内实训室,每 4～6 名学生为一组,分组练习,教师巡回指导。
3. 课间到教学医院母婴同室病房及新生儿沐浴室见习,分组参观病房环境,现场进行护理操作示教并讲解注意事项。
4. 小组自评,组内互评,教师总结点评,随堂抽考并记录成绩。

工作地点:母婴同室病房。

>>> 典型案例仿真实训

【临床情境】

刘女士,初产妇,26 岁,主因“停经 39 周,见红 5 h”入院。平素月经规律。查体:体温 36.8 ℃,脉搏 85 次/分,呼吸 20 次/分,血压 105/70 mmHg。产科检查:宫高 35 cm,腹围 107 cm,胎方位 LOA,胎心 136 次/分,先露棘上 1 cm。宫口开大 2 cm,胎膜未破。骨盆外测量各径线分别为 24 cm-27 cm-19 cm-8.5 cm。

产妇于规律宫缩后 10 h 宫口开全,11 h 后行会阴侧切娩出一女性活婴,体重 3900 g,Apgar 评分 10 分,胎盘胎膜娩出完整。检查:宫颈无裂伤,常规缝合会阴侧切伤口,肛门指检未发现异常。产后宫缩好,阴道出血量约 250 mL。产后 2 h 母子返回产后修养室继续观察。

【任务描述】

该产妇顺利分娩,感到既疲劳又兴奋。作为护理人员目前应做好以下工作:

1. 产后出血 80% 以上发生在产后 2 h 内,因此产后 2 h 应密切观察产妇的生命体征变化、阴道流血、子宫收缩及会阴伤口情况,避免出现产后尿潴留以及因宫缩乏力、宫腔积血所致的产后出血。

2. 密切观察产褥期的恶露变化,会阴伤口愈合情况,做好会阴护理,促进产妇舒适。避免出现产褥期感染、伤口裂开以及子宫复旧不良所致的晚期产后出血。

3. 了解产妇体力及伤口恢复情况,产妇的心理状况及合作程度;对产褥期运动目的和方法的认知程度,指导产妇进行产褥期运动,促进子宫复旧,促进体力和体型的恢复。

4. 协助进行新生儿早接触、早吸吮,促进母子交流;向产妇讲解母乳喂养的优点,鼓励产妇尽早开始母乳喂养,评估产妇乳房情况,做好乳房护理,指导母乳喂养技巧。

5. 做好新生儿日常护理,给予预防接种;无禁忌证的正常新生儿每日进行沐浴,保持皮肤清洁,预防皮肤感染等;观察了解新生儿全身情况,及早发现疾病及早治疗。

任务一　产后 2 h 观察

产后 2 h 内是发生产后出血、产后子痫、产后心力衰竭的关键时期,通过本次实训学会如何对产妇进行观察,并能判断是否存在异常情况,能及时发现并报告医师,协助医师进行急救工作。及时、有效地进行产后子宫按摩,可促进子宫收缩,减少产后出血的发生,保证母婴安全。

【用物准备】

1. 模型及设备　普通病床,产妇模型。

2. 器械及用物　弯盘,血压计,医用护理垫 1 个,会阴冷敷垫 1 个,一次性会阴垫,一次性手套。消毒卫生纸,手消毒剂,屏风。缩宫素等。

【操作流程】

产后 2 h 观察的操作流程,见表 1-3-1。

表 1-3-1　产后 2 h 观察的操作流程

操作流程	操作要点说明
1. 素质要求　着装整齐,举止端庄,语言恰当,态度和蔼	• 符合专业规范
2. 核对解释 • 语气亲切,问候产妇,自我介绍;核对姓名、年龄、床号 • 向产妇及家属解释产后 2 h 观察的目的、注意事项及配合要点	• 确认产妇信息无误 • 检查前需排空膀胱
3. 评估 • 仔细阅读产妇的病历资料,了解分娩经过及产后血压等情况 • 注意产妇阴道流血量、颜色及有无血块,膀胱充盈度及会阴伤口情况 • 评估产妇对产后 2 h 观察的认知水平及合作程度	• 注意观察产妇的精神心理状态
4. 计划 • 操作者:戴口罩,修剪指甲,洗净双手且保持温暖 • 环境:安静,整洁,关闭门窗,屏风遮挡,调节室温至 22～24 ℃ • 物品:备齐用物,病床上垫好一次性会阴垫 • 产妇:了解产后 2 h 观察的目的及方法,积极配合检查	• 熟知操作流程及相关内容 • 注意保护产妇隐私 • 保持床单清洁 • 排空膀胱后,仰卧于病床上
5. 操作步骤	
(1)安置体位: • 操作者携用物至产妇床旁,立于病床右侧,面朝产妇 • 协助产妇头部略垫高,双上肢平放于身旁,双腿略屈曲,呈放松状态 • 脱去对侧裤腿,充分暴露腹部及会阴部	• 对侧腿部和胸腹部注意保暖 • 监测生命体征,观察产妇腹型,会阴及伤口情况
(2)产后 2 h 观察: • 分娩后产妇和新生儿应留在产房观察 2 h,重点观察产妇的血压、脉搏,注意子宫收缩情况,子宫底高度,阴道流血量,膀胱充盈情况,会阴、阴道壁有无血肿等 • 发现产妇或新生儿有异常,及时汇报医师并协助处理	• 帮助产妇恢复体力,提供清淡、易消化的流质食物

续表

操作流程	操作要点说明
(3)触摸子宫底,了解子宫收缩情况: • 操作者四指并拢,拇指自然分开,掌心及指腹紧贴腹壁,用手指宽度测量子宫底部	• 以脐为标准衡量子宫底高度,分别用脐上、脐平和脐下来描述子宫底高度
(4)按摩子宫: • 单手按摩子宫:操作者将一手置于子宫底部,大拇指在子宫前壁,其余四指置于子宫后壁,均匀而有节律地按摩子宫 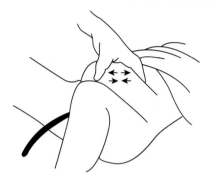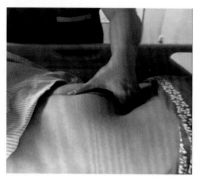 • 双手腹部按摩法:操作者将一手置于耻骨联合上方的下腹中部,将子宫托起,另一手握住宫体,有节律地按摩子宫,同时也可间断挤压子宫底使子宫腔内积血排出 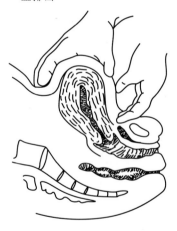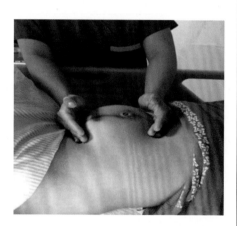 • 腹部-阴道双手按摩子宫法:术者戴无菌手套,一只手握拳置于阴道前穹隆,向前上方顶住子宫前壁,另一只手自腹壁按压子宫后壁,使子宫体前屈,两手相对紧压子宫并持续按摩数分钟,达到压迫止血 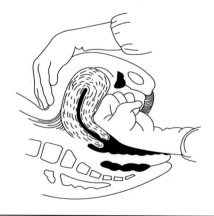	• 弯盘置于产妇臀下,或收集医用护理垫及时称重,正确评估出血量。失血量(mL)=[接血后的湿护理垫(g)−接血前的干护理垫(g)]/1.05 • 按摩子宫时注意产妇主诉,询问有无肛门坠胀感和膀胱是否充盈,观察产妇面色、表情变化 • 间断地向下轻推子宫,分辨子宫软硬度、子宫底部清晰度以及恶露量、颜色、气味等性状 • 若肛门坠胀应立即外阴消毒后行阴道指检,排除阴道后壁血肿 • 宫缩乏力者按摩子宫的同时注射宫缩剂,若子宫收缩不良、子宫底上升且阴道流血不多,可能为宫腔内积血,应挤压子宫底排出积血 • 按摩子宫力量应从小到大,力量要适度,切忌手法粗暴,如子宫收缩欠佳经手法按摩仍不见好转,需及时通知医师

续表

操作流程	操作要点说明
（5）会阴部冷敷： • 按摩子宫和更换一次性会阴垫 • 在会阴伤口处盖上医用护理垫，其上放置会阴冷敷垫	• 冷敷垫使用 2 h 后或产妇感觉冷敷垫不冷时，自行取下即可
6. 操作后处理 • 协助产妇穿好衣裤，取舒适体位，询问有无不适 • 整理床单位，整理用物，分类放置 • 脱手套，洗手，详细记录检查结果	
7. 健康宣教 • 指导产妇保持会阴部清洁卫生，坚持母乳喂养 • 如产后恶露的颜色、气味、量发生异常，及时告知医护人员 • 若新生儿情况稳定，应鼓励和协助产妇尽早与新生儿皮肤接触、目光交流、触摸，帮助新生儿进行早吸吮	• 取下医用护理垫应及时称重，正确评估出血量
8. 评价 • 操作规范，按摩子宫手法正确、有效，注意防止污染 • 操作中体现人文关怀，与产妇沟通有效，适时开展健康教育 • 能初步判断检查结果，熟悉操作目的、注意事项及相关知识	• 产妇知晓操作目的，积极配合，体位舒适，无明显不适感

>>> 思考题

1. 简述产后 2 h 观察内容及注意事项。
2. 为何要重视产妇膀胱充盈情况及第一次排尿？
3. 产后子宫收缩乏力有哪些特征？产妇出现子宫收缩乏力时，应如何处理？

>>> 操作考核评分标准

产后 2 h 观察的考核评分标准，见表 1-3-2。

表 1-3-2　产后 2 h 观察的考核评分标准

班级_____　　学号_____　　姓名_____　　得分_____

项目内容	分值	考核内容及技术要求		应得分	存在问题	实际得分
素质要求	5	衣帽整洁，举止端庄，语言恰当，态度和蔼		5		
核对解释	4	问候产妇，核对姓名、年龄、床号正确无误		2		
		解释产后 2 h 观察的目的、具体内容和注意事项		2		
评估	8	产妇	阅读产妇病历资料，了解分娩过程具体情况	2		
			生命体征，膀胱充盈情况，会阴伤口及阴道流血量、性状等	2		
		环境	评估产妇的精神心理状态和合作程度	2		
			安静，清洁，光线充足，温度和湿度适宜，有遮挡	2		
计划	8	操作者	修剪指甲，洗手，戴口罩	2		
		产妇	了解操作目的，愿意配合，已排空膀胱	3		
		用物	备齐用物，排放整齐	2		
		环境	关闭门窗，调节室温至 22～24 ℃，屏风遮挡	1		

续表

项目内容	分值		考核内容及技术要求	应得分	存在问题	实际得分
实施	60	安置体位	操作者携带用物至床旁,立于产妇右侧	2		
			产妇平卧,头稍高,暴露腹部及会阴部,双腿屈曲,放松	2		
			观察产妇腹型及会阴情况	2		
			戴一次性手套,臀下铺一次性会阴垫	2		
		触摸子宫底	操作者四指并拢,拇指自然分开,掌心及指腹紧贴腹壁,用手指宽度测量子宫底高度	6		
			分别用脐上、脐平和脐下来表示子宫底高度	2		
		单手按摩子宫	摸清子宫底高度	4		
			将一手置于子宫底部,大拇指在子宫前壁,其余四指置于子宫后壁,均匀而有节律地按摩子宫	8		
			准确分辨子宫底边界和子宫软硬度	2		
			准确评估出血量	4		
			间断向下轻推子宫,辨别子宫软硬度、子宫底部清晰度以及恶露性状,准确评估出血量	4		
		双手按摩子宫	检查者一手置于耻骨联合上方的下腹中部,将子宫托起,另一手握住宫体,有节律地按摩子宫底,同时间断挤压子宫底	6		
			收缩乏力者行双手腹部按摩,必要时行腹部-阴道双手按摩	2		
		会阴部冷敷	更换一次性会阴垫	2		
			在会阴伤口处盖上医用护理垫,其上放置会阴冷敷垫	4		
		观察出血量	正确评估出血量、颜色、性状、有无血块	2		
		操作后处理	协助产妇穿好衣裤,取舒适体位	2		
			整理床单位,整理用物,脱手套,洗手	2		
			填写记录,给予健康宣教	2		
理论提问	5		对操作目的、注意事项及相关知识能准确、熟练作答	5		
综合评价	10		操作规范,动作轻柔,按摩手法正确、有效	4		
			操作中体现人文关怀,与产妇沟通有效,适时开展健康教育	3		
			产妇知晓目的,配合操作,体位舒适,无不适感	3		
总　分	100			100		

考试日期＿＿＿＿＿＿＿＿　　　主考教师＿＿＿＿＿＿＿＿

任务二　子宫复旧及恶露观察

观察子宫复旧及恶露的变化是衡量产妇产后恢复情况的重要内容,通过本次实训要学会测量产后子宫底高度、硬度,并能判断是否存在子宫复旧不良,会观察产褥期产妇的生命体征、子宫复旧情况、恶露变化,并能判断是否存在产后出血及宫腔内感染。

【用物准备】

1. 模型及设备　普通病床,产妇模型。
2. 器械及用物　弯盘,一次性会阴垫,一次性手套,手消毒剂,消毒卫生纸,屏风,医嘱卡。

【操作流程】

子宫复旧及恶露观察的操作流程,见表1-3-3。

表 1-3-3　子宫复旧及恶露观察的操作流程

操作流程	操作要点说明
1. 素质要求　着装整齐,举止端庄,语言恰当,态度和蔼	• 符合专业规范
2. 核对解释 • 语气亲切,问候产妇,自我介绍;核对产妇姓名、年龄、床号或住院号 • 向产妇及家属解释产后观察子宫复旧及恶露的目的、注意事项	• 确认产妇信息无误 • 检查前需排空膀胱
3. 评估 • 仔细阅读产妇病历资料,了解产前情况和分娩经过等 • 了解有无发热,是否膀胱充盈,饮食、睡眠及大小便情况等 • 宫缩情况,阴道出血量、色、有无血块以及更换会阴垫的次数 • 评估产妇对产后观察子宫复旧及恶露的认知水平及合作程度	• 注意观察产妇精神心理状态 • 产后母乳喂养情况,是否会照顾自己和新生儿
4. 计划 • 操作者:戴口罩,修剪指甲,洗净双手且保持温暖 • 环境:安静,整洁,关闭门窗,屏风遮挡,调节室温至 22~24 ℃ • 物品:备齐用物,病床上垫好一次性会阴垫 • 产妇:了解产后观察子宫复旧及恶露的目的及方法,配合检查	• 熟知操作流程及相关内容 • 注意保护产妇隐私 • 保持床单清洁 • 排空膀胱后,仰卧于病床上
5. 操作步骤	
(1)安置体位: • 操作者携用物至产妇床旁,立于病床右侧,面朝产妇 • 协助产妇头部略抬高,上肢平放于身旁,脱去对侧裤腿 • 充分暴露腹部及会阴部,双腿略屈膝分开,呈放松状态	• 注意遮挡 • 对侧腿部和胸腹部注意保暖
(2)观察子宫复旧: • 操作者一手放在产妇耻骨联合上方按压下腹中部,另一手放在子宫底部,环形按摩 • 注意观察产妇的表情、子宫硬度、子宫底高度、阴道流血量等 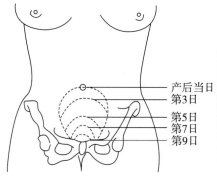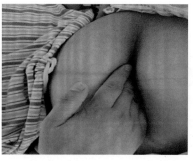	• 按摩子宫时,嘱产妇腹部放松,避免过度紧张。动作要轻柔,力量应从小到大,切忌手法粗暴 • 以肚脐为指标,以手指宽为单位评估宫底高度,分别用脐上、平脐、脐下来表示 • 分娩当日子宫底位于脐平或脐下一横指,产后每日下降1~2 cm,产后 10 日降入骨盆腔内,腹壁检查已扪不到子宫底
(3)观察恶露: • 按压子宫底部,观察恶露的颜色、量、气味,恶露分为: 　血性恶露:色鲜红,持续 3~4 日 　浆液恶露:色淡红,持续 10 日左右 　白色恶露:色较白,持续 3 周左右 • 恶露多,血块直径大于 1 cm 或者很快浸湿会阴垫者,应警惕产后出血	• 注意恶露的颜色、量、气味,准确评估出血量,有异常报告医师

产后当日
第3日
第5日
第7日
第9日

续表

操作流程	操作要点说明
6. 操作后处理 ·撤去一次性会阴垫,协助产妇穿好衣裤,取舒适体位,询问有无不适 ·整理床单位,整理用物,分类放置,脱手套,洗手 ·填写产后护理单,记录子宫底高度及恶露的性状,并签全名	
7. 健康宣教 ·产时行会阴切开缝合术者,产后取健侧卧位,以免恶露浸渍伤口,保持会阴部清洁卫生 ·鼓励产后早期下床活动,坚持母乳喂养,指导产妇做好乳房保健	·注意产妇主诉,观察面色、表情及阴道出血,宫缩乏力者按摩子宫的同时注射宫缩剂 ·如发现恶露的颜色、气味、量有异常,应及时告知医护人员
8. 评价 ·操作规范、熟练,按摩子宫手法正确、有效,注意防止污染 ·操作中体现人文关怀,与产妇沟通有效,适时开展健康教育 ·准确评估子宫复旧及恶露排出情况,及时解答产妇提出的有关问题	·产妇知晓操作目的,积极配合,体位舒适,无明显不适感

>>> 思考题

1. 产后如何评估子宫复旧情况?
2. 何谓恶露?产后如何观察产妇恶露变化?

>>> 操作考核评分标准

子宫复旧及恶露观察的考核评分标准,见表1-3-4。

表 1-3-4　子宫复旧及恶露观察的考核评分标准

班级_____　　学号_____　　姓名_____　　得分_____

项目内容	分值	考核内容及技术要求		应得分	存在问题	实际得分
素质要求	5	衣帽整洁,举止端庄,语言恰当,态度和蔼		5		
核对解释	4	问候产妇,自我介绍,核对姓名、年龄、床号正确无误		2		
		向产妇解释产后观察的目的、具体内容和注意事项		2		
评估	8	产妇	阅读产妇病历资料,了解分娩过程具体情况	2		
			生命体征,膀胱充盈情况,会阴伤口及阴道流血量、性状	2		
			观察产妇的精神心理状态和合作程度	2		
		环境	安静,清洁,光线充足,温度和湿度适宜,注意保护产妇隐私	2		
计划	8	护士	修剪指甲,洗手,戴口罩,熟知操作程序及相关内容	2		
		产妇	了解操作目的,愿意配合,已排空膀胱	2		
		用物	备齐用物,排放整齐	2		
		环境	关闭门窗,调节室温至 22~24 ℃,屏风遮挡	2		

续表

项目内容	分值	考核内容及技术要求		应得分	存在问题	实际得分
实施	60	安置体位	操作者携带用物至床旁,站在产妇右侧	1		
			协助产妇仰卧屈膝,头部稍高,脱下一条裤腿	1		
			露出腹部及会阴部,呈放松状态,注意遮挡,注意保暖	2		
			戴一次性手套,臀下铺一次性会阴垫	2		
		观察子宫复旧	操作者一手放在产妇耻骨联合上方按压下腹中部	7		
			另一手放在子宫底部,环形按摩,并观察恶露的量、色和气味	8		
			以肚脐为指标,以手指宽度为单位,评估子宫底高度	4		
			产后当日子宫底位于脐平或脐下一横指,产后每日下降1～2 cm产后10日降入骨盆腔内,腹壁检查已扪不到子宫底(口述)	6		
		观察恶露(口述)	按压子宫底部,并观察恶露的颜色、量、气味	8		
			恶露分为三种,即血性恶露、浆液恶露和白色恶露	8		
			恶露多,血块直径大于1 cm者,应警惕产后出血	5		
		操作后处理	更换一次性会阴垫,协助产妇穿好衣裤,取舒适体位	2		
			整理床单位,整理用物,脱手套,洗手	2		
			填写产后护理单,记录子宫底高度及恶露的性状,并签全名	2		
			进行产褥期健康指导	2		
理论提问	5	对操作目的、注意事项及相关知识能准确、熟练作答		5		
综合评价	10	操作程序正确,动作规范、熟练,按摩子宫手法正确、有效		3		
		能准确评估子宫复旧及恶露情况,解答产妇提出有关护理问题		2		
		操作中体现人文关怀,与产妇沟通有效,适时开展健康教育		3		
		产妇知晓操作目的,积极配合,体位舒适,无明显不适感		2		
总 分	100			100		

考试日期_____ 主考教师_____

任务三 会阴护理

及时评估产妇会阴伤口愈合情况,采取合适的护理方法可避免感染,促进伤口愈合。

一、会阴擦洗

会阴擦洗有利于保持会阴及肛门部清洁,促进会阴伤口的愈合,预防和减少生殖系统和泌尿系统的逆行性感染。适用于长期卧床者,留置尿管者,外阴、阴道手术后以及分娩后者。

【用物准备】

1. 模型及设备 产科检查床,产妇会阴模型。

2. 器械及用物

(1)会阴擦洗包内有消毒弯盘1个,无菌治疗碗1个,消毒镊子或卵圆钳2把,无菌纱布和干棉球若干,大棉棒若干。一次性会阴垫1个,一次性手套1副,手消毒剂,屏风,医嘱卡等。

(2)其他:0.5%聚维酮碘棉球若干,50%硫酸镁溶液,1:5000高锰酸钾溶液。

【操作流程】

会阴擦洗的操作流程,见表1-3-5。

表 1-3-5   会阴擦洗的操作流程

操作流程	操作要点说明
1. 素质要求 着装整齐,举止端庄,语言恰当,态度和蔼	· 符合专业规范
2. 核对解释 · 语气亲切,问候产妇,自我介绍;核对产妇姓名、年龄、床号或住院号 · 向产妇及家属解释产后会阴擦洗的目的、注意事项及配合要点	· 确认产妇信息无误 · 检查前需排空膀胱
3. 评估 · 仔细阅读产妇病历资料,了解产前和分娩经过等情况 · 了解有无发热及腹痛,恶露的量、色、气味,膀胱是否充盈 · 观察会阴部皮肤及伤口愈合情况,有无红肿、硬结、裂伤、出血或疼痛 · 评估产妇对产后会阴擦洗的认知水平及合作程度	· 注意观察产妇精神心理状态
4. 计划 · 操作者:戴口罩,修剪指甲,洗净双手且保持温暖 · 环境:安静,整洁,关闭门窗,屏风遮挡,调节室温至 22～24 ℃ · 物品:备齐用物,摆放整齐,病床上垫好一次性会阴垫 · 产妇:了解产后会阴擦洗的目的、方法及注意事项,积极配合	· 熟知操作流程及相关内容 · 注意保护产妇隐私 · 保持床单清洁 · 排空膀胱后,仰卧于病床上
5. 操作步骤	
(1)安置体位: · 协助产妇取屈膝仰卧位 · 产妇头部略抬高,双上肢平放于身旁,脱去对侧裤腿 · 充分暴露下腹部及会阴部,双腿略屈膝分开,呈放松状态	· 对侧腿部和胸腹部注意保暖 · 注意遮挡
(2)会阴擦洗: · 操作者携用物至产妇床旁,立于病床右侧,面向产妇 · 将消毒弯盘置于两腿间的会阴垫上,将盛有若干聚维酮碘棉球的治疗碗置于弯盘之后 · 戴一次性手套,两手各持一把无菌镊子,其中一把用于夹取消毒聚维酮碘棉球,另一把接过棉球进行擦洗,擦洗顺序: 第1遍:自上而下,由外向内,先对侧后近侧,即阴阜→大腿内侧上 1/3→大阴唇→小阴唇→尿道口和阴道口→会阴体→臀部→肛门,初步擦去会阴部的血迹和其他污渍等 第2遍:自上而下,由内向外,先对侧后近侧,即尿道口和阴道口→小阴唇→大阴唇→阴阜→大腿内侧上 1/3→会阴体→臀部→肛门 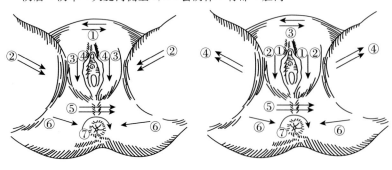	· 严格进行无菌操作,所有用品均为灭菌消毒物品 · 保持一把镊子呈无菌状态,两把镊子不可接触或混用(也可以用 0.5% 聚维酮碘浸泡的大棉棒直接擦拭) · 有会阴伤口者,以伤口为中心,每一遍擦洗前应先擦洗伤口处;留置导尿管者,先擦尿道口,注意导尿管是否通畅,避免脱落等 · 注意将有伤口感染的患者安排在最后擦洗,防止交叉感染 · 注意观察会阴有无红肿,分泌物性状、伤口愈合情况,发现异常及时记录并向医师汇报

续表

操作流程	操作要点说明
6. 操作后处理 • 撤去一次性会阴垫,协助产妇穿好衣裤,取舒适体位,询问有无不适 • 整理床单位,整理用物,分类放置 • 脱手套,洗手,详细记录检查结果 • 每次擦洗前后,护理人员均需洗净双手	• 会阴水肿者,用50%硫酸镁溶液湿热敷 • 硬结者可用纱布包好的芒硝和大黄外敷或95%乙醇纱布湿敷
7. 健康宣教 • 会阴切开者,取健侧卧位,以免恶露浸渍伤口,鼓励产妇尽早下床活动 • 保持会阴部清洁卫生,大便后要清洗,如恶露的颜色、气味、量发生异常,应及时告知医护人员 • 会阴伤口拆线1周内,避免下蹲,以免伤口裂开	• 伤口感染者提前拆线,产后7~10日后可行1:5000高锰酸钾溶液坐浴
8. 评价 • 操作程序正确,动作规范、熟练,遵守无菌操作原则 • 操作中体现人文关怀,与产妇沟通有效,适时开展健康教育	• 产妇知晓操作目的,积极配合,体位舒适,无明显不适感

>>> 操作考核评分标准

产后会阴擦洗的考核评分标准,见表1-3-6。

表1-3-6　产后会阴擦洗的考核评分标准

班级_____　　　　学号_____　　　　姓名_____　　　　得分_____

项目内容	分值	考核内容及技术要求		应得分	存在问题	实际得分
素质要求	5	衣帽整洁,举止端庄,语言恰当,态度和蔼		5		
核对解释	4	问候产妇,自我介绍,核对姓名、年龄、床号正确无误		2		
		解释会阴擦洗的目的、注意事项及如何配合		2		
评估	8	产妇	产妇一般情况,有无发热及恶露情况	2		
			了解产妇会阴伤口及肛周情况	2		
			产妇对会阴擦洗的认知水平和配合程度	2		
		环境	安静,整洁,光线适宜,温度和湿度适宜,有遮挡	2		
计划	8	操作者	修剪指甲,洗手,戴口罩	2		
		产妇	了解操作目的,愿意配合,已排空膀胱	2		
		用物	备齐用物,排放整齐,聚维酮碘溶液浓度正确	2		
		环境	关闭门窗,调节室温至22~24℃,屏风遮挡	2		

项目内容	分值	考核内容及技术要求		应得分	存在问题	实际得分
实施	60	安置体位	操作者携带用物至床旁,立于产妇右侧	1		
			协助产妇取屈膝仰卧位,暴露会阴部,臀下垫一次性会阴垫	2		
			脱去对侧裤腿,对侧腿和胸腹部注意保暖	1		
		会阴擦洗	自0.5%聚维酮碘棉球罐中取出消毒棉球若干	2		
			置消毒弯盘于两腿间的会阴垫上,将盛有若干聚维酮碘棉球的治疗碗置于弯盘左侧	4		
			戴一次性手套	2		
			两手各持一把无菌镊子,其中一把用于夹取消毒聚维酮碘棉球,另一把接过棉球进行擦洗	6		
			第1遍:自上而下,由外向内,先对侧后近侧,即阴阜→大腿内侧上1/3→大阴唇→小阴唇→尿道口和阴道口→会阴体→臀部→肛门,初步擦去会阴部的血迹和其他污渍等	14		
			第2遍:自上而下,由内向外,先对侧后近侧,即尿道口和阴道口→小阴唇→大阴唇→阴阜→大腿内侧上1/3→会阴体→臀部→肛门	14		
			第3遍:顺序同第2遍	4		
			有会阴伤口者,每一遍擦洗时应先擦洗伤口处	2		
		操作后处理	撤去一次性会阴垫,协助产妇穿好衣裤	2		
			整理床单位,整理用物,脱手套,洗手	2		
			填写产后护理单,记录会阴情况及恶露性状,并签全名	2		
			进行产褥期健康指导	2		
理论提问	5	对操作目的、注意事项及相关知识能准确、熟练作答		5		
综合评价	10	操作程序正确,动作规范,遵守无菌操作原则		3		
		操作中体现人文关怀,与产妇沟通有效,适时开展健康教育		3		
		产妇了解会阴擦洗的目的,配合操作,体位舒适,无不适感		4		
总　分	100			100		

考试日期＿＿＿＿＿＿＿＿＿＿　　　主考教师＿＿＿＿＿＿＿＿＿＿

二、会阴湿热敷

会阴湿热敷可改善局部血液循环,增强局部白细胞的吞噬功能,提高组织活力,有助于减轻局部肿胀;促进局部组织的生长和修复,消炎、消肿、止痛、促进伤口愈合。常用于会阴部水肿、血肿吸收期,伤口硬结及早期感染者。

【用物准备】

1. 模型及设备　产科检查床,产妇会阴模型,红外线灯(可用普通灯泡代替)。

2. 器械及用物　消毒弯盘1个,无菌治疗碗1个,无菌镊子2把。0.5%聚维酮碘棉球罐,浸有50%硫酸镁溶液的无菌纱布药缸1个(冬季可将药罐放入60℃水槽内预热)。一次性手套1副,一次性会阴垫1块,手消毒剂,屏风。

3. 50%硫酸镁溶液的配制方法　将硫酸镁与蒸馏水根据1∶1的比例配制,如10 g硫酸镁加入10 mL蒸馏水即可。

【操作流程】

会阴湿热敷的操作流程,见表1-3-7。

表 1-3-7　会阴湿热敷的操作流程

操作流程	操作要点说明
1. 素质要求　着装整齐,举止端庄,语言恰当,态度和蔼	·符合专业规范
2. 核对解释 ·语气亲切,问候产妇,自我介绍;核对产妇姓名、年龄,床号或住院号 ·向产妇及家属解释会阴湿热敷的目的、注意事项及配合要点	·确认产妇信息无误 ·检查前需排空膀胱
3. 评估 ·了解产妇分娩情况及阴道分泌物的性状,有无发热等情况 ·观察会阴切口周围皮肤情况,有无水肿、血肿、硬结等 ·评估产妇对会阴湿热敷的认知水平及合作程度	·注意观察产妇精神心理状态
4. 计划 ·操作者:修剪指甲,洗净双手,戴口罩 ·环境:安静,整洁,关闭门窗,屏风遮挡,调节室温至 22~24 ℃ ·物品:备齐用物,摆放整齐,病床上垫好一次性会阴垫 ·产妇:了解产后会阴湿热敷的目的及注意事项,并积极配合	·熟知操作流程及相关内容 ·注意保护产妇隐私 ·保持床单清洁 ·排空膀胱后,仰卧于病床上
5. 操作步骤	
(1)安置体位: ·协助产妇取屈膝仰卧位 ·产妇头部略抬高,双上肢平放于身旁,脱去对侧裤腿 ·充分暴露腹部及会阴部,双腿略屈膝分开,呈放松状态	·对侧腿部和胸腹部注意保暖 ·注意遮挡
(2)会阴擦洗: ·操作者携用物至产妇床旁,立于产妇右侧 ·协助产妇臀下垫一次性会阴垫,暴露会阴部 ·戴一次性手套,常规先行会阴擦洗	·严格进行无菌操作,所有用物均保证无菌
(3)会阴湿热敷: ·用无菌镊子取出浸有 50% 硫酸镁溶液的湿纱布覆盖在病灶处 ·热敷面积是病损面积的 2 倍,温度保持在 41~48 ℃ ·每隔 3~5 min 更换 1 次硫酸镁溶液湿热纱布,持续 15~30 min ·仔细观察热敷部位的皮肤有无发红、水疱、灼痛等异常现象,以评估热敷效果 	·热敷过程中,重视与产妇沟通,以产妇感觉舒适为宜,避免烫伤,并提供生活护理 ·尤其应重视休克、虚脱、昏迷及术后感觉不灵敏者,密切观察皮肤颜色 ·产后 24 h 后,用红外线灯照射外阴,先接通电源,打开开关,将灯泡移至会阴上方或侧方后,调节灯距(约 20 cm),以产妇感觉温热为宜,避免烫伤,每次照射 20~30 min

续表

操作流程	操作要点说明
6. 操作后处理 • 湿热敷结束,撤去一次性会阴垫,协助产妇穿好衣裤,取舒适体位,询问有无不适 • 整理床单位,整理用物,分类放置,脱手套,洗手 • 详细记录湿热敷部位、时间及效果	• 会阴小血肿,于产后 24 h 可采用湿热敷或红外线灯照射;大血肿者需配合医师行切开引流术
7. 健康宣教 • 产妇会阴部有伤口者,取健侧卧位,以免恶露浸润伤口 • 教会产妇正确使用会阴垫,防止感染,鼓励产妇尽早下床活动 • 保持会阴部清洁卫生,便后要清洗,发现恶露颜色、气味、量异常,及时告知医护人员	
8. 评价 • 操作程序正确,动作规范、熟练,遵守无菌操作原则 • 操作中体现人文关怀,与产妇沟通有效,适时开展健康教育	• 产妇知晓操作目的,积极配合,体位舒适,无不适感

>>> 思考题

1. 简述会阴擦洗及会阴湿热敷的操作要点。
2. 何谓恶露? 如何教会产妇观察恶露变化?
3. 会阴有伤口、有缝线者如何进行护理?

>>> 操作考核评分标准

会阴湿热敷的考核评分标准,见表 1-3-8。

表 1-3-8　会阴湿热敷的考核评分标准

班级_____　　　学号_____　　　姓名_____　　　得分_____

项目内容	分值	考核内容及技术要求		应得分	存在问题	实际得分
素质要求	5	衣帽整洁,举止端庄,语言恰当,态度和蔼		5		
核对解释	4	核对姓名、年龄、床号正确无误		2		
		解释会阴湿热敷的目的、注意事项及如何配合		2		
评估	8	产妇	产妇一般情况,有无发热及恶露情况	2		
			了解产妇会阴部水肿及血肿情况	2		
			产妇对会阴湿热敷的认知水平和配合程度	2		
		环境	整洁,安静,光线充足,温度和湿度适宜,有遮挡	2		
计划	8	操作者	修剪指甲,洗手,戴口罩	2		
		产妇	了解操作目的,愿意配合,已排空膀胱	2		
		用物	备齐用物,排放整齐,聚维酮碘溶液浓度正确	2		
			无菌干纱布浸泡于 50% 硫酸镁溶液中备用	1		
		环境	关闭门窗,调节室温至 22~24 ℃,屏风遮挡	1		

续表

项目内容	分值		考核内容及技术要求	应得分	存在问题	实际得分
实施	60	安置体位	操作者携带用物至床旁,立于产妇右侧	2		
			臀下垫一次性会阴垫,协助产妇取屈膝仰卧位,暴露会阴部	2		
			脱去对侧裤腿,对侧腿和胸腹部注意保暖	2		
		湿热敷	戴一次性手套	2		
			常规先行会阴擦洗	10		
			用无菌镊子从药缸中取出浸有 50％硫酸镁溶液的湿纱布	10		
			每隔 3～5 min 更换 1 次硫酸镁溶液湿热纱布	6		
			一次热敷持续 15～30 min	6		
			产后 24 h 后,可用红外线灯照射会阴水肿部位	6		
		操作后处理	热敷完毕,撤去敷料	3		
			撤去一次性会阴垫,观察热敷部位皮肤情况	4		
			协助产妇穿好衣裤,取舒适体位,整理床单位,撤屏风	2		
			给予产褥期健康指导	2		
			整理用物,处理污物,脱手套,洗手	1		
			记录湿热敷部位、时间及效果	2		
理论提问	5		对操作目的、注意事项及相关知识能准确、熟练作答	5		
综合评价	10		操作程序正确,动作规范,熟练,遵守无菌操作原则	4		
			操作中体现人文关怀,与产妇沟通有效,适时开展健康教育	3		
			产妇知晓会阴湿热敷目的,配合操作,体位舒适,无不适感	3		
总 分	100			100		

考试日期＿＿＿＿＿＿＿＿ 主考教师＿＿＿＿＿＿＿＿

任务四 乳房护理

适宜的乳房护理能保证产妇正常泌乳,提高母乳喂养成功率,减轻乳房胀痛,防止乳汁淤积,保持乳腺管通畅。

【用物准备】

1. 模型及设备 产妇模型,乳房模型。

2. 器械及用物 毛巾,脸盆,45～55 ℃温水,吸奶器,润肤油,手消毒剂,屏风,医嘱卡等。

【操作流程】

乳房护理的操作流程,见表 1-3-9。

表 1-3-9 乳房护理的操作流程

操作流程	操作要点说明
1. 素质要求 着装整齐,举止端庄,语言恰当,态度和蔼	• 符合专业规范
2. 核对解释 • 语气亲切,问候产妇,自我介绍;核对产妇姓名、年龄、床号或住院号 • 向产妇及家属解释乳房护理的目的、注意事项及配合要点	• 确认产妇信息无误 • 乳房护理前需排空膀胱
3. 评估 • 了解产妇的分娩时间及方式,新生儿的一般情况及母乳喂养情况 • 有无发热,乳房有无胀痛,乳头是否平坦、凹陷、皲裂 • 评估产妇对乳房护理的认知水平及合作程度	• 注意观察产妇精神心理状态 • 产后母乳喂养情况,是否会照顾自己和新生儿

操作流程	操作要点说明
4. 计划 • 操作者：修剪指甲，洗净双手，戴口罩 • 环境：安静，整洁，关闭门窗，屏风遮挡，调节室温至 22～24 ℃ • 物品：备齐用物，摆放整齐 • 产妇：了解乳房护理的目的、方法及主要事项，并积极配合	• 熟知操作流程及相关内容 • 注意保护产妇隐私 • 避免交叉感染 • 排空膀胱后，仰卧于病床上
5. 操作步骤	
（1）母乳喂养日常护理： • 操作者站在产妇对面或右侧，取便于操作的合适体位 • 协助产妇取取坐位或侧卧位，将床头摇高 • 解开产妇上衣露出乳房，注意遮挡，胸腹部要注意保暖 • 每次哺乳前后用温水毛巾由乳头开始，由中央向外擦洗、清洁整个乳房	• 热敷乳房可促进乳腺管通畅，应避免温度过高引起烫伤 • 哺乳前热敷乳房，将热毛巾环绕包住乳房，露出乳头，一侧乳房一般热敷 3～5 min
（2）乳房按摩术： • 每次哺乳前用手柔和的按摩乳房，刺激泌乳反射 • 按摩手法：一手托住乳房，另一手以手掌的大、小鱼际顺时针方向轻按乳房做旋转式（螺旋式）按摩或顺乳腺管方向按摩；也可以一手托住乳房，上下、左右抖动乳房 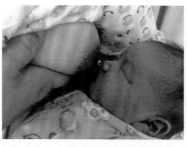 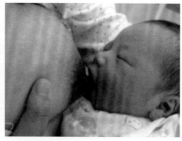	• 从乳房根部向乳头方向呈放射状按摩，直至肿胀的乳房变软且无硬结，乳汁通畅为宜 • 按摩乳房手法要轻柔，避免引起产妇不适或紧张 • 产妇注意保暖，不要过于暴露
（3）新生儿正确的含接姿势： • 指导产妇将一手拇指与其余四指分开，分别放在乳房上、下，呈 C 形托起乳房 • 正确含接姿势：新生儿下颏贴到乳房，用乳头触碰新生儿口唇，待其口张大后，将乳头及大部分乳晕送入口中 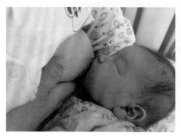 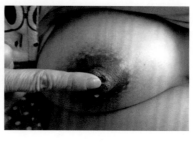 • 哺乳后挤出少量乳汁湿润乳头，对乳头起到保护作用	• 产后尽早哺乳，按需哺乳，两次哺乳期间冷敷乳房，频繁哺乳，排空乳房 • 吸吮时婴儿面颊鼓起，母亲听到或感受到慢而深的吸吮和吞咽声 • 哺乳时应两侧乳房轮流吸空，交替喂哺，每次哺乳时应尽量让婴儿吸空一侧乳房后，再吸另一侧乳房；如有剩余乳汁必要时使用吸奶器吸空，预防乳腺管阻塞 • 喂奶结束，协助产妇将新生儿竖着抱起靠于肩部，轻拍背部约 1 min，排除胃中气体，以防吐奶 • 之后将新生儿包裹好，侧卧于小床上

续表

操作流程	操作要点说明
(4)挤奶术: · 挤奶前先热敷乳房 3~5 min,产妇取侧卧位或坐位,将容器靠近乳房 · 将拇指及示指放在距乳头根部 2 cm 处(约乳房皮肤黑白交界处)的乳晕上,两指相对,用拇指及示指有节奏地向胸壁方向轻轻下压,反复一压一放,以不引起疼痛为宜 · 也可教会产妇使用吸奶器吸奶 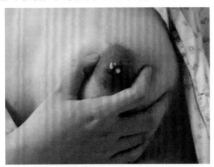 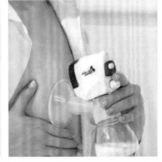	· 人工挤奶时,注意手指不要在皮肤上滑动,一侧乳房至少挤压 3~5 min,两侧交替,如此反复,挤奶 20~30 min 为宜 · 吸奶器吸奶时,将乳头吸引器覆盖住乳头和部分乳晕,使乳头吸引器的边缘与乳晕紧密贴合;挤捏奶头吸引器的橡皮球,使之形成负压,每次吸引 3 秒,吸引至乳头及部分乳晕凸出
(5)乳头平坦及凹陷乳头的护理: ①乳头伸展练习: 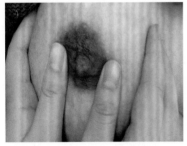 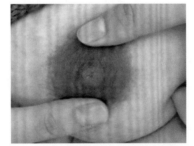	· 乳头伸展练习:将两拇指(或两示指)平行放在乳头两侧,轻轻地由乳头向两侧外方拉开,牵拉乳晕皮肤及皮下组织,使乳头向外突出;随后将两拇指分别放在乳头上、下侧,由乳头向上、下纵向拉开;每日 2 次,每次数分钟
②乳头牵拉练习: 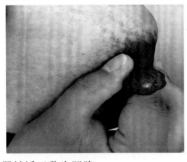 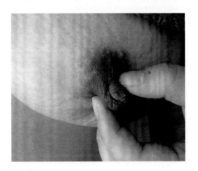	· 乳头牵拉练习:一手托住乳房,用另一手的拇指、示指和中指捏住乳头向外牵拉,每日 2 次,每次重复 20 次
③器械矫正乳头凹陷: · 可用乳头吸引器或乳头矫正器矫正乳头凹陷 · 将乳头套入矫正器的小杯罩内然后再用注射器抽出空气,将凹陷的乳头拉出,拉力以不会令使用者感到不适为宜。然后取下注射器,让矫正器牢固的吸在乳头上。在每次哺乳前几分钟使用 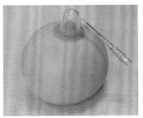 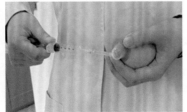	· 乳头凹陷者,应特别注意乳头的清洁;乳头皲裂时,先在损伤轻的一侧开始哺乳,缩短每次哺乳时间,增加哺乳次数 · 用乳头矫正器矫正乳头凹陷,如在妊娠前使用,每日可以穿戴 8 h 以上 · 乳头皲裂严重者,可用乳房贴或将乳汁挤出,或用吸奶器吸出,喂哺新生儿

续表

操作流程	操作要点说明
6. 操作后处理 · 操作完毕,协助产妇戴好胸罩、穿好衣服,取舒适体位,询问有无不适 · 整理床铺,整理用物分类放置 · 洗手,记录产妇存在的问题及护理过程	
7. 健康宣教 · 指导产妇哺乳期佩戴合适的胸罩,避免过松或过紧 · 教会产妇及家属按照正确方法护理乳房,如有困难及时沟通 · 对暂时吸吮未成功的新生儿,切忌应用橡皮乳头,以免引起乳头错觉,给吸吮成功带来更大的困难	· 宣传母乳喂养的好处,积极促进母乳喂养成功,提倡纯母乳喂养6个月
8. 评价 · 操作程序正确,动作规范、熟练,乳房护理后能正常泌乳及喂哺 · 操作中体现人文关怀,与产妇和新生儿沟通有效,适时开展健康教育 · 能正确解答产妇提出有关乳房护理的相关问题	· 产妇知晓操作目的,积极配合,体位舒适,无明显不适感

>>> 思考题

1. 简述母乳喂养的好处。促进母乳喂养成功的措施有哪些?
2. 如何判断母乳喂哺是否适当?产后母乳不足该如何处理?
3. 母乳喂养的注意事项有哪些?
4. 如何按需喂哺?按需喂哺有何重要意义?

>>> 操作考核评分标准

乳房护理的考核评分标准,见表1-3-10。

表1-3-10　乳房护理的考核评分标准

班级＿＿＿＿　学号＿＿＿＿　姓名＿＿＿＿　得分＿＿＿＿

项目内容	分值		考核内容及技术要求	应得分	存在问题	实际得分
素质要求	5		衣帽整洁、举止端庄、语言恰当、态度和蔼	5		
核对解释	4		问候产妇,核对姓名、年龄、床号正确无误	2		
			解释乳房护理的内容、目的、要求及如何配合	2		
评估	8	产妇	产妇一般情况,有无发热,乳房有无胀痛	2		
			乳头有无平坦、凹陷、皲裂	1		
			产妇对乳房护理的认知水平和配合程度	2		
		新生儿	新生儿喂哺情况,大小便及睡眠情况	1		
		环境	整洁,安静,温度和湿度适宜,光线充足,有遮挡	2		
计划	8	操作者	修剪指甲,洗手,温暖双手	2		
		产妇	了解操作目的,愿意配合,已排空大、小便	2		
		用物	备齐用物,排放整齐	2		
		环境	关闭门窗,调节室温至22~24 ℃,保护产妇隐私	2		
实施	60	安置体位	操作者立于产妇对面,遮挡产妇,注意保暖	2		
			协助产妇取坐位或侧卧位,解开上衣,露出乳房	2		
		日常护理	用温毛巾擦洗乳房	2		
			按摩乳房,刺激泌乳反射	6		
			每次哺乳应吸空乳房,必要时使用吸奶器吸空剩余乳汁	6		
			哺乳期佩戴合适的胸罩	2		
			哺乳后在乳头上涂抹少许乳汁	2		

续表

项目内容	分值	考核内容及技术要求		应得分	存在问题	实际得分
实施	60	乳房胀痛的护理	产后尽早哺乳,按需哺乳	2		
			哺乳前湿热敷和按摩乳房,频繁哺乳	2		
			两次哺乳期间冷敷乳房	2		
			嘱其穿无钢圈的胸罩,以防压迫乳腺管	2		
			若新生儿无法吸吮,用手挤出或用吸奶器吸出后喂哺新生儿	2		
		平坦及凹陷乳头的护理	乳头伸展练习,每日2次,每次15 min	4		
			乳头牵拉练习,每日2次,每次重复20次	4		
			使用乳头吸引器吸引乳头	3		
			哺乳前湿热敷乳头3～5 min,同时按摩乳房,挤出少量乳汁使乳头变软	4		
		皲裂乳头的护理	先在损伤轻的一侧开始哺乳,缩短每次哺乳的时间,增加哺乳次数	3		
			哺乳完毕后,挤出少量乳汁涂抹在乳头及乳晕上	2		
			皲裂严重者暂停哺乳,将乳汁挤出或用吸奶器吸出再喂哺新生儿	2		
		操作后处理	协助产妇穿好上衣,取舒适体位	2		
			整理床铺,整理用物分类放置	2		
			脱手套,洗手,记录检查结果	1		
			进行健康教育	1		
理论提问	5	对操作目的、注意事项及相关知识能准确、熟练作答		5		
综合评价	10	操作正确,动作规范,乳房护理后能正常泌乳及喂哺		4		
		操作中体现人文关怀,与产妇和新生儿沟通有效,适时开展健康教育		3		
		产妇知晓操作目的,积极配合,体位舒适,无明显不适感		3		
总　分	100			100		

考试日期＿＿＿＿＿＿＿　　　　主考教师＿＿＿＿＿＿＿

任务五　产后康复体操

　　指导产妇练习产后康复体操可以增强腹肌、盆底肌肉张力,预防尿失禁、膀胱直肠膨出及子宫脱垂;有利于恶露排出,促进子宫复旧;促进血液循环,预防血栓性静脉炎;促进肠蠕动,增加食欲、预防便秘;减少腰痛及腰骶部疼痛;促进产妇体力、体型恢复。

【用物准备】

　　硬板床2张,床上不可铺垫过厚过软。清洁毛巾,宽松服装。

【操作流程】

　　产后康复体操的练习流程,见表1-3-11。

表1-3-11　产后康复体操的练习流程

练习流程	练习要点说明
1. 素质要求　着装整齐,举止端庄,语言恰当,态度和蔼	·符合专业规范
2. 核对解释 ·语气亲切,问候产妇,自我介绍,核对产妇姓名、年龄,床号或住院号 ·向产妇及家属介绍练习产后康复体操的重要性、注意事项及配合要点	·确认产妇信息无误 ·练习前需排空膀胱和直肠

练习流程	练习要点说明
3. 评估 • 采集健康史,分娩方式及分娩过程 • 了解产妇有无发热、头晕、乏力等,子宫复旧及恶露的情况 • 评估产妇及家属对练习产后康复体操的认识水平及合作程度	• 注意观察产妇精神心理状况 • 产妇应避免在饭前或饭后1小时内做操
4. 计划 • 操作者:修剪指甲,洗净双手,脱去工作服,穿软底鞋 • 环境:安静,整洁,关闭门窗,屏风遮挡,调节室温至22~24 ℃ • 物品:备齐用物,摆放整齐 • 产妇:了解练习产后康复体操的目的、方法及注意事项,并积极配合	• 熟知练习流程及相关内容 • 注意安全,保护产妇隐私 • 避免交叉感染 • 穿着宽松、全棉的内衣、内裤
5. 操作步骤	
产褥期保健操: • 第1节:仰卧,深吸气,收腹部,然后呼气 • 第2节:仰卧,两臂直放于身旁,行缩肛与放松动作 • 第3节:仰卧,两臂直放于身旁,双腿轮流上举和并举,与身体呈直角 • 第4节:仰卧,髋与腿稍屈分开,脚底放在床上,抬高臀部及背部 • 第5节:仰卧起坐 • 第6节:跪姿,双膝分开,肩肘垂直,双手平放,腰部左右旋转运动 • 第7节:跪姿,全身运动,双臂支撑在床上,左右腿交替向背后高举 第1、2节 深呼吸运动、缩肛　第3节 伸腿动作　第4节 腹背运动 第5节 仰卧起坐　第6节 腰部运动　第7节 全身运动	• 运动中,有出血或不适感时,应立即停止,运动后出汗要及时补充水分 • 指导产妇时可同时让家属学习,以帮助产妇记忆和练习 • 根据身体状况而定运动量,循序渐进,运动项目以产妇学习掌握的程度而定,不可一次教其过多 • 一般在产后第2日开始,运动量由小到大、由弱到强、循序渐进 • 会阴侧切术或剖宫产术者,可适当推迟活动时间,可先执行促进血液循环的项目,如深呼吸运动等,其他项目待伤口愈合后再逐渐执行 • 哺乳期间,关节变得松弛,应避免做增加关节压力的锻炼项目
6. 练习后处理 • 练习完毕,协助产妇取舒适体位休息,询问有无不适 • 整理床铺,洗手,并记录	
7. 健康宣教 • 合理营养,适当运动和休息,注意个人卫生和会阴部清洁,保持心情愉快,产褥期禁止性生活 • 告知产妇第42日携新生儿来院进行产后体检,以了解产妇产后全身及生殖器官恢复情况和新生儿的生长发育情况	• 平时丈夫能够鼓励产妇进行练习
8. 评价 • 指导产后康复体操动作规范,简单易学,讲解明了,通俗易懂 • 练习过程中体现人文关怀,与产妇沟通有效,适时开展健康教育	• 产妇知晓练习目的,积极配合,练习结束后无不适

>>> 思考题

1. 坚持练习产后康复体操对产妇有何好处?

2. 练习产后康复体操时应注意哪些问题?

3. 哪些产妇不适宜练习产后康复体操?

任务六 正常新生儿护理

足月新生儿是指胎龄满 37 周至不足 42 周,分娩体重≥2500 g 的新生儿。从胎儿出生后断脐到满 28 日前的时期,称为新生儿期。新生儿为适应分娩后生活环境的骤然改变,全身各系统特别是呼吸系统及循环系统均发生了显著的变化,但其适应能力还不完善,因此发病率及病死率均较其他年龄组为高。

一、新生儿计划免疫

(一)卡介苗接种

接种卡介苗(BCG)能增强新生儿对结核病的抵抗能力,是预防结核病的有效措施。新生儿接种卡介苗应在出生后 24 h 内完成,若小儿出生 2 个月后才接种卡介苗,接种前应做结核菌素试验,阴性方可接种。早产儿、难产儿、有明显先天畸形及出生体重低于 2500 g 的新生儿,发热、腹泻以及有严重皮肤病、湿疹的患儿暂时不接种卡介苗,Apgar 评分≤7 分,严重畸形者,生命体征不平稳,接种部位皮肤破损者为禁忌证。

【用物准备】

1. 模型及设备 新生儿模型。

2. 器械及用物

(1)治疗盘,弯盘,1 mL 注射器,4～5 号针头,75％乙醇,无菌干棉球或棉签。

(2)注射用水,卡介苗(保存温度为 2～8 ℃)。接种登记簿,医嘱执行单。

【操作流程】

卡介苗接种的操作流程,见表 1-3-12。

表 1-3-12 卡介苗接种的操作流程

操作流程	操作要点说明
1. 素质要求 着装整齐,举止端庄,语言恰当,态度和蔼	· 符合专业规范
2. 核对解释 · 语气亲切,问候产妇,自我介绍 · 核对产妇姓名、床号,新生儿胸牌和腕带等 · 向家长解释接种卡介苗的目的、注意事项及配合要点 · 指导家属填写接种登记簿的相关内容,家属栏签名,告知其接种具体时间	· 确认产妇和新生儿信息无误
3. 评估 · 新生儿胎龄≥37 周,体重≥2500 g 的正常儿 · 生命体征是否适合接种,接种部位皮肤完整性 · 评估产妇及家属对新生儿卡介苗接种的认识水平及合作程度	· 排除卡介苗接种禁忌证 · 注意左上臂接种部位皮肤情况 · 注意观察产妇精神心理状况
4. 计划 · 操作者:修剪指甲,戴口罩,洗净双手且保持温暖 · 环境:整洁,安静,无对流空气,光线充足,室温 24～26 ℃ · 物品:备齐用物,摆放整齐,双人核对卡介苗信息 · 新生儿:测量新生儿体温,称体重,检查接种部位皮肤完整性	· 熟知操作流程及相关内容 · 注意安全,注意保暖 · 避免交叉感染 · 再次核对新生儿信息
5. 操作步骤	

续表

操作流程	操作要点说明
(1)准备药液： • 再次双人核对医嘱,新生儿信息;核对卡介苗名称、剂量和有效期(口述) • 消毒安瓿颈部,折断安瓿 • 检查 1 mL 的卡介苗专用注射器 • 用一次性注射器吸取 0.5 mL 注射用水加入冻干粉 BCG 安瓿内,静置 1 min,震动安瓿 1 min,使 BCG 充分稀释、摇匀 • 用 1 mL 专用注射器抽取 0.1 mL BCG 稀释液,排尽针筒内的空气 • 保护好针头,置于无菌治疗盘内	• 使用前双人核对医嘱,检查疫苗质量、批号、有效期等 • 将专用注射器针头拧紧,针头马蹄口与注射器刻度对齐 • 疫苗溶解后必须在半小时之内用完,严格执行无菌操作,做到"一人一针一管",以防交叉感染
(2)定位消毒： • 备齐用物携至操作台前,再次核对卡介苗信息 • 核对新生儿信息正确无误,将新生儿平躺在操作台上 • 脱下左臂衣袖,接种部位于左上臂三角肌下端外缘自然凹陷处 • 用 75％乙醇棉球进行皮肤消毒两次,待干	• 不能用碘酊,只能用 75％乙醇棉球消毒皮肤
(3)皮内注射药液： • 操作者用左手握住新生儿左上臂内侧并绷紧皮肤,右手摇动注射器数次后进针 • 进针后,针头马蹄口完全进入皮内后即可用左手拇指固定针头 • 右手慢慢推动注射器活塞,缓缓皮内注射卡介苗 0.1 mL • 边推边注意局部皮肤改变,形成一个黄豆大(约 8 mm)的圆形凸起的橘皮样小白泡 	• 再次核对新生儿信息 • 注射完后旋转针柄至马蹄口面朝下,使疫苗充分被吸收 • 针头拔出后,勿按揉 • 若操作中针头脱出,换针头原部位复种,总量仍为 0.1 mL
6. 操作后处理 • 接种完毕,帮助新生儿穿好衣服,将新生儿送至产妇床边,并与产妇核对 • 整理用物,按垃圾分类处理用物,洗手 • 接种证上详细记录接种日期、批号 • 核对者和接种者分别在预防接种登记簿上签名 • 接种者还要在卡介苗接种单、医嘱执行单上签名	• 接种所用过的安瓿、废弃 BCG 菌、注射器及棉球集中存放,及时进行焚烧处理 • 接种后,将绿色预防接种本发给家长,指导其立即阅读,并在记录单的备注栏签名,发放健康教育材料
7. 健康宣教 • 接种部位勿按压,勿揉搓,以免加重接种局部反应,数小时后自行消退 • 接种后 24 h 内,若有低热属正常现象;24 h 内不能洗澡 • 保持皮肤清洁,指导 1～6 个月内定期随访,发现异常表现及时就诊 • 鼓励开展亲子活动,坚持母乳喂养;按计划完成儿童计划免疫	• 提醒家长按时接受新生儿随访,1 个月内应得到儿保人员 2～3 次的访视,以了解健康、喂养和疾病等情况
8. 评价 • 操作程序正确,动作规范、熟练,严格执行无菌操作 • 操作中体现人文关怀,与产妇和新生儿沟通有效,并适时开展健康教育	• 产妇了解卡介苗接种的目的和注意事项,配合完成新生儿接种 • 新生儿无异常

>>> 操作考核评分标准

卡介苗接种的考核评分标准,见表 1-3-13。

表 1-3-13　卡介苗接种的考核评分标准

班级_____　　　　学号_____　　　　姓名_____　　　　得分_____

项目内容	分值	考核内容及技术要求		应得分	存在问题	实际得分
素质要求	5	语言恰当,态度和蔼,衣帽整洁,举止端庄		5		
核对解释	4	核对新生儿信息,核对疫苗名称、剂量、有效期等,核对医嘱执行单		2		
		告知家长新生儿接种卡介苗的目的及注意事项		2		
评估	8	新生儿	评估新生儿有无接种禁忌证	2		
			接种部位皮肤完整性(左上臂三角肌下缘)	2		
			新生儿出生 24 h 内	2		
		环境	整洁,安静,温度适宜,光线充足,无对流空气	2		
计划	10	操作者	修剪指甲,洗手且温暖双手,戴口罩	2		
		家长及新生儿	指导家长填写预防接种登记簿有关内容,并签名	1		
			双人核对新生儿的胸牌、腕带	3		
		用物	备齐用物,排放整齐,双人核对疫苗信息	2		
		环境	关闭门窗,调节室温	2		
实施	58	接种方法	操作者携带用物至操作台前	5		
			配制卡介苗	10		
			再次核对后,用 75％乙醇消毒接种部位两次,待干	5		
			在左上臂三角肌下缘皮内注射 0.1 mL 卡介苗	10		
			拔针,勿揉按	8		
		登记	核对者和接种者分别在新生儿预防接种登记簿上签名	3		
			接种护士还要在绿色预防接种本、医嘱执行单上签名	3		
			接种证上详细记录接种日期、批号	2		
		操作后处理	帮助新生儿穿好衣服,将送至产妇床边,与产妇核对	2		
			将绿色预防接种本发给产妇及并指导其立即阅读	2		
			产妇完成阅读后,在新生儿巡回记录单的备注栏签名	2		
			整理用物,按垃圾分类处理用物	2		
			洗手,接种护士完成各项记录并签名	2		
			进行接种后健康宣教,预约下次随访时间	2		
理论提问	5	对操作目的、注意事项及相关知识能准确、熟练作答		5		
整体评价	10	操作程序正确,动作规范熟练,严格执行无菌操作		3		
		新生儿安全返回母亲身边		1		
		操作中体现人文关怀,与产妇和新生儿沟通有效,适时开展健康教育		2		
		产妇了解卡介苗接种目的和注意事项,积极配合		2		
		完成各项接种记录并签名		2		
总　分	100			100		

考试日期_____　　　　主考教师_____

（二）乙肝疫苗接种

接种乙型肝炎疫苗是预防乙型肝炎（HBV）感染最有效的措施，孕产妇无论 HBV 相关抗体如何，新生儿按"0、1、6"3 针方案接种乙型肝炎疫苗（即出生 24 h 内、1 个月龄和 6 个月龄分别接种 1 针），采用肌内注射法。我国目前应用的是基因重组乙肝疫苗。

【用物准备】

1. 模型及设备　新生儿模型。

2. 器械及用物

（1）治疗盘，弯盘，1 mL 注射器，4～5 号针头 0.5% 聚维酮碘棉球，无菌干棉球或棉签。

（2）注射用水，乙肝疫苗（保存温度为 2～8 ℃），接种登记簿，医嘱执行单。

【操作流程】

乙肝疫苗接种的操作流程，见表 1-3-14。

表 1-3-14　乙肝疫苗接种的操作流程

操作流程	操作要点说明
1. 素质要求　着装整齐，举止端庄，语言恰当，态度和蔼	· 符合专业规范
2. 核对解释 · 语气亲切，问候产妇，自我介绍 · 核对产妇姓名，床号或住院号，新生儿胸牌及腕带 · 向家长解释接种乙肝疫苗的目的、注意事项及配合要点 · 指导其填写接种登记簿的相关内容，家属栏签名，告知其接种具体时间	· 确认产妇和新生儿信息无误 · 核对疫苗名称、质量、批号和有效期
3. 评估 · 接种对象是正常新生儿及早产儿体重＞2000 g 者 · 生命体征是否适合接种，右上臂三角肌接种部位皮肤完整性 · 评估产妇及家属对新生儿接种乙肝疫苗的认识水平及合作程度	· 排除乙肝疫苗接种禁忌证 · 注意右上臂皮肤情况
4. 计划 · 操作者：修剪指甲，洗净双手，戴口罩 · 环境：整洁，安静，无对流空气，光线充足，室温 24～26 ℃ · 物品：备齐用物，摆放整齐，双人核对乙肝疫苗信息 · 新生儿：测量新生儿体温，称体重，检查接种部位皮肤完整性	· 熟知操作流程及相关内容 · 注意安全，注意保暖 · 避免交叉感染 · 再次核对新生儿信息
5. 操作步骤	
（1）准备药液： · 双人核对医嘱，新生儿信息；核对乙肝疫苗名称、剂量、有效期（口述） · 消毒安瓿颈部，折断安瓿 · 检查并抽取出 10 μg 的乙肝疫苗，摇匀 · 保护好针头，置于无菌治疗盘内	· 乙肝疫苗二联单使用前双人核对医嘱，检查疫苗质量、批号、有效期等 · 严格执行无菌操作，做到"一人一针一管"，以防交叉感染
（2）定位消毒： · 备齐用物携至操作台前，再次核对乙肝疫苗信息 · 核对新生儿信息正确无误，将新生儿平躺在操作台上 · 脱下右臂衣袖，暴露右上臂，接种部位在右上臂三角肌下缘 · 用 0.5% 聚维酮碘棉球消毒接种部位皮肤两次，待干	· 可请助手协助固定新生儿肢体

续表

操作流程	操作要点说明
（3）肌内注射药液： · 操作者用左手握住新生儿右上臂内侧并绷紧皮肤，右手摇动注射器数次后进针 · 右手持注射器与皮肤呈70°～90°角，快速刺入针头 · 左手拇指固定针头，放松皮肤，回抽无血，慢慢肌内注入药物 · 快速拔出针头，用棉球轻轻按压局部直至不出血 	· 再次核对新生儿信息，进行药液排气 · 乙肝疫苗用前必须摇晃均匀 · 边推边注意局部皮肤改变，微小硬块，稍红肿，一般24～48小时后自行消失 · 接种部位勿抹搓，以免加重接种部位局部反应
6. 操作后处理 · 接种完毕，帮助新生儿穿好衣服，将新生儿送至产妇床边，并与产妇核对 · 整理用物，按垃圾分类处理用物，洗手 · 接种证上详细记录接种日期、批号 · 核对者和接种者分别在预防接种登记簿上签名 · 接种者还要在乙肝疫苗接种单、医嘱执行单上签名	· 接种所用过的安瓿、废弃疫苗、注射器及棉球集中存放，及时进行焚烧处理 · 接种后将绿色预防接种本发给家长，指导其阅读，并在记录单的备注栏签名，发放健康教育材料
7. 健康宣教 · 接种后24 h内不能洗澡，保持皮肤清洁 · 接种部位勿按压，勿揉搓，以免加重接种局部反应，微小硬块数小时后自行消退 · 嘱1～6个月内定期随访，发现异常表现及时就诊 · 鼓励开展亲子活动，坚持母乳喂养；按计划完成儿童计划免疫	· 提醒家长按时接受新生儿随访，1个月内应得到儿保人员2～3次的访视，以了解健康、喂养和疾病等情况
8. 评价 · 操作程序正确，动作规范、熟练，严格执行无菌操作 · 操作中体现人文关怀，与产妇和新生儿沟通有效，适时开展健康教育	· 产妇了解乙肝疫苗接种的目的和注意事项，配合完成新生儿接种 · 新生儿无异常

>>> 思考题

1. 分别简述接种卡介苗和乙肝疫苗的适应证、禁忌证和注意事项。
2. 接种卡介苗常见的不良反应有哪些？

>>> 操作考核评分标准

乙肝疫苗接种的考核评分标准，见表1-3-15。

表1-3-15 乙肝疫苗接种的考核评分标准

班级_____ 学号_____ 姓名_____ 得分_____

项目内容	分值	考核内容及技术要求	应得分	存在问题	实际得分
素质要求	5	语言恰当，态度和蔼，衣帽整洁，举止端庄	5		
核对解释	4	核对新生儿信息，核对疫苗名称、剂量、有效期等，核对医嘱执行单	2		
		告知家长新生儿接种乙肝疫苗的目的及注意事项	2		

项目内容	分值		考核内容及技术要求	应得分	存在问题	实际得分
评估	8	新生儿	评估新生儿有无接种禁忌证	2		
			接种部位皮肤完整性(右上臂三角肌)	2		
			新生儿出生后24 h内	2		
		环境	整洁,安静,温度适宜,光线充足,无对流空气	2		
计划	10	操作者	修剪指甲,洗净双手且保持温暖	2		
		家长及新生儿	指导家长填写预防接种登记簿有关内容,并签名	2		
			双人核对新生儿的胸牌及腕带	2		
		用物	备齐用物,排放整齐,双人核对疫苗信息	2		
		环境	关闭门窗,调节室温	2		
实施	58	接种方法	准备药液	5		
			操作者携带用物至操作台前,再次核对乙肝疫苗信息	5		
			用0.5%聚维酮碘棉球消毒接种部位2次,待干	10		
			在右上臂三角肌下缘肌内注射乙肝疫苗	10		
			拔针,用棉球轻轻按压局部至不出血,勿揉按	8		
		登记	核对者和接种者分别在在新生儿预防接种登记簿签名	3		
			接种护士还要在绿色预防接种本、医嘱执行单签名	3		
			接种证上详细记录接种日期和批号	2		
		操作后处理	帮助新生儿穿好衣服,将送至产妇床边,与产妇核对	2		
			将绿色预防接种本发给产妇及并指导其立即阅读	2		
			产妇完成阅读后,在新生儿巡回记录单的备注栏上签名	2		
			整理用物,按垃圾分类处理用物	2		
			洗手,接种护士完成各项记录并签名	2		
			进行接种后健康宣教,告知下次接种时间及地点	2		
理论提问	5		对操作目的、注意事项及相关知识能准确、熟练作答	5		
整体评价	10		操作程序正确,动作规范熟练,严格执行无菌操作	3		
			新生儿安全返回母亲身边	1		
			操作中体现人文关怀,与产妇和新生儿沟通有效,适时开展健康教育	2		
			产妇了解乙肝疫苗接种目的和注意事项,积极配合	3		
			完成各项接种记录并签名	1		
总　分	100			100		

考试日期_____　　主考教师_____

二、新生儿沐浴

沐浴可以让新生儿保持皮肤清洁,促进皮肤排泄和散热,促进血液循环,预防皮肤感染;促进食欲和睡眠,有利于新生儿生长发育;同时活动新生儿肢体,使其感到舒适,满足其身心需要;观察了解新生儿全身情况,及早发现疾病及早治疗。沐浴方法有淋浴和盆浴,这里主要介绍盆浴。

【用物准备】

1. 模型及设备　新生儿模型,新生儿电子秤,水温计。

2. 器械及用物

(1)消毒浴盆:盛温热水(2/3满),水温冬季39~40 ℃为宜,夏季37~38 ℃,另备一壶水,内盛50~60 ℃热水备用。

(2)护理盘:弯盘,消毒棉签和无菌纱布若干,2%碘酊,75%乙醇,5%鞣酸软膏,防水护脐贴1张等。

(3)新生儿包被,衣服(内衣、外衣各1套),浴巾2条,小毛巾3块,纸尿裤1张,必要时备婴儿床单、被套、枕套等。

（4）其他：液状石蜡，婴儿沐浴露及皮肤护理用物，梳子，指甲剪，体温表等。

【操作流程】

新生儿沐浴的操作流程，见表1-3-16。

表1-3-16　新生儿沐浴的操作流程

操作流程	操作要点说明
1. 素质要求　着装整齐，举止端庄，语言恰当，态度和蔼	· 符合专业规范
2. 核对解释 · 语气亲切，问候产妇，自我介绍 · 核对产妇姓名、床号；新生儿性别、日龄、胸牌、腕带 · 向产妇及家属解释新生儿沐浴的目的、注意事项及配合要点	· 确认产妇和新生儿信息，准确无误 · 家长愿意接受新生儿沐浴，并积极配合
3. 评估 · 了解新生儿的分娩方式及日期，检查新生儿全身状况 · 观察新生儿的精神状态、睡眠、哺乳习惯及大、小便等情况 · 有无发热，皮肤、脐带有无红肿、出血或异常分泌物，脐带是否脱落 · 首次沐浴的新生儿应观察其四肢、肛门、外生殖器等是否畸形 · 评估产妇及家属对新生儿沐浴的认识水平和合作程度	· 新生儿有头皮血肿、颅内出血、Apgar评分差及病情不稳定者暂不洗澡 · 沐浴前、后1 h内禁止给新生儿喂哺，以防止溢奶或呕吐
4. 计划 · 操作者：更换洗澡衣，戴口罩、帽子，脱下手表、戒指，洗手，剪指甲 · 环境：关闭门窗，光线明亮，温度26～28 ℃，湿度50％～60％ · 物品：备齐用物，按顺序摆放，浴盆内盛好温水 · 产妇：了解新生儿沐浴的目的、方法和配合技巧	· 熟知操作流程及相关内容 · 安静，或播放柔和的音乐 · 避免交叉感染 · 减轻紧张情绪，做好沐浴前准备
5. 操作步骤	
（1）沐浴前： · 再次核对母亲姓名、新生儿的床号及性别 · 与新生儿说话，促进感情交流，使新生儿情绪稳定 · 打开包被，核对新生儿腕带、胸牌无误 · 脱去新生儿衣服（此时可根据需要测体重并记录），保留尿布，用大毛巾包裹新生儿至双肩	· 注意安全，注意保暖 · 调节水温，先放冷水，后加热水 · 水温冬季39～40 ℃，夏季37～38 ℃
（2）擦洗面部、头部（图1-3-1）： · 左手托着新生儿枕部，将新生儿躯干挟于左腋下，左手拇指和中指分别向前将双耳郭翻折，堵住外耳道口，防止水流入耳、鼻、口、眼内 · 清洗面部：由内向外清洗耳→额部→鼻翼→口周→面部→下颌，用单层清洁小毛巾，由内眦到外眦擦拭眼，更换面巾清洁部位，以同法擦拭另一眼 · 清洗头部：右手浸湿新生儿头发，将洗发露用手搓成泡沫，擦在新生儿头发上，轻轻揉搓头部各处，清水冲洗并用毛巾擦干	· 严格执行一人一巾，一用一消毒，预防交叉感染 · 第一次沐浴的新生儿，可先取液状石蜡棉球擦去胎脂 · 头顶部有皮脂结痂时，不可用力，可涂液状石蜡或抚触油浸泡15 min，或必要时用小木梳去除结痂，再清洗
（3）放入水中（图1-3-2）： · 解开大毛巾，去除尿布，左手握住新生儿左颈肩处，使新生儿颈部枕于操作者手腕处，再以右前臂托住新生儿左腿，用右手握住新生儿左腿靠近腹股沟处，使其臀部位于操作者手掌上，将新生儿轻轻放于水中	· 再次试水温，盆底铺垫一浴巾 · 托稳新生儿，注意安全

续表

操作流程	操作要点说明
(4) 清洗身体： · 洗胸、腹部：操作者用右手，淋湿新生儿全身，将沐浴露搓成泡沫后，依次清洗新生儿颈、腋窝、臂、手、前胸、腹部、会阴、腹股沟、腿和脚，边洗边冲净(图 1-3-3) · 洗背部、臀部：操作者左、右手交接新生儿，右手从前面握住新生儿右肩及右腋窝处，使新生儿头和前胸靠在操作者右前臂上，用左手为新生儿清洗后项、背部、臀部，边洗边冲净(图 1-3-4)	· 不要直接将沐浴液涂在新生儿皮肤上 · 清洗过程中，操作者左手始终将新生儿握牢，以免滑落；清洗时间控制在 10 min 内 · 注意保护脐部，尤其洗净皮肤皱褶处；注意观察新生儿的精神反应、呼吸等全身情况，发现异常及时报告医师
(5) 擦干皮肤： · 迅速将新生儿抱至沐浴台上，用大毛巾包裹 · 从上到下轻轻擦拭全身，吸干水分，尤其是皮肤皱褶处	· 动作轻柔迅速，不可用力擦，注意保暖减少暴露
(6) 沐浴后护理： · 进行脐部护理，更换脐部敷料(脐带未脱落者) · 臀部护理，垫上干净的尿布 · 检查眼、耳、鼻有无分泌物，根据情况可用棉签清洁鼻孔	
(7) 穿衣服： · 将新生儿一只胳膊轻轻抬起，使肘关节稍弯曲伸入袖子，轻轻拉出小手 · 将衣服袖子拉出，包覆住新生儿的双手，避免新生儿抓脸 · 穿裤子：操作者从裤管中伸入，拉住小脚，将脚轻轻拉出	· 整理衣服，带子打活结并固定好，裤腰提上去包住上衣，整理平整
6. 操作后处理 · 再次核对母亲姓名、床号，新生儿性别、日龄，胸牌及腕带正确，若因潮湿、模糊则应更换 · 将新生儿抱送给母亲，与母亲再次核对 · 整理沐浴台，整理沐浴用物，打包待消毒 · 洗手，详细记录观察到的新生儿情况	· 分类处理医疗垃圾与生活垃圾 · 腕带脱落或字迹不清应及时处理，严格查对，严防抱错新生儿
7. 健康宣教 · 告知产妇 1 h 候后喂奶，避免呛咳 · 新生儿保暖，观察吃奶、睡眠及大小便情况，有异常及时汇报医护人员 · 鼓励开展亲子活动，坚持母乳喂养	· 指导产妇及家属学习为婴儿洗澡
8. 评价 · 物品准备齐全，环境符合要求，操作程序正确，动作规范、熟练 · 操作者评估全面，观察仔细，查体认真，记录翔实 · 操作中体现人文关怀，与新生儿有眼神对视和语言表情交流	· 产妇及家人知晓新生儿沐浴的目的及配合技巧，满意度高 · 新生儿全身皮肤清洁，水及泡沫等未溅入新生儿五官

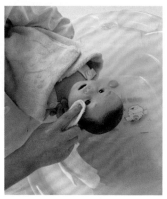
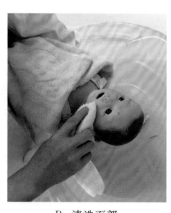
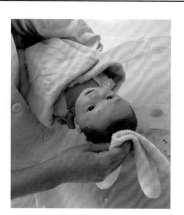

A. 擦拭眼部　　　　　　　B. 清洗面部　　　　　　　C. 清洗头部

图 1-3-1　清洗面部和头部

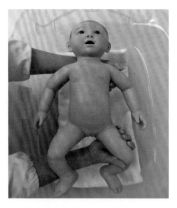
图 1-3-2 放入水中

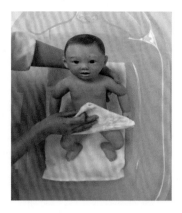
图 1-3-3 清洗胸和腹部

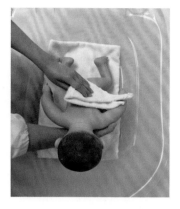
图 1-3-4 清洗背和臀部

》》》思考题

1. 新生儿沐浴时擦拭面部的顺序是什么？沐浴的注意事项有哪些？
2. 新生儿沐浴时如何正确握抱孩子放入水中？
3. 如何避免新生儿脐部感染？如何对新生儿进行脐部及臀部护理？

》》》操作考核评分标准

新生儿沐浴考核评分标准，见表 1-3-17。

表 1-3-17 新生儿沐浴考核评分标准

班级_____ 学号_____ 姓名_____ 得分_____

项目内容	分值	考核内容及技术要求			应得分	存在问题	实际得分
素质要求	5	语言恰当，态度和蔼，衣帽整洁，举止端庄			5		
核对解释	4	核对产妇姓名，新生儿床号、性别及日龄等正确无误			2		
		向家长解释新生儿沐浴的目的、要求及如何配合			2		
评估	8	新生儿	新生儿精神状态，哺乳、排泄及皮肤黏膜情况		2		
			新生儿有无发热，脐带有无渗血、渗液，头垢软硬度		2		
		产妇	产妇及家属对新生儿沐浴的认知水平和配合程度		2		
		环境	室内无对流风，安静，整洁，光线充足，注意保暖		2		
计划	8	操作者	修剪指甲，洗净双手且保持温暖，戴口罩		2		
		新生儿	沐浴前 1 h 未曾哺乳		2		
		用物	备齐用物，排放整齐		2		
		环境	关闭门窗，调节室温至 26～28 ℃，湿度 55%～65%		2		
实施	60	沐浴前	携带用物至床旁，再次核对新生儿信息无误		3		
			脱去新生儿衣服，保留尿布，用大毛巾包裹至双肩		3		
			与新生儿说话或运用肢体语言，促进感情交流		2		
		沐浴步骤	按照正确顺序擦洗面部		1		
			清洗头部		2		
			解开大毛巾，去除尿布		2		
			用正确手法将新生儿放于水中（盆底垫一浴巾）		3		
			淋湿新生儿全身		1		

续表

项目内容	分值	考核内容及技术要求		应得分	存在问题	实际得分
实施	60	沐浴步骤	洗颈下、前胸、腹、臂、手、手指缝、腋下、再洗腿、脚、会阴,随洗随冲净	15		
			洗背部、臀部	2		
			同时观察皮肤情况	2		
			抱出,并擦干新生儿皮肤,尤其是皮肤皱褶处	2		
		沐浴后护理	检查全身各部位	2		
			用干棉签蘸干脐窝,蘸取75%乙醇的棉签自脐部中央向周围环形擦拭两遍(脐带未脱落者,更换脐部敷料)	4		
			臀部护理并更换尿布	4		
			为新生儿垫上尿布,穿好衣服,必要时修剪指甲	2		
			再次核对正确无误	2		
		操作后处理	将新生儿包裹好,送至床边,核对后交给产妇	2		
			对产妇及家庭其他成员进行健康宣教	2		
			整理用物,按垃圾分类处理用物	2		
			洗手,详细记录观察到的新生儿情况	2		
理论提问	5	对操作目的、注意事项及相关知识能熟练作答		5		
综合评价	10	操作程序正确,动作规范,观察记录准确及时		3		
		新生儿全身皮肤清洁,温暖舒适,安全返回母亲身边		2		
		操作中体现人文关怀,进行健康宣教,与新生儿有交流		3		
		产妇及家人知晓新生儿沐浴的目的及配合技巧,满意度高		2		
总　分	100			100		

考试日期＿＿＿＿＿＿＿＿　　　　主考教师＿＿＿＿＿＿＿＿

三、新生儿抚触

新生儿抚触有利于食物的消化和吸收,增强新生儿的免疫力,促进生长发育,减少哭闹,增加睡眠,促进呼吸循环功能,同时抚触还能增加新生儿与父母的交流,满足新生儿情感需要,促进神经及心理的发育。

【用物准备】

1. 模型及设备　操作台,新生儿模型。

2. 器械及用物　新生儿润肤油,大毛巾,小毛巾,干净衣服,纸尿裤,洗手液。

【操作流程】

新生儿抚触的操作流程,见表1-3-18。

表1-3-18　新生儿抚触的操作流程

操作流程	操作要点说明
1. 素质要求　着装整齐,举止端庄,语言恰当,态度和蔼	·符合专业规范
2. 核对解释 ·语气亲切,问候产妇,自我介绍 ·核对产妇姓名、床号,新生儿性别、日龄、胸牌、腕带 ·向产妇及家属解释新生儿抚触的目的、注意事项及配合要点	·确认产妇和新生儿信息,准确无误 ·家长愿意接受新生儿抚触,并积极配合
3. 评估 ·了解新生儿的分娩情况、Apgar评分,有无产伤或其他疾病史 ·观察新生儿的精神状态,睡眠、哺乳习惯及大、小便等情况 ·新生儿全身健康状况,有无发热,脐带有无异常、是否脱落 ·评估产妇及家属对新生儿抚触的认识水平和合作程度	·排除新生儿抚触禁忌证

操作流程	操作要点说明
4. 计划 ・操作者:更换洗澡衣,戴口罩、帽子,脱下手表、戒指,洗净双手,修剪指甲 ・环境:关闭门窗,光线明亮,温度 26～28 ℃,湿度 50%～60% ・物品:备齐用物,按顺序摆放,抚触台上更换清洁大毛巾 ・产妇:了解新生儿抚触的目的、方法和配合技巧 ・新生儿:宜选择在沐浴后,两次哺乳间,新生儿不疲倦时进行	・熟知操作流程及相关内容 ・安静,或播放柔和的音乐 ・避免交叉感染 ・减轻紧张情绪,做好抚触前准备 ・注意安全,注意保暖
5. 操作步骤	
(1)抚触前: ・再次核对母亲姓名、新生儿的床号及性别 ・操作者选择合适的姿势,可采取坐姿、跪姿或盘腿坐姿,最常采用的是站立姿势 ・帮助新生儿脱去衣裤及尿布,置于铺有大毛巾的操作台上	・与新生儿说话,促进感情交流,使新生儿情绪稳定 ・不论选择何种姿势,操作者都应保持双肩放松,背部挺直
(2)抚触顺序:倒少许新生儿润肤油于操作者手掌内,均匀涂抹 ・抚触顺序为:头部→胸部→腹部→上肢→下肢→背部→臀部,依次进行抚触,每个动作重复 4～6 次	・不要让润肤油接触到新生儿眼睛 ・抚触动作轻柔迅速,注意保暖,要与新生儿说话,促进感情交流
(3)头、面部抚触(图 1-3-5): ・双手拇指指腹从新生儿眉间滑向两侧发际 ・双手拇指从下颌中央向两侧向上滑动,呈微笑状 ・双手从前额发际抚向枕后,中指停止在耳后乳突部轻轻按压	・开始抚触时动作要轻,逐渐增加压力,让新生儿慢慢适应 ・要避开前囟,每个部位动作重复 4～6次
(4)胸部抚触(图 1-3-6): ・双手掌分别从胸部的外下方靠近两侧肋下缘处,向对侧外上方滑动至新生儿肩部,交替进行 ・新生儿哭闹,先设法让他安静,若哭闹不止,应该停止抚触	・注意避开乳腺结节 ・不要强迫新生儿保持固定姿势
(5)腹部抚触(图 1-3-7): ・右手轻轻放在宝宝的腹部沿着脐周围按顺时针方向进行按摩 ・I:用右手在新生儿的右腹由下往上划一个英文字母 I 形 ・L:再自宝宝右上腹滑向左上腹,再滑向左下腹画个倒写的 L 形 ・U:最后从宝宝的右下腹滑向右上腹,再水平滑向左上腹,再滑向左下腹划一个倒写的 U 形	・要避开脐部,腹部抚触有利于胃肠蠕动
(6)上肢和手部抚触(图 1-3-8): ・上肢:从上臂到手腕轻轻挤捏,双手夹住小手臂上下搓滚,用拇指从手掌心按摩至手指 ・手部:涂上润肤油后,托住新生儿的小手,用拇指从新生儿的掌根部滑向指尖,外展新生儿的手掌,并从指根到指尖揉捏每一个手指,提捏各手指关节	・四肢抚触有利于增加运动的协调性和灵活性
(7)下肢和足部抚触(图 1-3-9): ・下肢:从一侧大腿到踝部轻轻挤捏,双手夹住小腿上下搓滚,用拇指从脚后跟按摩至脚趾	・同样方法抚触新生儿的双足及脚趾 ・重复操作 3～5 次
(8)背部和臀部抚触(图 1-3-10): ・背部:翻转新生儿呈俯卧位,操作者双手放在脊柱两侧,以脊柱为中心向两侧滑动,自上而下逐渐下移至臀部,最后由颈部沿脊椎两侧纵向抚触至骶部 ・臀部:双手指腹从两臀内侧向外侧环形滑动	・背部、臀部抚触可舒缓背部肌肉 ・翻转新生儿时注意口鼻情况,防止窒息

续表

操作流程	操作要点说明
6. 操作后处理 · 抚触完毕,将新生儿包裹好 · 将新生儿抱送给母亲,核对新生儿床号、性别、胸牌和腕带正确 · 整理抚触台,整理抚触用物,打包待消毒,洗手 · 详细记录观察到的新生儿情况	· 分类处理医疗垃圾与生活垃圾
7. 健康宣教 · 告知产妇1 h候后喂奶,避免呛咳 · 注意新生儿保暖,观察吃奶、睡眠及大小便情况,有异常及时汇报医护人员 · 鼓励开展亲子活动,坚持母乳喂养	· 指导产妇及家属学习为婴儿抚触,开始抚触时间由短变长,以后逐渐增加
8. 评价 · 物品准备齐全,环境符合要求,操作程序正确,动作规范、熟练 · 操作者评估全面,观察仔细,查体认真,记录翔实 · 操作中体现人文关怀,与新生儿有眼神对视,语言表情交流	· 产妇及家人知晓新生儿抚触的目的及配合技巧,满意度高 · 新生儿无异常情况

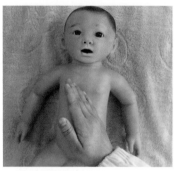　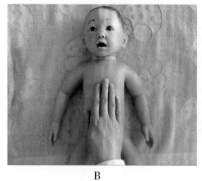　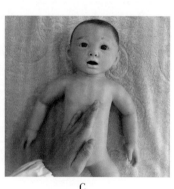

A.上额部抚触　　　　　　B.下颌部呈微笑状　　　　　　C.头顶部抚触

图 1-3-5　头面部抚触

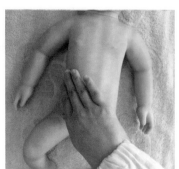　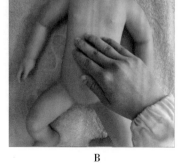　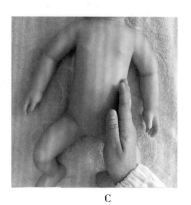

A　　　　　　　　　　B　　　　　　　　　　C

图 1-3-6　胸部抚触

A　　　　　　　　　　B　　　　　　　　　　C

图 1-3-7　腹部抚触

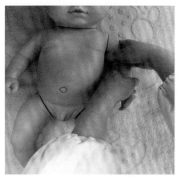 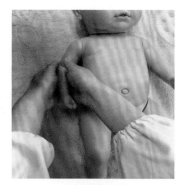 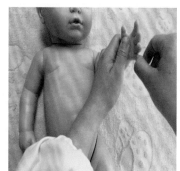

A. 挤捏上肢   B. 搓滚上肢   C. 按摩手部

图 1-3-8 上肢和手部抚触

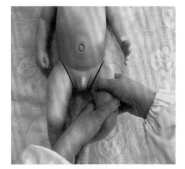 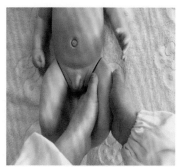 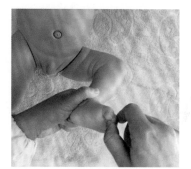

A. 挤捏下肢   B. 搓滚下肢   C. 按摩足部

图 1-3-9 下肢和足部抚触

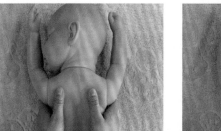 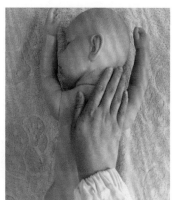 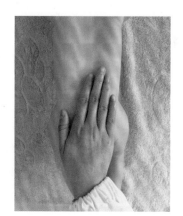

A. 背部   B. 背部   C. 臀部

图 1-3-10 背部和臀部抚触

>>> 思考题

1. 新生儿抚触的注意事项有哪些？新生儿抚触的意义有哪些？
2. 如何对新生儿进行胸部抚触？
3. 新生儿抚触过程中哭闹该如何处理？

>>> 操作考核评分标准

新生儿抚触的考核评分标准,见表 1-3-19。

表 1-3-19　新生儿抚触的考核评分标准

班级_____　　　学号_____　　　姓名_____　　　得分_____

项目内容	分值	考核内容及技术要求		应得分	存在问题	实际得分
素质要求	5	语言恰当,态度和蔼,衣帽整洁,举止端庄		5		
核对解释	4	核对产妇姓名、新生儿床号及性别正确无误		2		
		向家长解释新生儿抚触的目的、要求及如何配合		2		
评估	8	家长及新生儿	新生儿出生情况、Apgar 评分,有无受伤或其他疾病史	2		
			身体状况及皮肤情况,观察精神状态,有无溢奶	2		
			产妇及家属对新生儿抚触的认识、接受和合作程度	2		
		环境	室内整洁,室温适宜,光线充足,无对流风	2		
计划	8	操作者	修剪指甲,洗手,温暖双手,戴口罩	2		
		新生儿	抚触前 1 h 未曾哺乳	2		
		用物	备齐用物,排放整齐	2		
		环境	关闭门窗,调节室温至 24～26 ℃,湿度 55％～65％	2		
实施	60	抚触前	携带用物至床旁,再次核对新生儿的姓名及性别	3		
			脱去新生儿衣服,仰卧于操作台上	2		
			与新生儿说话或运用肢体语言,促使新生儿情绪稳定	1		
			操作者选择合适的姿势,可采取坐姿、跪姿或盘腿坐姿,最常采用的是站立姿势	1		
			倒少许新生儿润肤油于操作者手掌内,均匀涂抹	1		
		抚触步骤	依次进行抚触	1		
			抚触头部方法正确	7		
		抚触步骤	抚触胸部方法正确	6		
			抚触腹部方法正确	6		
			抚触上肢方法正确	6		
			抚触下肢方法正确	6		
			抚触背部方法正确	6		
			抚触臀部方法正确	6		
		操作后处理	抚触完毕,将新生儿包裹好,核对信息无误	4		
			送回病房,再次核对胸牌和腕带,并进行健康宣教	2		
			洗手,详细记录	2		
理论提问	5	对操作目的、注意事项及相关知识能熟练作答		5		
综合评价	10	操作程序正确,动作规范、轻柔、迅速		3		
		操作中面带微笑,与新生儿有眼神对视,语言表情交流		3		
		产妇及家人知晓新生儿抚触的目的及配合技巧		2		
		对家长进行健康宣教,家庭成员满意度高		2		
总　分	100			100		

考试日期_____　　　主考教师_____

（许　红　田　静　张立红）

模块四　妇科常用护理技术

妇科常用护理技术包括会阴冲洗、阴道灌洗、阴道宫颈上药、坐浴等操作,主要用于妇科手术的术前准备及术后护理,以及外阴炎、阴道炎及宫颈炎症等患者的治疗。掌握这些操作技术,可以更好地完成妇科护理工作。

》》实训目标

【能力目标】

1. 能正确实施会阴冲洗、阴道擦洗、阴道或宫颈上药、坐浴的用物准备及操作,完成经腹或经阴道全子宫切除术的护理配合。

2. 能指导患者正确地进行阴道上药和坐浴。

3. 具备开展妇科常见病、多发病的整体护理能力。

【知识目标】

1. 掌握妇科常用护理技术的护理配合及健康教育。

2. 熟悉妇科常用诊疗技术的目的、适应证及注意事项。

【素质目标】

1. 护理过程中能体现对患者的关爱,注意保护个人隐私。

2. 具有良好的护患沟通能力。

》》实训方法

1. 观看妇科常用护理技术的教学录像,或教师运用多媒体讲解、模型示教,并提出实训要求。

2. 利用校内实训室的设备和仿真模型,每4~6名学生一组,分组练习,教师巡回指导。

3. 课间安排学生赴教学医院的妇科门诊及病房见习。

4. 小组自评,组内互评,教师总结点评,随堂抽考并记录成绩。

工作地点:妇科门诊或病房。

》》典型案例仿真实训

【临床情境】

张某,女性,47岁,因"月经量增多、经期延长5年,加重5个月"入院。查体:贫血貌,体温36.8℃,心率98次/分,血压110/70 mmHg。妇科检查:宫颈肥大,表面呈颗粒状,触之易出血;子宫前位,增大如妊娠3个月余,宫体表面呈结节感、质硬,活动度好,无压痛。生育史:1-0-1-1。实验室检查:血红蛋白72 g/L。入院诊断:子宫肌瘤,贫血。拟行经腹全子宫切除术。

患者入院后食欲下降,睡眠差,担心手术会疼痛,影响今后正常生活。经常规术前准备后在硬膜外间隙阻滞麻醉下行"全子宫切除术",术后如期出院。术后1个月来院复查,主诉外阴瘙痒5日。妇科检查:阴道充血,分泌物量多、色黄、有异味。

你作为一名责任护士,应该如何做好术前准备及术后护理? 患者术后出现阴道分泌物异常,需要进行哪些检查? 如何护理?

【任务描述】

该患者诊断明确,拟行全子宫切除术。作为护理人员应该做好以下工作:

1. 协助医师消除患者对手术的恐惧,树立信心。

2. 积极做好术前准备,如会阴擦洗,阴道冲洗和阴道擦洗,阴道或宫颈上药,指导患者进行坐浴。术前行药物过敏试验,皮肤、阴道和胃肠道等准备,以保证手术顺利实施。

3. 术后对患者进行健康宣教,如定期复查、加强营养、注意休息、预防感染等。

4. 目前该患者术后 1 个月,妇科检查:阴道充血,分泌物量多、色黄、有异味,无出血。可能存在生殖道感染,要配合医师完成分泌物涂片检查或培养,给予相应的治疗。

5. 责任护士应医嘱进行会阴擦洗或冲洗、阴道上药等护理操作,促使伤口愈合,防止生殖道炎症的逆行性感染及预防泌尿系统感染。

任务一　使用阴道窥器和妇科检查

妇科检查又称盆腔检查,通过妇科检查可了解女性内、外生殖器官的发育情况、有无疾病以及病变部位等,是妇科临床针对女性的一项专门的检查方法。

【用物准备】

1. 模型及设备　妇科检查床,妇科检查模型,女性内生殖器官模型,治疗车,污物桶,立灯,屏风等。

2. 器械及用物　阴道窥器,无菌持物钳及罐一套,无菌长镊,无菌长棉签,无菌纱布,消毒棉球,生理盐水,液状石蜡或肥皂水,无菌手套或一次性手套,一次性会阴垫。

【操作流程】

使用阴道窥器和妇科检查的操作流程,见表 1-4-1。

表 1-4-1　使用阴道窥器和妇科检查的操作流程

操作流程	操作相关说明
1. 素质要求　着装整齐,举止端庄,语言恰当,态度和蔼	· 符合专业规范
2. 核对解释 · 语气亲切,问候患者,自我介绍;核对患者姓名、年龄、床号或住院号 · 向患者解释使用阴道窥器和妇科检查的目的、注意事项及配合要点	· 确认患者信息无误 · 检查前需排空膀胱和直肠
3. 评估 · 采集健康史,询问有无性生活史 · 了解患者情况(是否有腹痛、阴道流血、白带异常、腹部包块等) · 评估患者对使用阴道窥器和妇科检查的认知水平及合作程度	· 月经期禁止此项检查
4. 计划 · 操作者:修剪指甲,洗净双手,戴口罩 · 环境:安静,整洁,关闭门窗,光线充足,有遮挡,室温 22～24 ℃ · 物品:备齐用物,检查床上垫好一次性会阴垫 · 患者:了解阴道窥器和妇科检查的目的及方法,愿意配合检查	· 熟知操作流程及相关内容 · 注意保护患者隐私 · 避免交叉感染 · 排空膀胱后,仰卧于病床上
5. 操作步骤	
(1)安置体位:操作者携用物至患者床旁,立于检查床右侧 	· 协助患者取膀胱截石位,头部略垫高,双上肢平放于身旁,以使腹肌松弛 · 臀部置于检查台缘,脱去一条裤腿,盖在对侧腿部,充分暴露腹部及会阴部,注意胸腹部保暖 · 危重患者不宜搬动时,可在病床上检查
(2)外阴部检查: · 检查者戴一次性手套,立于患者两腿之间 · 观察外阴发育、阴毛分布,有无畸形、水肿、皮炎、溃疡、赘生物或肿块;注意皮肤和黏膜色泽及质地,有无增厚、变薄或萎缩 · 用右手拇指和示指分开小阴唇,暴露并查看阴道前庭、尿道口和阴道口	· 未婚者的处女膜完整未破,其阴道口勉强可容一示指 · 已婚者阴道口能容两指通过 · 经产妇处女膜仅余残痕,或可见会阴侧切瘢痕

续表

操作流程	操作相关说明
(3)阴道窥器检查： · 检查者用左手拇指和示指分开两侧小阴唇,暴露阴道口,右手持阴道窥器,避开敏感的尿道周围区,沿阴道侧后壁缓慢斜行插入阴道 · 边推进边将窥器两叶转正并逐渐张开,然后轻轻旋转,完全暴露阴道壁、宫颈及穹隆部 · 全面观察阴道及宫颈情况,注意阴道内分泌物性状 · 窥器检查完毕,先旋松侧部螺丝,待两叶合拢,再沿阴道侧后壁取出阴道窥器 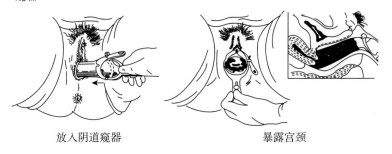 放入阴道窥器　　　　暴露宫颈	· 放置阴道窥器前,指导患者用力向下屏气,观察有无阴道前壁或后壁膨出、子宫脱垂或尿失禁等 · 根据患者阴道壁松弛情况,选用适当大小的阴道窥器;放置前,可用液状石蜡或肥皂液润滑阴道窥器两叶前端;做宫颈刮片或阴道上段涂片细胞学检查时,只能用生理盐水润滑,以免影响检查结果 · 放入或取出窥器,注意旋紧窥器中部螺丝,以免小阴唇和阴道壁黏膜被夹入两叶侧壁间而引起患者剧痛或不适
(4)双合诊： · 右手示指、中指两指或一指,沿阴道后壁缓慢放入阴道,左手在腹部配合检查,即为双合诊,分别检查子宫和附件 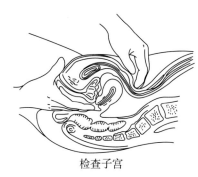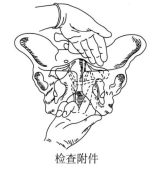 检查子宫　　　　检查附件	· 双合诊在窥器检查之后进行 · 逐一检查阴道、宫颈、宫体、附件(输卵管、卵巢)、宫旁结缔组织以及骨盆腔有无异常 · 对疑有盆腔内病变的腹壁肥厚、高度紧张不合作患者,若盆腔检查不满意时,可在麻醉下进行检查 · 阴道异常出血时,应先消毒外阴,使用无菌手套及器械,以防发生感染
(5)三合诊： · 即示指在阴道内,中指在直肠内,左手在腹壁配合检查 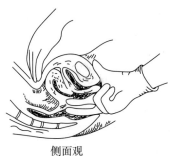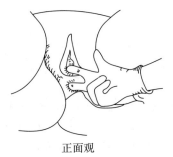 侧面观　　　　正面观	· 双合诊检查之后,检查者将中指退出,进入直肠 · 三合诊可了解子宫后壁、直肠子宫陷凹、宫骶韧带及盆腔后部的病变,估计盆腔内病变范围 · 三合诊在生殖器官肿瘤、结核、子宫内膜异位症、炎症等诊断方面尤为重要

续表

操作流程	操作相关说明
(6)直肠-腹部诊: · 检查者右手示指蘸液状石蜡或肥皂液润滑后,在肛门处轻轻按摩然后缓慢伸入直肠内,左手在腹部配合检查 	· 一般适用于未婚、阴道闭锁、经期或因其他原因不宜行双合诊的患者 · 对无性生活患者,禁止做双合诊及阴道窥器检查,必须检查时,应先征得患者及家属同意
6. 操作后处理 · 撤去一次性会阴垫,协助患者穿好衣裤,下检查床 · 整理用物,放回原位,脱手套,洗手,详细记录检查结果	· 及时更换臀下会阴垫,做到"一人一垫",以防交叉感染
7. 健康宣教 · 生殖道炎症治疗期间避免性交,注意个人卫生 · 阴道异常出血时,应及时就诊,保持会阴部清洁,以防发生感染	· 按预约时间来院复查
8. 评价 · 操作程序正确,动作规范、熟练,注意防止污染 · 操作过程中体现人文关怀,护患沟通有效,适时开展健康教育 · 能初步判断检查结果,熟悉操作目的、注意事项及相关知识	· 患者知晓操作目的,积极配合,体位舒适,无明显不适感

>>> 操作考核评分标准

使用阴道窥器和妇科检查配合的考核评分标准,见表 1-4-2。

表 1-4-2　使用阴道窥器和妇科检查配合的考核评分标准

班级_____　　学号_____　　姓名_____　　得分_____

项目内容	分值	考核内容及技术要求		应得分	存在问题	实际得分
素质要求	5	衣帽整洁,举止端庄,语言恰当,态度和蔼		5		
核对解释	4	问候患者,核对姓名、年龄无误		2		
		解释行盆腔检查的内容、目的、要求及如何配合		2		
评估	8	患者	询问月经史、生育史或未婚女性有无性生活史	2		
			了解一般情况,检查外阴及肛周皮肤情况,阴道分泌物性状等	3		
			评估患者对盆腔检查的认知水平和配合程度	2		
		环境	安静,光线充足,温度、湿度适宜,有遮挡,保护患者隐私	1		
计划	8	操作者	戴口罩,修剪指甲,洗净双手并保持温暖	2		
		患者	了解操作目的,愿意配合,已排空膀胱	2		
		用物	备齐用物,排放整齐	2		
		环境	安静,关闭门窗,光线充足,室温 22~24 ℃,屏风遮挡	2		

续表

项目内容	分值		考核内容及技术要求	应得分	存在问题	实际得分
实施	60	安置体位	检查者携带用物至床旁,站在患者两腿之间,注意遮挡	2		
			患者臀下置一次性会阴垫,并取膀胱截石位	2		
			脱去一条裤腿,暴露会阴部	2		
		外阴部检查	右手拇指和示指分开小阴唇,检查阴道前庭、尿道口和阴道口	2		
			评估阴道大小及阴道壁的张力	2		
		放置阴道窥器	操作者用左手拇指和示指分开两侧小阴唇,暴露阴道口	2		
			右手持阴道窥器,直接沿阴道侧后壁缓慢斜行插入阴道	2		
			边旋转边推进,两叶转平,并逐渐张开	2		
			暴露并观察阴道壁、宫颈及阴道穹隆部	2		
			阴道窥器检查完毕,先旋松侧部螺丝,两叶合拢后取出阴道窥器	2		
		双合诊(口述)	操作者右手示指和中指涂润滑剂后,沿阴道后壁缓慢放入阴道	6		
			左手在腹部配合检查	6		
			逐一检查阴道、宫颈、宫体、输卵管、卵巢、宫旁结缔组织以及骨盆腔有无异常	7		
		三合诊(口述)	在双合诊检查之后	2		
			将中指退出,缓慢伸入直肠,左手在腹壁配合检查	4		
			其余步骤同双合诊	1		
		直肠-腹部诊(口述)	检查者右手示指伸入直肠,左手在腹部配合检查	5		
			其余步骤同双合诊	1		
		操作后处理	撤去一次性会阴垫,协助患者穿好衣裤	2		
			整理床单位,整理用物,分类放回原位	2		
			脱手套,洗手,记录检查结果	2		
			进行健康宣教	2		
理论提问	5		对操作目的、注意事项及相关知识能准确、熟练作答	5		
综合评价	10		操作程序正确,动作规范、轻巧,检查时注意防止污染	3		
			操作过程中体现人文关怀,护患沟通有效,适时开展健康教育	3		
			患者知晓操作目的,配合操作,体位舒适,无不适感	2		
			记录填写清晰、完整	2		
总　分	100			100		

考试日期_____　　主考教师_____

任务二　会阴冲洗

会阴冲洗是妇科临床护理工作中最常用的护理技术,有利于保持会阴及肛门部的清洁,促进患者舒适;减少会阴分泌物对切口的污染,预防或减少泌尿道和生殖道逆行感染。适用于留置导尿管者,长期卧床、生活不能自理者,外阴或阴道手术后的患者。

【用物准备】

1. 模型及设备　妇科检查床,妇科检查模型,女性内生殖器官模型,治疗车,便盆,污物桶,立灯,屏风等。

2. 器械及用物

(1)会阴擦洗盘:内有消毒弯盘1个,无菌治疗碗1个,无菌镊子或消毒卵圆钳2把。无菌干棉球若干个,无菌干纱布2块,冲洗壶1个。一次性手套2副,一次性会阴垫2块。

（2）配制冲洗液：按需要配制冲洗液 500 mL，水温为 41～43 ℃。冲洗液常用 1∶500 聚维酮碘溶液，1∶5000 高锰酸钾溶液或 1∶1000 苯扎溴铵溶液。

【操作流程】

会阴冲洗的操作流程，见表 1-4-3。

表 1-4-3　会阴冲洗的操作流程

操作流程	操作要点说明
1. 素质要求　着装整齐，举止端庄，语言恰当，态度和蔼	· 符合专业规范
2. 核对解释 · 语气亲切，问候患者，自我介绍；核对患者姓名、年龄，床号或住院号 · 向患者解释行会阴冲洗的目的、方法、注意事项及配合要点	· 确认患者信息无误 · 检查前需排空膀胱和直肠
3. 评估 · 采集健康史，了解一般情况，有无发热，阴道分泌物情况 · 了解患者是否有腹痛、阴道流血、白带异常、腹部包块等 · 评估患者对会阴冲洗的认知水平及合作程度	· 月经期、阴道异常出血时禁止行会阴冲洗操作
4. 计划 · 操作者：修剪指甲，洗净双手，戴口罩 · 环境：安静，整洁，关闭门窗，光线充足，有遮挡，室温 22～24 ℃ · 物品：备齐用物，摆放整齐，检查床上垫好一次性会阴垫 · 患者：了解会阴冲洗的目的及方法，愿意配合操作	· 熟知操作流程及相关内容 · 注意保护患者隐私 · 避免交叉感染 · 排空膀胱后，仰卧于检查床上
5. 操作步骤	
（1）安置体位： · 操作者携用物至患者床旁 · 协助患者取仰卧屈膝位，头部略垫高，双上肢平放于身旁，以使腹肌松弛，脱去一条裤腿，盖在对侧腿部，充分暴露外阴部 · 将便盆置于臀下一次性会阴垫上，更换手套	· 冲洗液温度 41～43 ℃ · 指导患者放松，不要紧张，注意保暖
（2）冲洗： · 操作者立于患者右侧，将会阴冲洗盘放在治疗车上 · 用无菌镊子夹取一块无菌干纱布球，堵住阴道口，防止污水流入阴道，引起上行性感染 · 右手用卵圆钳夹住消毒棉球，擦拭外阴血迹和分泌物，左手持冲洗壶配合，自上而下，自外向内，边冲边擦 　　第 1 遍：自大腿上 1/3→腹股沟→臀部，先冲一侧后换棉球同样冲净对侧，再用另一棉球自阴阜向下依次冲净大阴唇→小阴唇→会阴体→肛门周围。初步冲净会阴部血迹、分泌物等 　　第 2 遍：自上而下，自内向外，若有伤口，则以伤口为中心向外冲洗，最后肛门 　　第 3 遍冲洗：顺序同第 2 遍 · 可根据情况增加冲洗次数，直到擦干净会阴部分泌物、血渍等	· 冲洗时，需保持一把镊子或卵圆钳呈无菌状态，用于从治疗碗中夹取备用的药液棉球，用另一把镊子或卵圆钳进行冲洗 · 凡留置导尿管者，洗净尿道口周围，保持尿管通畅，避免打结、扭曲或脱落 · 每次操作前后操作者必须洗手，将有伤口感染的患者安排在最后冲洗，防止交叉感染
（3）擦干： · 冲洗完毕，取出堵在阴道口的纱布，撤去便盆 · 取一块无菌纱布擦干外阴部，顺序同第 2 遍 · 若会阴部有伤口，应先擦干伤口，再擦拭其他部位	· 发现会阴水肿，伤口红肿或分泌物异常，应及时汇报医师并协助处理

续表

操作流程	操作要点说明
6. 操作后处理 • 更换一次性会阴垫,脱去手套 • 协助患者穿好衣裤,整理床单元,恢复舒适体位 • 整理用物,分类放置,清洗双手,做好记录	• 会阴水肿者可用50%硫酸镁溶液或95%乙醇湿热敷,或远红外线灯照射,促进伤口愈合
7. 健康宣教 • 生殖道炎症治疗期间避免性交 • 注意个人卫生,保持会阴部清洁	
8. 评价 • 操作程序正确,动作规范、熟练,注意防止污染 • 操作中体现人文关怀,护患沟通有效,适时开展健康教育 • 熟悉操作目的、注意事项及相关知识	• 患者知晓操作目的,积极配合操作,体位舒适,无不适感

>>> 操作考核评分标准

会阴冲洗的考核评分标准,见表1-4-4。

表 1-4-4　会阴冲洗的考核评分标准

班级＿＿＿＿＿＿　　　学号＿＿＿＿＿＿　　　姓名＿＿＿＿＿＿　　　得分＿＿＿＿＿＿

项目内容	分值	考核内容及技术要求		应得分	存在问题	实际得分
素质要求	5	衣帽整洁,举止端庄,语言恰当,态度和蔼		5		
核对解释	4	再次核对姓名、年龄、床号正确无误		2		
		解释会阴冲洗的目的、注意事项及如何配合		2		
评估	8	患者	健康史及一般情况,有无发热,阴道分泌物性状	2		
			会阴部有无红肿、裂伤、出血,疼痛程度及肛周情况	2		
			患者对会阴冲洗的认知水平和配合程度	2		
		环境	室内安静,整洁,光线适宜,有遮挡	2		
计划	8	操作者	修剪指甲,洗手,戴口罩	2		
		患者	了解操作目的,愿意配合,已排空膀胱	2		
		用物	备齐用物,排放整齐,灌洗溶液浓度配制正确	2		
		环境	关闭门窗,调节室温至22~24 ℃,屏风遮挡	2		
实施	60	安置体位	操作者携带用物至床旁,站在患者右侧	1		
			协助患者取屈膝仰卧位, 臀下垫一次性会阴垫	2		
			脱去对侧裤腿,盖在近侧腿部,暴露会阴部	2		
			将便盆置于一次性会阴垫上	1		
			将会阴冲洗盘放在治疗车上	2		

续表

项目内容	分值		考核内容及技术要求		应得分	存在问题	实际得分
实施	60	第1遍冲洗	夹取一块干纱布或棉球,堵住患者阴道口		2		
			右手夹住消毒棉球,左手持冲洗壶配合,一边冲洗一边擦洗		6		
			顺序:自上而下,自外向内,自腹股沟向下擦至臀部;先冲一侧后,换棉球同样冲净对侧;再用另一棉球,自阴阜向下冲净大小阴唇、会阴体及肛周		15		
		第2遍冲洗	自上而下,自内向外,一边冲洗一边擦洗		15		
		第3遍冲洗	顺序同第2遍		4		
		冲洗后	冲洗完毕后,取出阴道口纱布		2		
			用无菌干纱布擦净外阴部水迹,顺序同第2遍		2		
		操作后处理	协助患者穿好衣裤,整理床单位,更换一次性会阴垫		2		
			整理用物,脱手套,洗手		2		
			填写记录		1		
			进行健康宣教		1		
理论提问	5	对操作目的、注意事项及相关知识能准确、熟练作答			5		
综合评价	10	操作程序正确,动作规范,会阴部清洁无污物			4		
		操作过程中体现人文关怀,护患沟通有效,适时开展健康教育			3		
		患者了解会阴冲洗的目的,配合操作,体位舒适,无不适感			3		
总　分	100				100		

考试日期＿＿＿＿＿＿＿　主考教师＿＿＿＿＿＿＿

任务三　阴道灌洗和阴道擦洗

阴道灌洗和阴道擦洗的目的是减少阴道分泌物,促进阴道血液循环,减轻局部组织充血,控制和治疗炎症,为妇科手术前阴道准备内容之一。主要适用于阴道炎和宫颈炎的局部治疗,妇科手术前的阴道准备,腔内放疗前后常规清洁。月经期或不规则阴道流血者、宫颈有活动性出血者禁止阴道灌洗和阴道擦洗。

【用物准备】

1. 模型及设备　妇科检查床,妇科检查模型,女性内生殖器官模型,治疗车。

2. 器械及用物

(1)阴道灌洗:灌洗袋1个,带调节夹的橡皮管1根,灌洗头1个,弯盘1只,卵圆钳1把,无菌干纱布2块,输液架,水温计,便盆。

(2)阴道擦洗:弯盘1只,无菌大棉签若干,无菌干纱布2块0.5%聚维酮碘溶液(隔水加温,水槽温度60 ℃)。

(3)其他:一次性会阴垫2块,一次性手套1副,污物桶,立灯,屏风等。

3. 配制灌洗溶液　按需要配制灌洗液500～1000 mL,水温为41～43 ℃。常用灌洗液有1:5000高锰酸钾溶液0.9%氯化钠注射液0.02%或0.05%聚维酮碘溶液,4%硼酸溶液,2%～4%碳酸氢钠溶液,0.5%乙酸溶液,1%乳酸溶液等,也可用中药,应根据病情选择不同药液。

【操作流程】

阴道灌洗和阴道擦洗的操作流程,见表1-4-5。

表 1-4-5　阴道灌洗和阴道擦洗的操作流程

操作流程	操作要点说明
1. 素质要求　着装整齐,举止端庄,语言恰当,态度和蔼	· 符合专业规范
2. 核对解释 · 语气亲切,问候患者,自我介绍;核对患者姓名、年龄、床号或住院号 · 向患者解释阴道灌洗和擦洗的目的、方法、注意事项及配合要点	· 确认患者信息无误 · 检查前需排空膀胱和直肠
3. 评估 · 采集健康史,了解一般情况,有无发热,阴道分泌物情况 · 观察会阴部伤口情况,有无红肿、裂伤、出血,了解疼痛程度 · 评估患者对阴道灌洗和阴道擦洗的认知水平及合作程度	· 排除禁忌证
4. 计划 · 操作者:修剪指甲,洗净双手,戴口罩 · 环境:安静,整洁,关闭门窗,屏风遮挡,调节室温至 22～24 ℃ · 物品:备齐用物,摆放整齐,检查床上垫好一次性会阴垫 · 患者:了解阴道灌洗和阴道擦洗的目的及方法,愿意配合操作	· 熟知操作流程及相关内容 · 注意保护患者隐私 · 避免交叉感染 · 排空膀胱后,仰卧于检查床上
5. 操作步骤	
(1)配制灌洗液: · 按需要配制灌洗液 500～1000 mL · 将灌洗筒挂于距床沿 60～70 cm 的高处,排去管内空气,测试水温后备用 · 灌洗液温度 41～43 ℃ 为宜	· 合并感染、伤口愈合不良时,需进行低位灌洗,灌洗筒高度不超过床沿 30 cm
(2)安置体位: · 操作者携用物至患者床旁,站在患者两腿之间 · 协助患者取膀胱截石位,暴露外阴部	· 患者放松,不要紧张,注意保暖 · 脱去一条裤腿,盖在对侧腿部
(3)阴道灌洗: · 操作者戴一次性手套,将便盆置于患者臀下一次性会阴垫上,更换手套 · 右手持冲洗头,先冲洗外阴部 · 左手分开小阴唇,将冲洗头沿阴道侧壁方向缓缓插入,至阴道后穹隆处 · 边冲洗边在阴道内左右、上下移动灌洗头,使阴道壁及穹隆各部均能被灌洗到 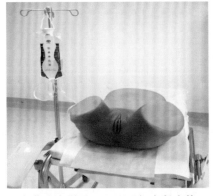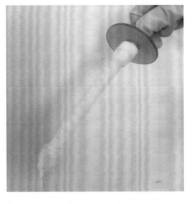 · 当灌洗液剩下 100 mL 时,夹紧皮管 · 将灌洗头向阴道后壁方向边按压边轻轻抽出,再冲洗一遍外阴部 · 灌洗完毕,扶患者坐于便盆上,使阴道内存留的液体流出 · 撤离便盆,用纱布自内向外、自上向下擦干外阴部 · 更换一次性会阴垫	· 阴道灌洗前常规清洁、消毒外阴 · 冲洗头不宜插入过深,操作时动作要轻柔,以免损伤阴道壁和宫颈组织 · 避免冲洗压力过大、水流过速,使液体或污物进入子宫腔,或灌洗液与局部作用的时间不足 · 冲洗过程中,要与患者沟通,询问有无不适 · 在妇科检查床上,用阴道窥器将阴道张开,直视下进行灌洗效果更佳

操作流程	操作要点说明
（4）阴道擦洗： · 协助患者取膀胱截石位，暴露外阴 · 常规清洁、消毒外阴，放置阴道窥器并将阴道张开 · 取出浸泡在 0.5％聚维酮碘溶液中的大棉签，在直视下缓慢伸入阴道内 · 擦洗时转动阴道窥器，擦净阴道四周皱襞及阴道后穹隆处 · 消毒后用大棉球蘸干阴道内液体 · 擦洗完毕，取下阴道窥器 · 取无菌纱布擦干外阴部，顺序由内向外，由上向下	· 大棉签插入不宜过深，操作时动作要轻柔，以免损伤阴道壁和宫颈组织 · 消毒时尤其注意阴道穹隆部，应视具体情况更换棉签擦洗次数
6. 操作后处理 · 协助患者穿好衣裤，下检查床，送回病房休息 · 整理用物，分类放置，清洗双手，做好记录	
7. 健康宣教 · 生殖道炎症治疗期间避免性交 · 注意个人卫生，保持会阴部清洁	
8. 评价 · 操作程序正确，动作规范、熟练，注意防止污染 · 操作过程中体现人文关怀，护患沟通有效，适时开展健康教育 · 熟悉操作目的、注意事项及相关知识	· 患者知晓操作目的，积极配合，体位舒适，无不适感

>>> 操作考核评分标准

阴道灌洗和阴道擦洗的考核评分标准，见表 1-4-6。

表 1-4-6　阴道灌洗和阴道擦洗的考核评分标准

班级＿＿＿＿＿＿　　学号＿＿＿＿＿＿　　姓名＿＿＿＿＿＿　　得分＿＿＿＿＿＿

项目内容	分值	考核内容及技术要求		应得分	存在问题	实际得分
素质要求	5	衣帽整洁，举止端庄，语言恰当，态度和蔼		5		
核对解释	4	核对患者姓名、年龄、床号正确无误		2		
		解释阴道灌洗和阴道擦洗的目的、要求及如何配合		2		
评估	8	患者	健康史及一般情况，有无发热，阴道分泌物性状	3		
			会阴部有无红肿、裂伤、出血，疼痛程度及肛周情况	2		
			患者对阴道灌洗和擦洗的认知水平及配合程度	2		
		环境	整洁，安静，温度、光线适宜，保护患者隐私	1		
计划	10	操作者	修剪指甲，洗手，戴口罩	2		
		患者	了解操作目的，愿意配合，已排尿	2		
		用物	备齐用物，排放整齐，按需要配制灌洗液	4		
		环境	关闭门窗，调节室温，屏风遮挡	2		
实施	58	准备	操作者携至患者床前，戴一次性手套，立于患者两腿之间	2		
			臀下垫一次性会阴垫，常规清洁、消毒外阴	2		
			便盆置于臀下，更换一次性手套	2		

续表

项目内容	分值	考核内容及技术要求		应得分	存在问题	实际得分
实施	58	阴道灌洗	将灌洗筒挂于距床沿 60～70 cm 高处,排去管内空气	3		
			试水温适当后备用	2		
			右手持冲洗头,先冲洗外阴部	2		
			左手分开小阴唇,将灌洗头沿阴道侧壁缓缓插入至后穹隆	5		
			在阴道内边冲洗边左右、上下移动灌洗头	3		
			当灌洗液剩下 100 mL 时,夹紧皮管,轻轻拔出灌洗头	2		
			再冲洗一遍外阴部	2		
			扶患者坐于便盆上,流出阴道内存留液体	3		
			撤离便盆,用纱布自内向外、自上向下擦干外阴部	2		
		阴道擦洗	放置阴道窥器并将阴道张开	3		
			取出浸泡在 0.5％聚维酮碘溶液中的大棉签,缓慢伸入阴道内	5		
			擦洗时转动阴道窥器,擦净阴道四周皱襞及阴道后穹隆处	5		
			擦洗时应特别注意阴道穹隆部,消毒后用棉球蘸干	2		
			视具体情况而定更换大棉签擦洗次数	2		
			擦洗完毕,取下阴道窥器	2		
			取无菌纱布擦干外阴部,顺序由内向外,由上向下	3		
		操作后处理	协助患者整理衣裤,下检查床	2		
			整理用物,分类放置,脱去手套,洗手	2		
			记录,进行健康宣教	2		
理论提问	5	对操作目的、注意事项及相关知识能准确、熟练作答		5		
综合评价	10	操作程序正确,动作规范、熟练		3		
		操作过程中体现人文关怀,护患沟通有效,适时开展健康教育		3		
		患者已知操作目的,配合操作,体位舒适,无不适感		2		
		记录填写清晰、完整		2		
总　分	100			100		

考试日期＿＿＿＿＿＿＿　　　主考教师＿＿＿＿＿＿＿

任务四　阴道或宫颈上药

　　阴道或宫颈上药常用于各种急慢性阴道炎、宫颈炎的局部治疗或手术后阴道残端炎症的治疗。一般在妇科门诊进行或指导患者在家自己上药。

　　【用物准备】

　　1. 模型及设备　妇科检查床,妇科检查模型,女性内生殖器官模型,治疗车,污物桶,立灯,屏风等。

　　2. 器械及用物　阴道窥器,长镊子或卵圆钳 1 把,消毒棉签,根据药物性质和上药方法可另备长棉签,喷洒器等。0.5％聚维酮碘棉球,无菌干棉球,带尾丝的干棉球。医用胶带,一次性会阴垫 1 块,一次性手套 1 副等。

　　3. 药品　常用 20％～50％硝酸银,1％甲紫,20％～50％铬酸,2％碘甘油喷雾剂和阴道栓剂等。

　　【操作流程】

　　阴道或宫颈上药的操作流程,见表 1-4-7。

表 1-4-7　阴道或宫颈上药的操作流程

操作流程	操作要点说明
1. 素质要求　着装整齐,举止端庄,语言恰当,态度和蔼	• 符合专业规范
2. 核对解释 • 语气亲切,问候患者,自我介绍;核对患者姓名、年龄,床号或住院号 • 向患者解释行阴道或宫颈上药的目的、上药方法及配合要点	• 确认患者信息无误 • 检查前需排空膀胱和直肠
3. 评估 • 采集健康史,询问有无性生活史,有无发热,阴道分泌物情况 • 了解患者有无发热、是否有腹痛、阴道流血、白带异常等 • 评估患者对阴道或宫颈上药的认知水平及合作程度	• 月经期或阴道出血者,不宜阴道或宫颈给药
4. 计划 • 操作者:修剪指甲,洗净双手,戴口罩 • 环境:安静,整洁,关闭门窗,屏风遮挡,调节室温至 22～24 ℃ • 物品:备齐用物,摆放整齐,检查床上垫好一次性会阴垫 • 患者:了解阴道或宫颈上药的目的及方法,愿意配合操作	• 熟知操作流程及相关内容 • 注意保护患者隐私 • 避免交叉感染 • 排空膀胱后,仰卧于检查床上
5. 操作步骤	
(1)安置体位: • 操作者携用物至患者床旁 • 协助患者取膀胱截石位,臀部置于检查台缘,头部略抬高,两手平放于身旁,以使腹肌松弛	• 指导患者放松,不要紧张,注意保暖
(2)清洁外阴: • 操作者站在患者两腿之间 • 协助患者脱去一条裤腿,取膀胱截石位,暴露外阴部 • 操作者戴一次性手套,常规清洁、消毒外阴	• 根据不同的给药方式,选择合适体位 • 上药前常规行会阴擦洗或坐浴,可提高疗效
(3)涂擦法: • 放置阴道窥器,充分暴露阴道及宫颈病变部位,用消毒棉球拭去宫颈黏液或炎性分泌物 • 用无菌长棉签蘸取药液或药膏,均匀涂擦在阴道壁或子宫颈病变部位,并插入宫颈管内约 0.5 cm 处 • 上非腐蚀性药物时,应转动阴道窥器,使阴道四壁均能涂布药物 • 上腐蚀性药物前,应将纱布或棉球垫于阴道后壁及后穹隆部,药物只涂宫颈病灶局部,注意保护阴道壁及正常组织;涂药顺序先宫颈上唇,再涂下唇,然后宫颈外口,稍后用生理盐水棉球擦去表面残余药液,之后用干棉球吸干	• 根据不同病情和药物类型采用不同的上药方法 • 宫颈上如有囊肿,应先刺破,挤出黏液后再上药 • 未婚妇女上药时禁用阴道窥器,可用长棉棍涂抹,棉棍上的棉花必须捻紧,涂药须顺同一方向转动,以防棉花落入阴道难以取出
(4)喷洒法: • 将药粉置于喷雾器内 • 对准患处挤压喷雾器,喷射出药物粉末均匀散布于炎性组织表面	• 腐蚀性药粉不可喷洒

续表

操作流程	操作要点说明
(5)纳入法： • 操作者暴露宫颈后，用长镊子夹取药片(或栓剂)放置于阴道穹隆部 • 取出阴道窥器和镊子，动作轻柔，避免药品移位 • 教会患者自行放置，无须使用阴道窥器：洗净双手或戴一次性指套，左手分开大小阴唇，右手示指将药片或栓剂推向阴道后壁深处	• 一般临睡前或休息时上药，避免药物滑出，影响治疗效果
(6)宫颈棉球上药： • 将药液、药膏浸蘸于宫颈处或将药粉洒于带线棉球上，再用长镊子夹持棉球，塞至子宫颈处 • 将线尾露于阴道口外，并用胶布固定于阴阜侧上方，轻轻退出阴道窥器，再取出镊子	• 告知患者放药12~24 h后，应自行牵引棉球线尾及时将棉球取出
6. 操作后处理 • 操作完毕，撤去消毒会阴垫，协助患者穿好衣裤，下检查床或取舒适体位 • 整理用物，分类放回原位，脱手套，洗手，详细记录检查结果	
7. 健康宣教 • 指导患者坚持治疗，每日1次，7~10次为一个疗程 • 用药期间避免性交，注意个人卫生，保持会阴部清洁	• 应规范治疗不可随意减少用药次数，否则降低疗效并产生耐药性
8. 评价 • 操作程序正确，动作规范、熟练，遵守无菌操作原则 • 操作过程中体现人文关怀，护患沟通有效，适时开展健康教育 • 熟悉操作目的、注意事项及相关知识	• 患者知晓操作目的，积极配合操作，体位舒适，无不适感

>>> 操作考核评分标准

阴道或宫颈上药的考核评分标准，见表1-4-8。

表 1-4-8 阴道或宫颈上药的考核评分标准

班级_____　　学号_____　　姓名_____　　得分_____

项目内容	分值	考核内容及技术要求		应得分	存在问题	实际得分
素质要求	5	衣帽整洁，举止端庄，语言恰当，态度和蔼		5		
核对解释	4	核对患者姓名、年龄正确无误		2		
		解释阴道或宫颈上药的目的、要求及如何配合		2		
评估	8	患者	健康史及一般情况，有无发热等	2		
			评估外阴、阴道、宫颈情况及分泌物性状等	3		
			患者对阴道或宫颈上药的认知水平及配合程度	2		
		环境	安静，温度、光线适宜，有遮挡，保护患者隐私	1		
计划	8	操作者	修剪指甲，洗净双手并保持温暖	2		
		患者	了解操作目的，愿意配合，已排空膀胱	2		
		用物	备齐用物，排放整齐	2		
		环境	关闭门窗，调节室温，屏风遮挡	2		

续表

项目内容	分值		考核内容及技术要求	应得分	存在问题	实际得分
实施	60	安置体位	操作者携用物至床前	1		
			协助患者取膀胱截石位,暴露外阴部	3		
			臀下垫一次性会阴垫	2		
			脱下一条裤腿,穿好单腿裤,保暖	2		
		上药前准备	戴一次性手套,上药前应先行阴道灌洗或坐浴	3		
			根据患者具体情况选用合适的上药方法	2		
			放置阴道窥器,暴露阴道及宫颈病变部位,拭去分泌物,使药物直接接触炎性组织面	5		
		上药方法	涂擦法:用消毒棉球拭去宫颈黏液或炎性分泌物后,用消毒长棉签蘸取药液或药膏,均匀涂擦	8		
			喷洒法:放置阴道窥器,将喷雾器对准患处,挤压,喷射出药物粉末均匀散布于炎性组织表面	8		
			纳入法:用长镊子夹取药片(或栓剂)放置于阴道穹隆部;或无须阴道窥器,戴手套,左手分开大小阴唇,右手示指将药片或栓剂推向阴道后壁深处	8		
			宫颈棉球上药:将药液、药膏浸蘸于宫颈处或将药粉洒于带有尾丝的棉球上,再用长镊子夹持棉球,塞至子宫颈处,将线尾露于阴道外,并用胶布固定于阴阜侧上方	10		
		操作后处理	撤去一次性垫单,更换消毒会阴垫	2		
			协助患者整理衣裤,下检查床或取舒适体位	2		
			整理用物,分类放置	2		
			洗手,记录,进行健康教育	2		
理论提问	5		对操作目的、注意事项及相关知识能准确、熟练作答	5		
综合评价	10		操作程序正确,动作规范、熟练	3		
			操作中体现人文关怀,护患沟通有效,适时开展健康教育	3		
			患者已知操作目的,配合操作,体位舒适,无不适感	2		
			记录填写清晰、完整	2		
总　分	100			100		

考试日期＿＿＿＿＿＿　　　　主考教师＿＿＿＿＿＿

任务五　坐　　浴

　　坐浴是妇科常用的一种局部浸浴技术,可借助水温和药物的作用以促进局部血液循环,增强局部抵抗力,减轻炎症和疼痛,使创面清洁,有利于组织恢复。方法简单易行,常作为特异性和非特异性外阴、阴道炎症,如老年性阴道炎、滴虫、假丝酵母菌、支原体、衣原体等引起的阴道炎和外阴炎,子宫脱垂、会阴切口愈合不良的辅助治疗手段以及外阴、阴道手术前的准备。

　　【用物准备】

　　1. 模型及设备　妇科检查床,妇科检查模型,女性内生殖器官模型,污物桶,屏风等。

　　2. 器械及用物　坐浴盆 1 个,30 cm 高的坐浴架 1 个,无菌大纱布 2 块。

　　3. 配制溶液　按病情需要配制坐浴液 2000 mL,常用的坐浴溶液包括:①滴虫性阴道炎:可选用 0.5％乙酸溶液,1％乳酸溶液或 1∶5000 高锰酸钾溶液等。②外阴阴道假丝酵母菌病:一般用 2％～4％碳酸氢钠溶液。③萎缩性阴道炎:常用 0.5％～1％乳酸溶液或 1∶5000 高锰酸钾溶液等。④外阴炎及其他非特异性阴道炎、外阴阴道手术前准备:常用 1∶5000 高锰酸钾溶液,1∶1000 苯扎溴铵(新洁尔灭)溶液 0.02％聚维酮碘溶液等;中成药如洁尔阴、肤阴洁等。

【操作流程】

坐浴的操作流程,见表 1-4-9。

表 1-4-9　坐浴的操作流程

操作流程	操作要点说明
1. 素质要求　着装整齐,举止端庄,语言恰当,态度和蔼	·符合专业规范
2. 核对解释 ·语气亲切,问候患者,自我介绍;核对患者姓名、年龄、床号或住院号 ·向患者解释坐浴的目的、方法及配合要点	·确认患者信息无误 ·检查前需排空膀胱和直肠
3. 评估 ·采集健康史,了解一般情况,有无发热、阴道分泌物异常等 ·膀胱充盈情况,会阴及肛周皮肤情况 ·评估患者对坐浴的认知水平及合作程度	·凡月经期或不规则阴道流血者,妊娠期及产褥期 7 日内禁忌坐浴
4. 计划 ·操作者:修剪指甲,洗净双手,戴口罩 ·环境:安静,整洁,关闭门窗,屏风遮挡,调节室温至 22～24 ℃ ·物品:备齐用物,摆放整齐 ·患者:了解坐浴的目的、方法及注意事项,愿意配合	·熟知操作流程及相关内容 ·注意保护患者隐私 ·避免交叉感染 ·用温水清洁会阴,注意保暖
5. 操作步骤	
(1)配制坐浴液: ·根据病情按比例配制好坐浴液 2000 mL ·坐浴溶液严格按比例配制,以免浓度太高造成皮肤、黏膜烧伤,或浓度太低影响治疗效果 ·将坐浴盆置于坐浴架上,放置稳妥,携带用物至床旁 ·检查水温 	根据水温的不同,坐浴分三种: ·热浴:水温为 41～43 ℃,适用于渗出性病变及急性炎性浸润,如外阴炎,可先熏后坐浴 ·温浴:水温为 35～37 ℃,适用于慢性盆腔炎、手术前准备 ·冷浴:水温为 14～15 ℃,目的刺激肌肉神经,使其张力增加,适用于阴道、膀胱松弛及性无能等,一般坐浴时间 3～5 min 即可
(2)指导坐浴: ·坐浴前嘱患者排尿后,常规先行外阴清洗 ·协助患者退去裤子,注意保暖,防止受凉 ·坐浴前,先用盆内一块消毒纱布接触皮肤试温,以防烫伤 ·指导患者将全臀及外阴部全部浸泡在溶液中,一般持续 15～20 min,适当加入热液以维持水温 ·坐浴完毕,用无菌纱布蘸干外阴部,有伤口者应给予换药	·避免水温过高烫伤皮肤和黏膜,温度过低引起患者不适 ·注意观察患者反应及有无不适
6. 操作后处理 ·坐浴完毕,撤去用物,协助患者穿好衣裤,扶坐起或取舒适体位 ·整理用物,分类放置,脱手套,清洗双手 ·询问患者有无不适,交代注意事项并记录	

续表

操作流程	操作要点说明
7. 健康宣教 ·指导患者注意外阴清洁卫生,坐浴每日 1 次,7～10 次为一个疗程 ·用药期间避免性交,注意个人卫生,保持会阴部清洁 ·指导患者严格按比例配制坐浴液,浓度太高容易造成黏膜烧伤,浓度太低影响治疗效果	·指导患者规范治疗,按预约时间来院复查
8. 评价 ·操作程序正确,动作规范、熟练 ·操作中体现人文关怀,护患沟通有效,适时开展健康教育 ·熟悉操作目的、注意事项及相关知识	·患者知晓操作目的,积极配合,体位舒适,无不适感

>>> 思考题

1. 简述会阴冲洗的顺序及护理要点。
2. 简述阴道灌洗护理要点。常用的灌洗溶液有哪些?
3. 阴道或宫颈上药的方法有哪些?
4. 简述坐浴的适应证及护理要点。

>>> 操作考核评分标准

坐浴的考核评分标准,见表 1-4-10。

表 1-4-10　坐浴的考核评分标准

班级_____　　　学号_____　　　姓名_____　　　得分_____

项目内容	分值	考核内容及技术要求		应得分	存在问题	实际得分
素质要求	5	衣帽整洁,举止端庄,语言恰当,态度和蔼		5		
核对解释	10	坐浴前常规先行外阴清洗		4		
		解释坐浴的目的、要求及注意事项		6		
评估	8	患者	采集健康史,了解一般情况,有无发热等	2		
			外阴皮肤情况,阴道、宫颈情况及分泌物性状等	2		
			患者对坐浴的认知水平及配合程度	2		
		环境	安静,温度、光线适宜,有遮挡,保护患者隐私	2		
操作前准备	10	操作者	修剪指甲,洗手,戴口罩	2		
		患者	了解操作目的,愿意配合,已排尿并初步清洁外阴	4		
		用物	备齐用物,排放整齐	2		
		环境	关闭门窗,调节室温,屏风遮挡	2		
实施	52	配制溶液	严格按比例配制好所需溶液 2000 mL	4		
			水温应在 41～43 ℃之间	6		
		坐浴	备齐物品,携至病床前,核对患者信息	5		
			将坐浴盆置于坐浴架上	5		
			指导患者先试水温,后将全臀和外阴部浸泡于溶液中	14		
			持续 15～20 min	6		
			坐浴结束后无菌纱布蘸干外阴部	4		
		操作后处理	协助患者整理衣裤,取舒适体位	2		
			撤离坐浴盆,并整理物品	2		
			洗手,记录	2		
			进行健康教育	2		

续表

项目内容	分值	考核内容及技术要求	应得分	存在问题	实际得分
理论提问	5	对操作目的、注意事项及相关知识能准确、熟练作答	5		
综合评价	10	操作程序正确,动作规范、熟练	4		
		操作中体现人文关怀,护患沟通有效,适时开展健康教育	3		
		患者已知操作目的,配合操作,体位舒适,无不适感	2		
		记录填写清晰、完整	1		
总　分	100		100		

考试日期_____　　　主考教师_____

任务六　经腹全子宫切除术的护理配合

手术治疗在妇科工作中占有相当重要的地位,是妇科肿瘤患者的主要治疗手段之一。充分的术前准备和精心的术后护理,对减轻患者痛苦、保证手术安全顺利进行、减少术后并发症及对术后患者如期康复都具有重要意义。

>>> 典型案例仿真实训

【临床情境】

王某,女性,47 岁,因"发现子宫增大 10 月余,月经量增多 5 个月"入院。自述 10 个月前行妇科检查时发现子宫增大,B 型超声提示子宫前壁 3 个低回声光团。无明显月经量改变,故未予任何治疗。近 5 个月出现月经量明显增多,每次用会阴垫 30 片,有大血块,经期延长至 10 日,伴尿频,腰酸痛,白带增多。1 周前 B 型超声检查提示"子宫肌瘤"且较前明显增大,患者要求手术治疗入院。

体格检查:中度贫血貌,体温 36.8 ℃,心率 98 次/分,血压 100/70 mmHg。妇科检查:外阴阴道正常;宫颈肥大充血,表面呈颗粒状;子宫呈前倾前屈位,增大如妊娠 3 个月子宫大小,表面呈多个结节感,质硬,活动好,无压痛;双附件无压痛,无包块。实验室检查:RBC $3.0 \times 10^{12}/L$,Hb 72 g/L,WBC $7.2 \times 10^9/L$,中性粒细胞 65%。

临床诊断:子宫肌瘤,失血性贫血,宫颈炎。拟行经腹全子宫切除术。患者入院后饮食、睡眠差,担心手术会失败、会疼痛、会影响今后正常生活。

【任务描述】

1. 子宫肌瘤是女性生殖系统最常见的良性肿瘤,手术治疗是最常用的治疗手段。术前应常规行宫颈脱落细胞学检查,排除宫颈恶性病变。

2. 为进一步明确诊断,作为责任护士应协助医师完成阴道分泌物涂片、生殖道脱落细胞学检查等各项辅助检查。

3. 该患者有全子宫切除的适应证,作为责任护士应积极进行术前准备,做好术前患者的心理护理,减轻对手术的恐惧,增强治疗信心。

4. 术后应认真执行医嘱,精心护理,可预防和减少并发症的发生,促进机体早日康复。

【用物准备】

1. 模型及设备　妇科检查床,妇科检查模型,女性内生殖器官模型,治疗车,污物桶,屏风等。

2. 器械及用物　备皮、灌肠、导尿及阴道冲洗(擦洗)等操作用物。

【操作流程】

经腹全子宫切除术的护理配合操作流程,见表 1-4-11。

表 1-4-11　经腹全子宫切除术的护理配合操作流程

操作流程	操作相关说明
1. 素质要求　着装整齐,举止端庄,语言恰当,态度和蔼	· 符合专业规范

续表

操作流程	操作相关说明
2. 核对解释 · 语气亲切,问候患者,自我介绍;核对患者姓名、年龄,床号或住院号 · 向患者及家属介绍子宫肌瘤的相关知识,解释病情,交代全子宫切除术的必要性和重要性;介绍手术方式、麻醉方式、手术过程及手术中可能遇到的情况	· 确认患者信息无误 · 消除对手术的焦虑、恐惧心理,树立治疗信心,积极配合
3. 评估 · 采集健康史,有无过敏史(注明何种药物过敏),有无发热 · 对有阴道流血者,观察出血量、性状,有无异味等 · 了解盆腔检查情况及各项实验室检查,评估重要脏器的功能 · 评估患者对经腹全子宫切除术的认知水平及合作程度	· 注意观察患者的精神心理状态 · 协助完成心电图、胸部 X 线摄片、B 型超声、血常规、尿常规、凝血功能、血型、肝肾功能、血糖、电解质等辅助检查
4. 计划 · 操作者:修剪指甲,洗净双手,戴口罩 · 环境:安静,整洁,关闭门窗,屏风遮挡,调节室温至 22～24 ℃ · 物品:备齐用物,摆放整齐 · 患者:了解经腹全子宫切除术的目的及注意事项,愿意配合	· 熟知操作流程及相关内容 · 注意保护患者隐私 · 避免交叉感染 · 沐浴并更换病员服,避免受凉
5. 操作步骤	
(1)入院后指导: ①疾病知识:通俗易懂地向患者介绍子宫肌瘤的相关医学知识;讲解女性生殖器官的功能及手术切除后可能出现的表现和应对措施 ②休息:术前应保证充分休息,必要时按医嘱睡前给予镇静安眠药 ③饮食、营养: · 对贫血、营养不良等患者,可少量分次输血,纠正贫血 · 若年老、体弱、进食困难者,通过静脉补充,如输清蛋白、输血等,以保证机体处于最佳状态,为手术做好准备 ④术前练习:指导患者进行胸式深呼吸运动和有效咳嗽等训练 · 指导患者双手按住季肋部或切口两侧,以限制腹部活动幅度,深吸气后再用力咳痰,反复训练,直到掌握为止 · 指导患者在床上练习使用便器,以免术后发生排尿困难 · 指导患者床上练习漱口,翻身及上、下床的动作,以利术后康复	· 指导患者进食高蛋白、高热量、高维生素等营养素含量丰富而全面的食物 · 积极有效的术前训练有利于减少并发症的发生,促进术后康复
(2)术前准备: ①护士应该认真核对医嘱,协助医师让患者及家属签署手术同意书 ②向患者介绍麻醉方式、手术室环境、手术过程等,消除紧张情绪,使患者坚信在现有的条件下,能够顺利渡过手术全过程 ③术前 1 日做普鲁卡因、抗生素等药物过敏试验 ④术前 1 日患者应完成沐浴、更衣、剪指甲 · 备皮范围:上自剑突下缘,下至两大腿上 1/3 处及外阴部的皮肤,两侧至腋中线 ⑤术前 3 日每日用 1∶5000 高锰酸钾溶液或 0.5% 聚维酮碘溶液冲洗或擦洗阴道,消毒时应特别注意阴道穹隆部,消毒后用无菌大棉球蘸干 ⑥术前 2 日进软食,术前 8 h 禁食,4 h 禁饮。术前 1 日中午给予口服缓泻剂,或手术前晚肥皂水灌肠 1 次	· 手术室护士和麻醉师,应在手术前 1 日到病室了解患者的一般情况 · 备皮时尤其注意清洁脐窝部,动作要轻柔,切忌损伤皮肤表皮,若皮肤准备超过 24 h,应重新准备 · 阴道流血及未婚者不做阴道冲洗 · 必要时手术当日晨再次灌肠

操作流程	操作相关说明
（3）手术日晨： ①阴道宫颈准备：手术当日晨应再次行阴道擦洗，消毒阴道、宫颈，拭干后，在宫颈和穹隆部涂 1% 甲紫或亚甲蓝，作为腹部全子宫切除时进入阴道之标志 ②生命体征：若发热、血压过高、月经来潮等情况应汇报值班医师 ③术前用药：术前半小时，遵医嘱给予基础麻醉药物，通常肌内注射阿托品 0.5 mg 和苯巴比妥钠 1 mg ④与手术室护士交接患者：再次核对患者姓名、床号、住院号、手术名称、手术带药、配血单等 ⑤留置尿管：在手术室，麻醉完成后给予导尿，并留置导尿管 ⑥铺好麻醉床：将患者送往手术室后，病房护士应准备麻醉床及术后所需的用品，如心电监护仪、输液架、氧气等	· 发现异常情况应汇报值班医师，若需要推迟手术，应说明原因，取得患者及家属的理解 · 入手术室前，提醒患者取下义齿、发卡、贵重物品等交家属保管，长发者应梳成辫子，头戴布帽以防术中被呕吐物污染 · 按手术需要将病历、输液瓶及药物等带往手术室
（4）术后护理： ①床边交接班：与医师、麻醉师、手术室护士交接班，了解术中情况，如手术范围、出血量、麻醉用药及有无特别需要注意的问题 ②评估：术后应重点评估患者的面色及血压、脉搏、呼吸 · 固定尿管并了解导尿管是否通畅，注意尿色、尿量等 · 观察腹壁伤口有无渗血、渗液等征象 · 注意阴道出血及分泌物的量、性状等情况 ③体位：头侧向一旁，去枕平卧，平卧 6 h，如血压平稳，一般情况良好，术后次日晨取半卧位 ④生命体征：心电监护仪监测，术后每 15～30 min 监测 1 次血压、脉搏和呼吸，连续监测 6 次直至血压平稳后，改为每 4～6 h 1 次，若无异常 24 h 后改每日 2 次，直至正常后 3 日 ⑤麻醉监护：一般停麻醉药 6 h 后麻醉作用消失 · 全身麻醉患者重点观察意识的恢复情况 · 蛛网膜下隙麻醉及硬膜外间隙阻滞麻醉的患者应观察下肢感觉的恢复情况 ⑥疼痛护理：保持室内安静，环境舒适，帮助患者翻身或取半卧位，每 2 h 1 次，必要时遵医嘱给予镇静剂或止痛剂 ⑦尿管护理：勿使尿管打折、受压，术后 48 h 可拔除导尿管；发现尿少、血尿等情况，及时报告医师 ⑧伤口监护：保持腹部切口敷料的干燥，若出现红肿、硬结、出血、渗液、疼痛或发热等症状及时汇报医师 ⑨阴道分泌物：观察阴道分泌物的量、颜色、性质，以判断阴道伤口的愈合情况。如出现阴道流血量多、异常分泌物时，应及时报告医师 ⑩饮食营养：鼓励患者术后 6 h 进流质饮食，根据肠道功能恢复的情况逐步过渡到半流质、普食，少量多餐，增加高蛋白质及高维生素的饮食，促进伤口愈合 ⑪预防感染：注意观察，如有体温异常升高，伤口红肿、硬结或化脓等情况，应及时报告医师	· 全身麻醉患者清醒前，应有专人守护 · 注意有无腹腔引流管，有引流管者，应注意引流液的量、颜色、性状等 · 术后 1～2 日体温可略升高，应不超过 38 ℃。体温正常 3 日后改为每日 1 次 · 一般麻醉作用消失至术后 24 h 内疼痛最明显 · 注意尿道外口周围皮肤、黏膜的清洁，防止泌尿道的逆行感染 · 指导患者保持会阴清洁干燥，便后清洗，勤换内衣、床单，行会阴擦洗，2 次/日 · 术后应忌食牛奶、糖类食物，以防发生肠胀气

续表

操作流程	操作相关说明
(5)出院后指导： · 针对性地为患者制订详细的出院计划 · 指导家属掌握一些护理的技巧，共同参与患者的护理 · 出院带药者，要详细说明药物的使用方法、注意事项等 · 指导患者术后应观察阴道分泌物的量、颜色、性质，以判断阴道伤口的愈合情况 · 原则上患者的日常活动及性生活的恢复，都应该通过术后复查全面评估身心状况后确定	· 术后 1 个月到门诊复查，了解术后恢复情况 · 避免阴道冲洗，否则影响阴道伤口愈合并引起感染
6. 健康宣教 · 术后 7～14 日，阴道可有少量粉红色分泌物，为正常现象，不需处理，如出现阴道流血量多、异常分泌物时，应及时报告医师 · 若腹部伤口有硬结、红肿、腹痛、发热等，应及时来院就诊 · 术后 3 个月内避免重体力劳动，避免过度下蹲、提举重物等 · 术后宜食用易消化、高蛋白、高维生素的食品，提高机体抵抗力，有利于伤口生长愈合；养成良好的生活习惯，调整情绪，合理安排学习、娱乐和睡眠 · 全子宫切除术后 3 个月内禁止性生活及盆浴	· 根据患者全身恢复情况，逐步增加运动强度，如有不适需及时就诊

>>> 思考题

1. 经腹全子宫切除术术前、术后有哪些准备工作？
2. 经腹全子宫切除术术后常见的并发症有哪些？如何预防及护理？

（王　容　施　凤　肖　苹）

第二篇 妇产科常用诊疗技术及护理配合

模块一 产前常用手术及护理配合

会阴切开缝合术、胎头吸引术、产钳术、人工剥离胎盘术、臀位助娩术和剖宫产术是产科常用的手术，能够帮助产妇完成分娩过程，确保母亲和胎儿安全。

>>> 实训目标

【能力目标】

1. 护理专业　能熟练进行分娩、阴道助产、剖宫产等术前准备及术后护理工作，并积极配合医师、助产士行各项手术操作；能为产妇及新生儿实施整体护理。

2. 助产专业　能熟练进行会阴侧切缝合术、人工剥离胎盘术等操作，以及剖宫产术的术前、术中、术后护理工作；能熟练配合医师完成产钳术、胎头吸引术、臀位助产术及剖宫产术；能为产妇及新生儿实施个性化的整体护理。

【知识目标】

1. 熟悉盆底解剖结构、会阴裂伤的分度、胎盘剥离征象、胎头吸引器及产钳的构造。

2. 了解会阴侧切术、胎头吸引术、产钳术、臀位助产术和剖产术的适应证。

【素质目标】

1. 关爱产妇及新生儿，并提供心理支持。

2. 有较强的语言表达能力，善于沟通，团结合作。

>>> 实训方法

1. 观看产科常用手术的教学录像，或教师运用多媒体讲解、模型示教，并提出实训要求。

2. 学生在校内实训室角色扮演，每 4～6 名学生为一组，分组练习，教师巡回指导。

3. 课间安排学生临床见习。

4. 小组自评，组内互评，教师总结点评，随堂抽考并记录成绩。

工作地点：产房、手术室。

>>> 典型案例仿真实训

【临床情境】

王女士，35 岁，因"妊娠 39 周，规律性下腹痛伴见红 8 h"入院。平素月经规律，周期为 3/30 日，无痛经。停经早期有恶心、呕吐等早孕反应，停经 20 周自觉胎动至今，妊娠晚期无头晕目眩、下肢水肿等不适。妊娠期定期产检，无明显异常。4 年前因"浆膜下子宫肌瘤"行子宫肌瘤剥除术。

入院查体：体温 37.0 ℃，脉搏 98 次/分，呼吸 24 次/分，血压 140/80 mmHg，心肺未闻及明显异常。产科检查：宫高 34 cm，腹围 100 cm，胎心 130 次/分，宫缩 40～50 s/3 min。阴道检查：宫颈管消退，宫口开 6 cm，胎膜未破，先露头，枕后位，S^{+1}，坐骨棘不突。骨盆外测量：25 cm-28 cm-20 cm-9 cm。B 型超声提示胎儿体重 3600 g。目前作为一名责任护士，应为该产妇采取哪些适宜的护理措施？

【任务描述】

该产妇有子宫手术史 4 年。现已临产 8 h，宫口开 6 cm，骨产道、软产道无异常；目前该产妇处于第一产程活跃期,胎心正常,血压稍高,枕后位;助产士应严密观察血压、宫缩、胎心及宫口扩张、胎先露下降以及胎位变化,绘制产程图,发现异常及时汇报医师,做好接产准备,必要时需手术助产;给予产妇鼓励和安慰,随时与家属沟通,同时积极做好新生儿出生前后的护理准备。

任务一　会阴切开缝合术

会阴切开缝合术是产科最常见的手术,主要为避免会阴及盆底组织严重撕裂伤,减少会阴阻力,缩短第二产程,以利于胎儿娩出。常用的切开方式有会阴斜侧切开及正中切开两种,本节会阴以左斜侧切为例。

【适用证】

1. 会阴较紧、会阴体长、组织坚韧或巨大儿可能发生严重裂伤者。
2. 需行阴道助产术者(如产钳术、胎头吸引术或臀位助产术)。
3. 胎儿宫内窘迫或妊娠合并症、并发症需缩短第二产程者。
4. 各种原因所致的轻度头盆不称,需经阴道分娩者。
5. 第二产程延长者。
6. 预防早产儿颅内出血。

【用物准备】

1. 模型及设备　产床,分娩模型。治疗车,无影灯,污物桶等。
2. 器械及用物

(1)会阴切开包:内有会阴切开剪1把,弯止血钳4把,长穿刺针头1个,持针器1把,有齿镊1把,无齿镊1把,圆针1枚,三角针1枚,治疗巾4块,无菌纱布10块,带尾纱布2块,缝线(2-0或3-0可吸收线,1号或4号丝线),10 mL注射器1支,小药杯1个等。

(2)药品:0.5%利多卡因20 mL,生理盐水以及急救药品等。

(3)其他:会阴冲洗与消毒用物,新生儿复苏器械及脐带结扎用物,胎头吸引器或产钳等。

【操作流程】

会阴切开缝合术的操作流程,见表2-1-1。

表 2-1-1　会阴切开缝合术的操作流程

操作流程	操作相关说明
1. 素质要求　着装整齐,举止端庄,语言恰当,态度和蔼	· 符合专业规范
2. 核对解释 · 语气亲切,问候产妇,自我介绍;核对产妇姓名、年龄,床号或住院号 · 向产妇解释会阴切开缝合术的目的、方法及注意事项,以取得产妇的知情同意和积极配合 · 告知产妇产程进展情况,鼓励产妇保持体力	· 确认产妇信息无误 · 操作前需排空膀胱和直肠
3. 评估 · 产妇一般情况,有无合并症,会阴条件、胎儿大小,有无适应证 · 了解产程进展,如宫缩、宫口扩张、胎先露位置、胎心率等情况 · 评估产妇对会阴切开缝合术的认知水平及配合程度	· 注意观察产妇精神心理状态 · 条件允许,可由一位家属陪伴分娩
4. 计划 · 操作者:修剪指甲,戴口罩、帽子,按外科手术要求洗手,穿手术衣 · 环境:整洁,安静,光线适宜,室温24~26 ℃,湿度50%~60% · 物品:备齐用物,排放整齐,产床上垫好橡胶垫和一次性会阴垫 · 产妇:了解会阴切开缝合术的目的及注意事项,并愿意配合	· 熟知操作流程及相关内容 · 注意保护产妇隐私 · 执行产房管理制度 · 排空膀胱后,仰卧于产床上
5. 操作步骤	

续表

操作流程	操作相关说明
（1）消毒、铺巾： • 操作者立于产妇两腿之间 • 协助产妇取仰卧屈膝位或膀胱截石位 • 常规行外阴冲洗、消毒，戴无菌手套，按顺序铺无菌单，给予导尿	• 若胎膜未破者，给予人工破膜 • 产妇穿上备用裤腿，注意保暖
（2）阴部神经阻滞麻醉： • 消毒：用 0.5％聚维酮碘棉球消毒切口周围皮肤，范围以切口为中心，由内向外，消毒直径应大于 10 cm • 进针：操作者左手示指和中指伸入阴道内触及左侧坐骨棘为指示点，右手持带长针头的注射器，在坐骨结节与肛门之间中点，注射一小皮丘，进针至坐骨棘尖端内侧约 1 cm 骶棘韧带处 • 抽无回血后，注入药物的 1/2，再抽回针头至皮下，沿切口侧的大小阴唇、会阴体皮下做扇形注射 • 局部用无菌纱布按摩片刻以促进药液吸收 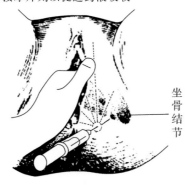 坐骨结节	• 根据病情选择实施阴部神经阻滞麻醉或局部浸润麻醉 • 阴部神经阻滞麻醉可松弛盆底肌肉，可持续 1～1.5 h；双侧阻滞麻醉效果更佳 • 麻醉药：0.5％利多卡因 5～10 mL（总量为普鲁卡因 200～400 mg，利多卡因 160～300 mg） • 局部浸润麻醉：用麻醉药先在预定切开部位的顶端做一皮丘，然后按预定切开部位或裂口周围做皮内、皮下及阴道前庭黏膜下扇形浸润，约 10 cm
（3）会阴左侧斜切开术： • 摆好剪刀位置：胎头着冠时，待宫缩间隙期，以左手示、中指伸入阴道内，放于先露和阴道壁之间，撑起左侧阴道壁 • 将会阴切开剪自会阴后联合中线向左侧 45°方向放入，摆好侧切剪的位置，剪刀应与皮肤垂直 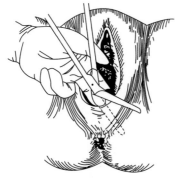 • 剪开：右手将侧切剪刀张开，一叶置于阴道外，一叶沿示指和中指置于阴道，待宫缩高峰期时，将会阴全层一次性剪开，切口长度通常为 4～5 cm • 止血：切开后应立即用纱布压迫止血，如有小动脉出血较多，应钳夹结扎止血	• 会阴斜侧切开术：自会阴后联合中线方向左侧或右侧 45°～60°剪开 4～5 cm • 预计胎儿娩出前 5～10 min 行会阴切开术，不宜过早；在胎头拨露 3～4 cm 时剪开，阴道黏膜与肌肉、皮肤切开长度应一致；会阴越膨隆，斜切角度越大，角度过小易误伤直肠或缝合困难 • 会阴正中切开术：自会阴联合正中点向肛门方向垂直切开 0.5～1 cm，即切开会阴中心腱，注意避免损伤肛门外括约肌 • 正中切开相对出血少，疼痛感轻等优点，易伤及肛门直肠

操作流程	操作相关说明
(4)按层次缝合： ·阴道黏膜：用左手中指和示指撑开阴道壁，暴露阴道黏膜切口顶端及整个切口 ·处女膜环：于处女膜环内、外各缝合1针，并对齐创缘 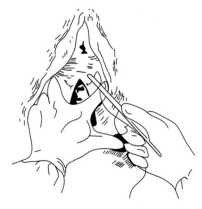 ·肌层：用2-0可吸收缝线间断缝合肌层，缝针不宜过密或过稀，肌层切口缘应对齐缝合，切缘下方肌肉组织往往会略向下错开 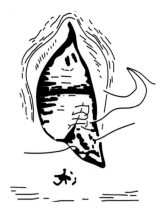 ·皮下脂肪层：用2-0可吸收线缝合皮下脂肪层，皮下组织过厚时可分两层缝合；或同皮肤一起全层间断缝合 ·皮肤：先纱布遮挡切口，用聚维酮碘棉球消毒切口周围皮肤，用1号丝线间断缝合；或3-0可吸收缝线皮内连续缝合会阴皮肤，至阴道黏膜处女膜外缘处对合打结，进针及出针点需从皮肤切缘内侧进出，行针方向应多进入皮下组织，针距0.2～0.3 cm 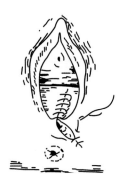	·缝合前，用0.5%聚维酮碘棉球消毒会阴部，或2%甲硝唑或无菌生理盐水冲洗伤口，更换无菌手套，臀下铺干净的无菌巾 ·阴道内放入无菌有尾纱布卷，以免宫腔血液流出影响手术视野 ·自切口顶端上方0.5～1 cm处开始缝合第一针，用2-0可吸收缝线间断缝合阴道黏膜及黏膜下组织至处女膜内缘 ·仔细检查会阴伤口是否有延伸，阴道壁是否有裂伤和血肿；注意严密止血，不留无效腔；缝线不宜过深，防止穿透直肠黏膜 ·缝合肌层前，再次用0.5%聚维酮碘棉球消毒会阴部 ·术毕取出阴道内有尾纱布卷，与台下巡回护士核对并确认无误，常规行直肠指检，了解有无血肿，缝线是否穿透直肠黏膜 ·用0.5%聚维酮碘棉球消毒伤口，并擦净会阴部的血迹

续表

操作流程	操作相关说明
6. 操作后处理 • 撤下用物,臀下垫无菌巾;正确评估出血量,监测生命体征 • 协助产妇整理衣物,整理床单元,注意保暖 • 整理会阴切开缝合用物,彻底清洗、打包后待消毒,脱手套,洗手 • 详细填写分娩记录和新生儿记录,再次核对产妇及新生儿信息	• 产妇和新生儿留产房观察 2 h,无异常情况母子一同送回产后休养室 • 给产妇提供易消化食物或热饮
7. 健康宣教 • 协助新生儿早接触、早吸吮,鼓励母乳喂养 • 产后注意保暖,取健侧卧位,以免恶露浸渍切口,影响愈合 • 及时排尿,预防尿潴留 • 保持会阴部清洁、干燥,勤换会阴垫,每次大小便后及时清洗外阴	• 多吃蔬菜、水果,防止因便秘而增加腹压 • 产妇应适当推迟下床活动时间,以免影响伤口愈合
8. 评价 • 操作程序正确,动作规范、熟练,无菌观念强 • 操作过程中体现人文关怀,与产妇沟通有效,适时开展健康教育 • 接生者核对信息,记录填写清晰、完整 • 对操作目的、注意事项及相关知识熟练作答	• 产妇知晓操作目的,能配合操作,体位合适,未发生意外

【护理配合】

1. 术前向产妇解释会阴切开的目的,取得知情同意和积极配合。

2. 术中护士应陪伴在产床旁,鼓励产妇,消除紧张心理,指导产妇屏气用力,利用宫缩间隙休息,给予温水、易消化食物等;为术者提供分娩过程中所需要的各种器械、药物、敷料、针、线等。

3. 术后护理

(1)严密监测生命体征、宫缩及阴道流血情况,注意观察会阴切口有无渗血、血肿,观察 2 h 无异常送回休养室。

(2)产后 1∶5000 高锰酸钾溶液或 0.5％聚维酮碘溶液行会阴擦洗,2 次/日,发现异常及时报告医师;会阴伤口肿胀明显者,可用 50％硫酸镁溶液或 95％乙醇湿热敷,并配合烤灯理疗。

(3)缝线于术后 3～5 日拆线;若感染需提前拆线,彻底清创、引流、换药。

>>> 思考题

1. 初产妇,36 岁,产程进展基本顺利,在会阴侧切下助娩一女婴,重 4000 g,Apgar 评分 9 分。现产后半小时一直有鲜红色血液自阴道流出,子宫收缩欠佳,估计出血量达 700 mL。根据该产妇情况,请制订一份详细的产后护理方案。

2. 实施会阴切开缝合术前,应如何与产妇及家属进行有效沟通?

3. 会阴切开缝合术的注意事项有哪些?

任务二 胎头吸引术

胎头吸引术是利用负压原理,将特制的胎头吸引器放置并吸附于胎头顶部,按分娩机制牵引吸引器,配合产力,协助胎儿娩出的助产手术。其优点是操作简单易掌握,便于推广。但也可因吸引负压过大、时间过长而易发生胎儿颅脑损伤、颅内出血。因此,严格掌握适应证和操作方法是减少母婴损伤的关键。目前常用的有直形、牛角形和扁圆形的胎头吸引器(图 2-1-1)。

【适应证】

1. 缩短第二产程,常用于产妇有妊娠期高血压疾病、心脏病或胎儿宫内窘迫者。

2. 宫缩乏力,第二产程延长者。

3. 曾有剖宫产史或子宫壁有瘢痕者。

4. 持续性枕横位、枕后位者。

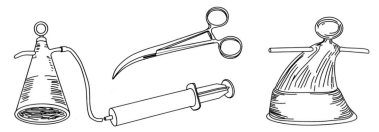

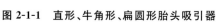

图 2-1-1 直形、牛角形、扁圆形胎头吸引器

5. 胎头内旋转受阻，徒手旋转不成功，需要协助胎头旋转者。

【用物准备】

1. 模型及设备 产床，分娩模型，电动负压吸引器，治疗车，污物桶，立灯等。

2. 器械及用物

(1)胎头吸引器 1 个，50 mL 注射器 1 支，止血钳 2 把，治疗巾 2 块，无菌纱布 4 块，一次性导尿管，无菌液状石蜡棉球。余同会阴切开缝合术。

(2)新生儿吸引器 1 台，一次性吸痰管 1 根，吸氧面罩 1 个，吸氧装置，抢救药品等。

【操作流程】

胎头吸引术的操作流程，见表 2-1-2。

表 2-1-2 胎头吸引术的操作流程

操作流程	操作相关说明
1. 素质要求 着装整齐，举止端庄，语言恰当，态度和蔼	· 符合专业规范
2. 核对解释 · 语气亲切，问候产妇，自我介绍；核对产妇姓名、年龄，床号或住院号 · 向产妇解释胎头吸引术的目的、方法及注意事项，以取得产妇的知情同意和积极配合 · 告知产妇产程进展情况，鼓励产妇保持体力	· 确认产妇信息无误 · 操作前需排空膀胱和直肠
3. 评估 · 产妇一般情况，有无合并症、会阴条件、胎儿体重，有无适应证 · 了解产程进展过程，如宫缩、宫口扩张、胎先露位置、胎心率等情况 · 膀胱是否充盈，胎膜是否已破，有无头盆不称，会阴条件等 · 评估产妇对胎头吸引术的认知水平及配合程度	· 注意观察产妇精神心理状态 · 排除禁忌证 · 通知产科医师到场，做好新生儿抢救准备
4. 计划 · 操作者：戴口罩、帽子，修剪指甲，按外科手术要求洗手，穿手术衣 · 环境：安静，整洁，光线适宜，室温 24～26 ℃，湿度 55%～65% · 物品：备齐用物，排放整齐，产床上垫好橡胶垫和一次性会阴垫 · 产妇：了解胎头吸引术的目的及注意事项，并愿意配合	· 熟知操作流程及相关内容 · 注意保护产妇隐私 · 执行产房管理制度 · 已排空膀胱，仰卧于产床上
5. 操作步骤	
(1)消毒、铺巾： · 协助产妇取膀胱截石位，操作者立于产妇两腿之间 · 常规行外阴冲洗、消毒、戴无菌手套，按顺序铺无菌单 · 给予产妇导尿排空膀胱，更换无菌手套	· 产妇穿上备用裤腿，注意保暖 · 宫缩较弱者，可静脉滴注缩宫素加强产力
(2)吸引术前准备： · 检查胎头吸引器有无损坏、漏气、橡皮套是否松动 · 将橡皮管接在胎头吸引器的空头管柄端，连接负压装置 · 行阴道检查了解宫颈扩张程度、胎先露位置、头盆关系 · 初产妇或经产妇会阴较紧者宜先行会阴侧切	· 会阴侧切术之前，行单侧或双侧阴部神经阻滞麻醉

操作流程	操作相关说明
（3）放置头吸引器： • 左手示指、中指伸入阴道并压低阴道后壁,右手持胎头吸引器,开口端沿阴道后壁送入 • 以左手示指、中指掌面往外拨开右侧阴道壁,使开口端侧缘滑入阴道内,然后手指向上撑起阴道前壁,使胎头吸引器从前壁进入 • 再以右手示指、中指撑起左侧阴道壁,整个胎头吸引器滑入阴道内,使边缘与胎头贴紧 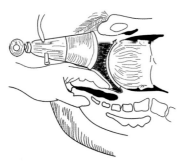	• 必要时,仅仅在胎头吸引器开口端的外围涂上无菌液状石蜡 • 胎头吸引器胎头端应置于胎头顶部,不可置于囟门处 • 适当放置胎头吸引器是胎头吸引术助产成功最重要的决定因素
（4）检查吸引器： • 用右手固定吸引器并稍向内推顶,使开口头端始终与胎头紧贴 • 左手示指、中指伸入阴道内沿吸引器检查一周 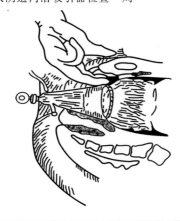	• 了解吸引器是否紧贴头皮,防止阴道软组织及宫颈组织夹于吸引器与胎头之间 • 调整吸引器牵引柄,使之与胎头矢状缝方向一致,以作为旋转胎头的标记
（5）抽吸负压： • 注射器抽吸法:术者左手扶持吸引器,右手持血管钳,助手用 50 mL 注射器分次从橡皮管抽出空气 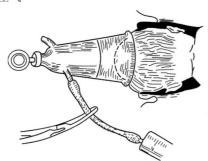 • 电动吸引器抽吸法:将吸引器牵引柄气管上的橡皮管与电动吸引器的橡皮管相连接,然后开动吸引器抽气,使负压达 200～300 mmHg	• 一般抽气 150～180 mL,负压达 200～300 mmHg 后,用血管钳夹紧橡皮接管,待胎头在缓慢负压下形成产瘤,再牵引 • 负压应适宜,如负压过小,吸引力弱,胎头吸引器容易滑脱;如负压过大,容易损伤胎头

续表

操作流程	操作相关说明
(6)牵引旋转： · 试牵引：操作者用示指、中指试牵引，了解有无漏气，胎头随吸引器下降，提示衔接正确无漏气 · 牵引：胎头顶部产瘤形成后，于宫缩发动产妇向下屏气时，单手握住胎头吸引器，顺骨盆轴方向，按分娩机制先向下、向外牵引，协助胎头俯屈；当胎儿头顶着冠后，逐渐向上、向外牵引，宫缩间歇期停止牵拉 · 旋转：如果胎头矢状缝未与骨盆前后径一致，在牵引过程中应边牵引边旋转胎头，使矢状缝向中线移动，同时鼓励产妇配合 · 当胎头枕部抵达耻骨联合下方时，胎头吸引器逐渐向上、向外，使胎头逐渐仰伸 	· 护士陪伴产妇身旁，教会产妇正确配合使用腹压 · 按正常胎头分娩机制辅助牵引，与宫缩相配合，应间歇性牵拉，避免反复牵拉和滑脱，牵拉时用力要均匀 · 牵引时间 10 min 内为宜，若胎头吸引助产进展不顺利或滑脱 2 次，应放弃胎吸助产或改用产钳助产 · 胎头娩出过程中，始终要保护会阴
(7)取下吸引器： · 待双顶径达到或超过出口平面时，松开维持负压的血管钳，解除负压，轻轻取下胎头吸引器，按正常分娩机制协助胎儿娩出 · 术毕，及时检查宫颈及阴道，按层次缝合	· 检查胎儿有无头皮血肿、头皮损伤及颅内出血征象
6. 操作后处理 · 正确评估新生儿有无产伤，产妇有无软产道损伤、血肿等 · 更换会阴垫，协助产妇穿好衣裤，注意保暖，取舒适体位 · 整理接生及胎吸用物，彻底清洗、打包后待消毒，洗手 · 填写分娩记录和新生儿记录，再次核对产妇及新生儿信息，术者签名	· 产妇和新生儿留产房观察 2 h，无异常情况母子一同送回产后休养室 · 给产妇提供易消化食物或热饮
7. 健康宣教 · 密切观察新生儿情况，24 h 内减少搬动，3 日内禁止沐浴、洗头 · 产妇体力消耗大，产后应充分卧床休息，提供高能量、易消化的饮食 · 取健侧卧位，以免恶露浸渍切口，影响愈合 · 及时排尿，预防尿潴留；保持会阴部清洁、干燥以及大小便通畅	· 操作时间长，产妇及新生儿应用抗生素预防感染 · 指导产妇进行盆底功能训练，以减少产后并发症
8. 评价 · 操作程序正确，动作规范、熟练，无菌观念强 · 操作过程中体现人文关怀，与产妇沟通有效，适时开展健康教育 · 接生者核对信息，记录填写清晰、完整	· 产妇知晓操作目的，能配合操作，体位合适，未发生意外

【护理配合】

1. 术前向产妇介绍胎头吸引术的目的、方法，取得知情同意和积极配合。

2. 手术过程中密切观察子宫收缩及胎心情况，指导产妇正确使用腹压，以利于完成分娩。

3. 术后应及时观察子宫收缩及会阴切口情况，询问有无肛门坠胀感，防止发生产后出血。

4. 新生儿按手术产儿处理，仔细查体，尤其注意产瘤位置与大小，有无头皮损伤、血肿、水肿；注意保暖，密切观察新生儿面色、呼吸、哭声、心率、神志等变化。

5. 新生儿 24 h 内避免搬动，3 日内禁止沐浴、洗头；常规肌内注射维生素 K_1 1～2 mg，1 次/日，共 3

日,预防颅内出血。

>>> 思考题

1. 说出胎头吸引术的适应证及必备条件。

2. 胎头吸引术易引起哪些损伤?

3. 如何做好胎头吸引术的护理配合?

任务三　产　钳　术

产钳术是应用产钳牵拉胎头以娩出胎儿的手术。根据放置产钳时胎头在盆腔内位置的高低可分为低位产钳、中位产钳和高位产钳,低位产钳临床较常用。

产钳由左叶(即左下叶)和右叶(即右上叶)组成。每叶又分钳匙(钳叶)、钳胫、钳锁及钳柄四个部分(图 2-1-2)。钳匙有两个弯度,一为头弯,二为盆弯,头弯曲环抱胎头;盆弯曲以适应产道弯曲,减少对胎头和产妇产道的损伤。

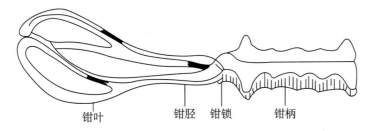

钳叶　　钳胫　钳锁　　钳柄

图 2-1-2　常用产钳及其结构

【适应证】

1. 同胎头吸引术。

2. 估计胎头吸引术因阻力大可能失败者。

3. 胎头吸引术助产失败,且胎头双顶径达坐骨棘下 2 cm,不宜改剖宫产结束分娩者。

4. 臀位初产妇如软产道紧,胎儿较大,后出头有困难者,或者颏前位娩出困难者。

【用物准备】

1. 模型及设备　产床,分娩模型,治疗车,立灯,污物桶等。

2. 器械及用物　无菌产钳包(内含产钳 1 套、阴道拉钩 1 副,无齿卵圆钳 2 把),新生儿吸引器 1 台,一次性吸痰管 1 根,新生儿面罩 1 个,吸氧装置,新生儿抢救物品等。余同胎头吸引术。

【操作流程】

产钳术的操作流程,见表 2-1-3。

表 2-1-3　产钳术的操作流程

操作流程	操作相关说明
1. 素质要求　着装整齐,举止端庄,语言恰当,态度和蔼	• 符合专业规范
2. 核对解释 • 语气亲切,问候产妇,自我介绍;核对产妇姓名、年龄,床号或住院号 • 向产妇解释产钳术的目的、方法及注意事项,以取得产妇的知情同意和积极配合 • 告知产妇产程进展情况,鼓励产妇保持体力	• 确认产妇信息无误 • 操作前需排空膀胱和直肠
3. 评估 • 产妇一般情况,有无合并症,会阴条件、胎儿体重,有无适应证 • 了解产程进展过程,如宫缩、宫口扩张、胎先露位置、胎心率等情况 • 膀胱是否充盈,胎膜是否已破,是否活胎,是否存在头盆不称,胎头双顶径是否已达坐骨棘下 2 cm(正确判断胎头入盆情况,谨防胎头水肿和变形造成的假象) • 评估产妇对产钳术的认知水平及配合程度	• 注意观察产妇精神心理状态 • 排除禁忌证 • 通知产科医师(或新生儿科医师)到场,做好新生儿抢救准备

续表

操作流程	操作相关说明
4. 计划 • 操作者:戴口罩、帽子,修剪指甲,按外科手术要求洗手,穿手术衣 • 环境:安静,整洁,光线适宜,室温 24～26 ℃,湿度 50%～60% • 物品:备齐用物,排放整齐,产床上垫好橡胶垫和一次性会阴垫 • 产妇:了解产钳术的目的及注意事项,并愿意配合	• 熟知操作流程及相关内容 • 注意保护产妇隐私 • 执行产房管理制度 • 已排空膀胱,仰卧于产床上
5. 操作步骤	
(1)准备: • 协助产妇取膀胱截石位,操作者立于产妇两腿之间 • 常规行外阴冲洗与消毒,戴无菌手套,按顺序铺无菌单 • 给予产妇导尿排空膀胱,更换无菌手套 • 行阴道检查了解宫颈扩张程度、胎先露位置、头盆关系 • 行双侧阴部神经阻滞麻醉 • 行会阴侧切术	• 穿上备用裤腿,注意保暖 • 注意胎头骨质部最低点位置,谨防胎头水肿和变形造成的假象 • 宫缩较弱者,可静脉滴注缩宫素加强产力
(2)放置产钳:以枕前位为例 ①放置左叶产钳:操作者右手四指并拢伸入胎头与左侧阴道壁之间,再次查清胎儿耳郭方位确定胎方位,并触及胎儿耳郭 • 左手持左叶钳柄,将左钳叶沿右手掌面伸入手掌与胎头之间,在右手引导下将钳叶缓缓向胎头左侧及深部推进,将钳叶置于胎头左侧顶颞部,钳叶与钳柄与地面平行,交由助手持钳柄固定 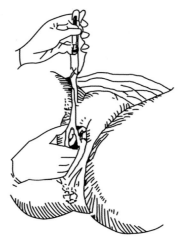 ②放置右叶产钳:操作者右手持右叶钳柄,左手四指伸入阴道右壁与胎头之间,引导右钳叶至胎头右侧,达到左钳叶对应的位置 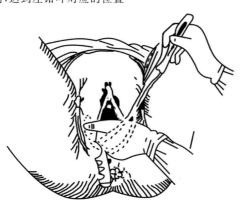	• 检查产钳有无损坏,取无菌液状石蜡棉球,仅在产钳钳叶上涂抹少许 • 操作应准确、谨慎,动作要轻柔,避免造成胎儿和母体的严重并发症 • 产钳放置后做阴道检查,了解钳叶与胎头之间有无软组织及脐带夹入、胎头矢状缝是否在两钳叶正中

操作流程	操作相关说明
（3）扣合产钳： • 产钳右叶在上，左叶在下，两钳叶柄平行交叉，扣合锁住，钳柄对合，宫缩间隙略微放松钳锁 • 伸手指入阴道内，检查钳叶是否放置胎儿耳郭前，钳叶有无夹住宫颈组织及其他软组织 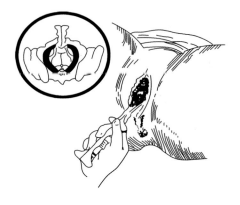	• 如钳锁不能扣合，则提示产钳位置不当，可先用左手中指、示指调整右钳匙，使钳锁合拢，如扣合仍有困难，则应取出产钳，再次检查胎方位后重新放置 • 如扣合困难，需再次检查产钳放置的位置以及钳叶与胎头之间有无软组织等，不能强行扣合
（4）试牵引：目的是防止正式牵引时产钳滑脱 • 一手扣握钳柄向外牵引，右手固定于握钳的手背部，其示指抵住胎先露，向下缓慢牵拉 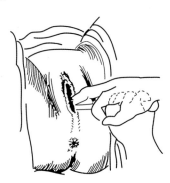 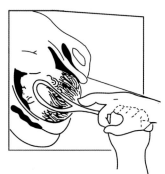	• 用力要均匀，不可用力过大、过猛，钳柄不能左右摇摆，产钳不能在阴道内移动 • 如示指尖远离胎头，则表示产钳从胎头上已滑脱，须重新放置 • 如指尖随产钳下降未离开胎头，则表示位置正确，可正式牵引
（5）牵拉产钳： • 操作者左手掌面朝上，中指、示指由钳柄下面钩住横突，右手掌面朝下，中指、示指由钳柄上面钩住横突 • 宫缩时使用臂力向下、向外牵引；宫缩间歇期，将锁扣稍放松，以缓解产钳对胎头的压力，按产轴方向进行牵引 • 当胎头枕骨结节越过耻骨弓下方时，逐渐将钳柄向上提，使胎头逐渐仰伸而娩出 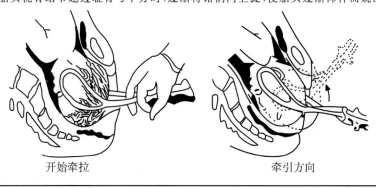 开始牵拉　　　　　　　牵引方向	• 如遇紧急情况，上好产钳后可立即牵引，不必等待宫缩 • 如一次宫缩不能娩出胎头时，可稍放松钳锁，待下次宫缩再轻轻扣合钳锁牵引 • 当胎头仰伸时应及时牵引，撤出产钳，并注意保护会阴 • 护士陪伴产妇身旁，教会产妇正确配合使用腹压

操作流程	操作相关说明
(6)卸下产钳:当胎头双顶径越过骨盆出口时,即松开产钳 • 先取下右叶,再取下左叶,钳叶应顺胎头缓缓滑出 	• 如取钳较早,胎头娩出困难;取钳较迟,可能增加会阴软组织裂伤 • 卸下产钳后,按自然分娩机制娩出胎体,并协助胎盘、胎膜娩出
(7)检查软产道: • 用阴道拉钩及无齿卵圆钳暴露,检查软产道有无撕裂,若有则按层次仔细缝合 • 认真仔细检查新生儿有无产伤	• 尤其要注意软产道深部撕裂伤、隐性血肿等
6. 操作后处理 • 正确评估新生儿有无产伤,产妇有无软产道损伤、血肿等 • 更换会阴垫,协助产妇穿好衣裤,注意保暖,取舒适体位 • 整理接生及产钳用物,彻底清洗、打包后待消毒,洗手 • 填写分娩记录和新生儿记录,再次核对产妇及新生儿信息,术者签名	• 产妇和新生儿留产房观察2 h,无异常情况母子一同送回产后休养室 • 给产妇提供易消化食物或热饮
7. 健康宣教 • 密切观察新生儿情况,减少搬动,3日内禁止沐浴 • 分娩过程中产妇体力消耗大,产后应充分卧床休息,恢复体力 • 产后取健侧卧位,以免恶露浸渍切口,影响愈合 • 产后及时排尿,预防尿潴留;保持会阴部清洁、干燥,勤换会阴垫	• 操作时间长,新生儿及产妇应用抗生素预防感染 • 新生儿护理同胎头吸引术
8. 评价 • 操作程序正确,动作规范、熟练,无菌观念强 • 操作过程中体现人文关怀,与产妇沟通有效,适时开展健康教育 • 接生者核对信息,记录填写清晰、完整 • 对操作目的、注意事项及相关知识熟练作答	• 产妇知晓操作目的,能配合操作,体位合适,未发生意外

【护理配合】

1. 术前备好所需的器械以及新生儿抢救用物等。

2. 术中有专人陪伴在产妇身旁,严密观察宫缩及胎心变化;给予心理支持,缓解紧张情绪,指导产妇正确使用腹压。

3. 分娩后及时检查有无软产道损伤,并及时修补;仔细检查新生儿有无头皮擦伤、颅骨损伤、眼球压伤等产伤;新生儿护理同胎头吸引术。

4. 产后每日2次行会阴擦洗,观察切口愈合情况;观察有无肛门坠胀感,防止发生阴道壁血肿;注意子宫收缩、阴道流血及排尿情况。

5. 建议产妇尽早进行盆底功能训练,减少产后尿失禁等并发症。

>>> 思考题

1. 产钳术的必备条件有哪些?

2. 经产钳术助娩的新生儿查体需要注意哪些? 产后护理要点有哪些?

3. 牵拉产钳时助产士及护士如何配合操作?

任务四　人工剥离胎盘术

人工剥离胎盘术是指术者用手剥离并取出滞留于子宫腔内胎盘的手术。指征:胎儿经阴道娩出 30 min 胎盘仍未能剥离排出者;胎儿娩出不到 15 min,因胎盘部分剥离引起出血量多,超过 200 mL 者;或一次性出血达 150 mL 者。

【用物准备】

1. 模型及设备　产床,分娩模型,治疗车,立灯等。

2. 器械及用物　无菌手术衣,无菌治疗巾 1 块,无菌手套 2 副,0.5％聚维酮碘棉球,一次性导尿管,聚血盆,输液装置。备麻醉药品,缩宫素、阿托品等,做好输液、输血准备等。

【操作流程】

人工剥离胎盘术的操作流程,见表 2-1-4。

表 2-1-4　人工剥离胎盘术的操作流程

操作流程	操作相关说明
1. 素质要求　着装整齐,举止端庄,语言恰当,态度和蔼	• 符合专业规范
2. 核对解释 • 语气亲切,问候产妇,自我介绍;核对产妇姓名、年龄,床号或住院号 • 向产妇解释人工剥离胎盘术的目的、方法及注意事项,配合要点	• 确认产妇信息无误 • 操作前产妇需排空膀胱
3. 评估 • 采集健康史,孕产史,有无保胎史以及本次分娩过程等 • 观察生命体征、阴道流血量,有无失血性休克,膀胱是否充盈 • 胎盘是否已部分剥离或存在胎盘植入可能 • 评估产妇对人工剥离胎盘术的认知水平及配合程度	• 注意观察产妇精神心理状态 • 通知产科医师到场,做好抢救准备,护士需陪伴在产妇身旁
4. 计划 • 操作者:操作者更换无菌手套 • 环境:安静,整洁,光线适宜,室温 24~26 ℃,湿度 50％~60％ • 物品:备齐用物,产床上垫好橡胶垫和一次性会阴垫 • 产妇:了解人工剥离胎盘术的目的及注意事项,愿意配合	• 熟知操作流程及相关内容 • 注意保护产妇隐私 • 执行产房管理制度 • 取膀胱截石位,仰卧于产床上
5. 操作步骤	
(1)再次消毒、重新铺巾: • 操作者更换无菌手套,站在产妇两腿之间 • 再次消毒外阴,更换臀下治疗巾,放置聚血盆,给予产妇导尿 • 消毒外露脐带	• 产妇穿上备用裤腿,注意保暖 • 操作前排空膀胱 • 出血多者,做好输血准备

续表

操作流程	操作相关说明
（2）人工剥离胎盘术： · 第一步：嘱产妇深呼吸，操作者一手经腹壁紧握腹部子宫底部（或由助手在腹部固定子宫底并向下按压宫体），另一手将手指并拢成圆锥形沿脐带进入子宫腔 · 第二步：进入宫腔后，沿脐带顺胎盘胎儿面找到胎盘边缘，手背紧贴子宫壁，四指并拢，沿胎盘边缘插入胎盘与子宫壁之间，以手掌的尺侧缘做拉锯状或铲状，从边缘逐步向中心至对侧缘完整地将胎盘从宫腔分离，另一手仍然向下按压宫体 侧面观　　　　　　　　正面观 · 第三步：胎盘剥离后，用手牵拉脐带，将胎盘握在手掌中，边旋转边向下缓慢牵引，协助娩出胎盘、胎膜，立即肌内注射缩宫素	· 一般不用麻醉，如宫颈口较紧，可肌内注射阿托品0.5 mg及哌替啶50～100 mg，必要时亦可用全身麻醉或硬膜外间隙阻滞麻醉 · 操作轻柔，切忌强行剥离或手指抓挖宫壁，以免穿破子宫 · 严格执行无菌操作规程，动作轻柔，避免反复出入宫腔操作，增加感染机会 · 胎盘娩出后，仔细检查胎盘、胎膜是否完整，必要时再次入宫腔取出残留组织或用干纱布擦拭宫腔
6. 操作后处理 · 取出聚血盆，正确评估出血量，清洁会阴部，有会阴裂伤者常规缝合 · 更换会阴垫，协助产妇穿好衣裤，注意保暖，取舒适体位 · 清点敷料，整理用物，彻底清洗、打包后待消毒 · 洗手，详细填写手术记录，术者签名	· 产妇和新生儿留产房观察2 h，无异常情况母子一同送回产后休养室 · 提供易消化食物或热饮
7. 健康宣教 · 产后取健侧卧位，以免恶露浸渍切口，影响愈合 · 指导产妇应及时排尿，预防尿潴留 · 保持会阴部清洁、干燥，勤换会阴垫，大小便后及时清洗外阴	· 协助新生儿早接触、早吸吮，鼓励母乳喂养
8. 评价 · 操作程序正确，动作规范、熟练，无菌观念强 · 操作过程中体现人文关怀，与产妇沟通有效，适时开展健康教育 · 接生者核对信息，记录填写清晰、完整 · 对操作目的、注意事项及相关知识熟练作答	· 产妇知晓操作目的，能配合操作，体位合适，未发生意外

【护理配合】

1. 术前建立好静脉通路，严密观察产妇一般情况，做好输液、配血、输血准备。

2. 人工剥离胎盘术中，如发现胎盘与子宫壁之间无明显界限不能剥离者，可能为植入性胎盘，应停止操作，根据出血情况考虑进一步处理方案，必要时行子宫切除术。

3. 术后密切观察子宫收缩、阴道流血等情况，常规使用宫缩剂预防产后出血，应用抗生素预防感染。

4. 术后4～7日行B型超声检查有无胎盘胎膜残留，如有残留必要时行清宫术。

>>> 思考题

1. 简述胎盘剥离的征象。

2. 简述人工剥离胎盘术的术前护理措施。

任务五　臀位助娩术

臀位分娩包括自然分娩、臀位助娩术和臀位牵引术。臀位牵引术娩出新生儿死亡率高,目前已逐渐被剖宫产术取代。臀位助娩术是部分胎体自然分娩出至脐轮处,助产者按臀位分娩机制协助胎臀、胎肩及胎头娩出。臀位助产术分为堵臀法和扶着法,以下仅介绍堵臀法。

【适应证】

1. 堵臀法用于完全臀位或不完全臀位。
2. 估计胎儿体重<3 500 g。
3. 骨产道及软产道无异常,宫口已开全。
4. 无胎儿宫内窘迫。

【用物准备】

1. 模型及设备　产床,分娩模型,新生儿模型,新生儿辐射台,低负压吸引器,治疗车,立灯等。
2. 器械及用物　无菌产包,无菌导尿管,备好产钳,新生儿复苏用物,一次性吸痰管,面罩,接好氧气管,急救药品随时取用状态。余同会阴切开缝合术等。

【操作流程】

臀位助娩术的操作流程,见表 2-1-5。

表 2-1-5　臀位助娩术的操作流程

操作流程	操作相关说明
1. 素质要求　着装整齐,举止端庄,语言恰当,态度和蔼	·符合专业规范
2. 核对解释 ·语气亲切,问候产妇,自我介绍;核对产妇姓名、年龄,床号或住院号 ·向产妇及家属解释接产方式、注意事项,消除顾虑,取得合作	·确认产妇信息无误 ·教会产妇正确配合使用腹压
3. 评估 ·采集健康史,了解产程进展过程,持续监测胎心及宫缩,宫口开大程度和先露下降程度,估计胎儿体重 ·行阴道检查了解坐骨结节高度,臀位类型,有无脐带先露或脱垂 ·膀胱是否充盈,胎膜是否已破,是否存在头盆不称,会阴条件等 ·评估产妇对臀位助娩术的认知水平及配合程度	·注意观察产妇精神心理状态 ·排除禁忌证 ·通知产科医师到场(或新生儿科医师),做好抢救准备
4. 计划 ·操作者:戴口罩、帽子,修剪指甲,按外科手术要求洗手,穿手术衣 ·环境:安静,整洁,光线适宜,室温 24～26 ℃,湿度 50%～60% ·物品:备齐用物,排放整齐,产床上垫好橡胶垫和一次性会阴垫 ·产妇:了解臀位助娩术的目的及注意事项,愿意配合	·熟知操作流程及相关内容 ·注意保护产妇隐私 ·执行产房管理制度 ·取膀胱截石位,仰卧于产床上
5. 操作步骤	
(1)消毒、铺巾: ·操作者站在产妇两腿之间 ·按常规行产时外阴冲洗与消毒,戴无菌手套,按顺序铺无菌产单 ·给予产妇导尿,排空膀胱	·产妇穿上备用裤腿,注意保暖

操作流程	操作相关说明
（2）堵臀： • 见胎儿下肢露于阴道口时，即用一无菌治疗巾盖住阴道口，着力点在会阴体部，向骨盆轴方向堵住 正面观　　　　　　　　侧面观 • 反复宫缩可使胎臀下降，充分扩张阴道，直至产妇向下屏气强烈，手掌感到较大冲力时，即准备助产	• 堵臀时需注意勿挤压或挫伤外阴，避免造成胎儿和母体的严重并发症 • 建立静脉输液通道，宫缩较弱者，可静脉滴注缩宫素加强产力 • 每次宫缩时以手掌抵住，防止胎足过早脱出。宫缩间隙期略放松，防止长时间压迫引起会阴部水肿
（3）会阴侧切开： • 行阴道检查了解宫颈扩张程度、胎先露位置、头盆关系 • 行双侧阴部神经阻滞麻醉 • 初产妇或经产妇会阴较紧者宜先行会阴侧切术	• 待宫口开全，会阴膨起，胎儿粗隆间径已达坐骨棘以下，宫缩时行会阴切开
（4）娩出胎臀：趁一次强宫缩时嘱产妇尽量向下屏气，助产士停止堵臀，胎臀及下肢即可顺利娩出	• 注意保护会阴
（5）扶臀旋转： • 术者用一块治疗巾包住胎臀，双手拇指放在骶部，其余各指握持胎儿髋部，随着宫缩轻轻牵引并旋转，使骶部边下降边转至正前方，以利双肩进入骨盆入口 • 单臀先露时胎臀自然娩出后，双手扶持阻止胎足过早滑出，使胎肩娩出时产道得到充分扩张，以利胎头顺利通过 	• 注意双手勿握胎儿胸腹部，以免损伤内脏 • 当脐部娩出时，将脐带轻轻向外拉出数厘米，以免继续牵引时过度牵拉 • 严格执行无菌操作规程，动作轻柔 • 单臀先露时，由于胎儿伸直的下肢与躯干能较好地扩张宫颈及阴道，并保持两壁在胸前交叉，防止上举，故无指征时，勿过早干预 • 当胎儿娩出达脐部时，应使胎背向上，术者拇指放于胎儿大腿后面，其余四指放于骶部握住胎臀，将胎体上举轻轻牵引，双足脱出阴道，胎儿其余部分即可按堵臀法娩出

续表

操作流程	操作相关说明
(6)娩出肩部:于耻骨联合下可见腋窝时即可用下述方法之一娩出胎肩: • 转胎儿为侧位,继续往下牵引并轻轻上提,使后肩及胎儿后方上肢娩出,然后往下往外牵拉胎体,前肩及另一上肢相继娩出 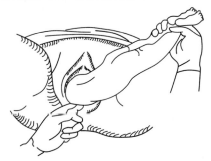 • 双手紧握胎儿髋部,可用一治疗巾包裹,将胎体向逆时针方向旋转,使前肩及前臂自耻骨弓下娩出,再将胎体向顺时针方向旋转,而将后肩和另一侧上肢娩出 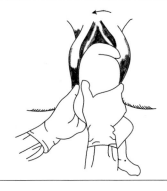	• 继续向外、向下牵引胎儿躯干的同时,慢慢将胎背转回原侧位,使肩径与骨盆出口前后径一致,同时胎头以枕额径入盆 • 牵引过快可造成胎臂上举,用旋转与滑脱法配合助胎肩及上肢娩出
(7)娩出胎头: • 将胎背转至前方,使胎头矢状缝与骨盆出口前后径一致 • 术者右手中指压低胎头枕部使其俯屈,示指及环指置于胎儿两侧肩部,先向下牵拉,同时助手在产妇耻骨联合上方施以适当的压力,协助胎儿保持俯屈 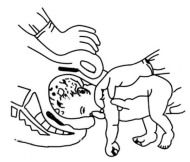 • 当胎儿枕部抵于耻骨弓下时,逐渐将胎体上举,以枕部为支点,使胎儿下颌、口、鼻、眼、额相继娩出 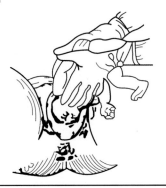	• 用下述两法之一娩出胎头:①胎头枕骨达耻骨联合下时,将胎体向母亲腹部方向上举,甚可翻至耻骨联合上,胎头即可娩出;②莫里斯手法(Mauriceau法),将胎体骑跨在术者左前臂上,术者左手中指伸入胎儿口中,上顶上腭,示指及环指附于两侧上颌骨 • 必须有足够强的产力,可适当静脉滴注缩宫素加强宫缩 • 胎头娩出时不可强行按水平方向往外牵拉,避免用力过猛,易导致脑膜撕裂和颅内出血 • 胎儿脐带娩出后,应在2~3 min内娩出胎头,不可超过8 min • 若牵引失败,立即改用后出头产钳助产;或胎儿死亡,应改行穿颅术

续表

操作流程	操作相关说明
(8)胎儿娩出后： · 断脐,处理新生儿(方法同前) · 胎盘胎膜娩出检查完整性后,检查软产道有无裂伤,并及时修补 · 新生儿查体,注意有无颅脑、肩及臂丛神经损伤	· 尤其要注意软产道深部撕裂伤、隐性血肿等
6. 操作后处理 · 正确评估新生儿有无产伤,产妇有无软产道损伤、血肿等 · 更换会阴垫,协助产妇穿好衣裤,注意保暖,取舒适体位 · 清点敷料,整理用物,彻底清洗、打包后待消毒 · 洗手,详细填写手术记录,术者签名	· 产妇和新生儿留产房观察 2 h,无异常情况母子一同送回产后休养室 · 提供易消化食物或热饮
7. 健康宣教 · 分娩过程中产妇体力消耗大,产后应充分卧床休息 · 产后取健侧卧位,以免恶露浸渍切口,影响愈合 · 产妇应及时排尿,预防尿潴留;保持会阴部清洁、干燥,勤换会阴垫,每次大小便后及时清洗外阴	· 操作时间长,遵医嘱使用抗生素预防感染 · 新生儿护理同胎头吸引术
8. 评价 · 操作程序正确,动作规范、熟练,无菌观念强 · 操作过程中体现人文关怀,与产妇沟通有效,适时开展健康教育 · 接生者核对信息,记录填写清晰、完整 · 对操作目的、注意事项及相关知识熟练作答	· 产妇知晓操作目的,能配合操作,体位合适,未发生意外

【护理配合】

1. 术前准备

(1)了解产妇一般情况,产程进展及胎儿情况,胎方位、胎先露位置,有无头盆不称。

(2)建立静脉输液通道,遵医嘱必要时静脉滴注缩宫素加强子宫收缩。

(3)持续胎心监护,监测胎心及子宫收缩,防止脐带先露或脱垂;禁止灌肠,减少直肠指检。

2. 术中配合

(1)胎头娩出,助手可在产妇耻骨联合上方施以适当的压力,协助胎儿娩出。

(2)胎儿胎盘娩出后,常规检查有无软产道损伤、血肿,并及时修补;有先兆子宫破裂或完全子宫破裂者,应立即剖腹探查,按破裂程度与部位决定手术方式。

3. 产后护理

(1)胎儿娩出后认真查体,注意有无颅脑、肩及臂丛神经损伤。新生儿出生后要少搬动,常规肌内注射维生素 K₁,预防颅内出血。

(2)产妇留产房观察 2 h,监测生命体征,询问有无肛门坠胀感等。

(3)指导产妇进行盆底功能训练,减少产后尿失禁等并发症。

>>> 思考题

1. 简述臀位助娩术的适应证、禁忌证及必备条件。

2. 简述臀位助娩术的护理要点。

3. 产妇,38 岁,妊娠 38 周,臀位(单臀),宫口开全 2 h,经医师诊断后现需要行臀位助娩术。该产妇向你咨询臀位助娩术对新生儿及产妇可能会有哪些损伤?作为一名责任护士,你该如何回答?

任务六　剖宫产术的护理配合

剖宫产术是指妊娠≥28 周经腹切开子宫取出胎儿及其附属物的手术。剖宫产手术时机选择是否恰当,直接关系到母婴的安全。手术也存在感染、出血和脏器损伤的危险,故决定行剖宫产术应慎重。手术方式有子宫下段剖宫产、子宫体部剖宫产和腹膜外剖宫产。本节主要叙述子宫下段剖宫产。

【适应证】

1. 母体方面

(1)产道异常:如骨盆狭窄、头盆不称、软产道异常阻碍先露下降者。

(2)产力异常:如子宫收缩乏力经处理无效者。

(3)胎位异常:如持续性横位或枕后位不能经阴道分娩者;臀位(初产妇、年龄大于 35 岁、估计胎儿体重大于 3500 g)应放宽指征。

(4)妊娠合并症或并发症:如产前出血者或全身性疾病未能控制者。

(5)其他:如有前次剖宫产史或子宫有瘢痕者;有子宫先兆破裂征象者;引产或助产失败,需要短期内结束分娩者。

2. 胎儿方面

(1)胎儿窘迫或胎盘功能明显减退者,羊水过少短期内不能阴道分娩者。

(2)脐带脱垂但胎心良好,估计短时间内不能经阴道分娩者。

(3)珍贵儿。

【用物准备】

1. 模型及设备　产床,分娩模型,新生儿模型,治疗车,污物桶,立灯等。

2. 器械及用物

(1)器械包:25 cm 不锈钢盆 1 个,弯盘 1 个,卵圆钳 6 把,1 号和 7 号刀柄各 1 把,解剖镊 2 把,小无齿镊 2 把,大无齿镊 1 把,18 cm 弯形血管钳 6 把,10 cm、12 cm 和 14 cm 直止血钳各 4 把,组织钳4 把,巾钳 4 把,持针器 2 把,吸引器头 2 个,阑尾拉钩 2 个,腹腔双头拉钩 1 个,刀片 2 个,组织剪1 把,线剪 1 把。

(2)敷料包:双层剖腹单 1 块,治疗巾 10 块,中单 6 块,纱布垫 6 块,纱布 20 块。

(3)手术衣包:手术衣 6 件。

(4)无菌手套 6 副。1 号、4 号和 7 号丝线团各 1 个,可吸收缝线若干包。

(5)新生儿复苏用品:如吸痰管、吸氧面罩等。

【操作流程】

剖宫产术的操作流程,见表 2-1-6。

表 2-1-6　剖宫产术的操作流程

操作流程	操作相关说明
1. 素质要求　着装整齐,举止端庄,语言恰当,态度和蔼	·符合专业规范
2. 核对解释 ·语气亲切,问候产妇,自我介绍;核对产妇姓名、年龄,床号或住院号 ·向产妇及家属解释剖宫产术的目的及注意事项,配合要点	·确认产妇信息无误 ·取得产妇及家属的知情同意和积极配合
3. 评估 ·采集健康史,了解产程进展过程,胎心率及宫缩情况 ·产妇有无妊娠期合并症或并发症,有无胎儿窘迫,剖宫产手术指征等 ·评估产妇及家属对剖宫产术的认知水平及配合程度	·注意观察产妇精神心理状态 ·术前禁饮 4 h,禁食 6 h
4. 计划 ·操作者:戴口罩、帽子,修剪指甲,按外科手术要求洗手,穿手术衣 ·环境:安静,整洁,光线适宜,室温 24~26 ℃,湿度 50%~60% ·物品:备齐用物,排放整齐,手术床上垫好清洁床单 ·产妇:了解剖宫产术的目的及注意事项,愿意配合,更换清洁病员服	·熟知操作流程及相关内容 ·注意保护产妇隐私 ·执行手术室管理制度 ·给予留置导尿管
5. 操作步骤	

操作流程	操作相关说明
(1)术前准备 · 将产妇安置在预定手术间,专人陪护,开放静脉,连接心电监护仪 · 巡回护士协助产妇双手抱膝,脊柱弯曲,侧卧位于手术床,配合麻醉 · 常规消毒腹壁皮肤、铺巾	· 密切监测胎心率 · 首选硬膜外间隙阻滞麻醉,也可用联合蛛网膜下隙麻醉、局部麻醉,必要时可全身麻醉 · 麻醉后左侧 15°~30° 倾斜体位,以防发生仰卧位低血压综合征
(2)切开腹壁: · 下腹正中线纵切口或耻骨联合上横切口,长约 12 cm,逐层切开腹壁,进入腹腔 · 切口以充分暴露子宫下段及能顺利娩出胎儿为原则	· 纵切口操作简单、暴露充分、费时少、出血少,适合于需紧急完成手术者
(3)探查腹腔: · 右手进入腹腔,探查子宫旋转方向及程度、下段扩张情况及有无胎盘附着,胎先露大小及高低,以估计子宫切口的位置及长度 · 扶正子宫位置,必要时稍侧卧位,防止或纠正产妇血压下降和胎儿窘迫	· 分别在子宫两侧与腹壁之间填入盐水纱垫,以防羊水及血液进入腹腔,保护肠管,以免妨碍手术操作
(4)剪开膀胱子宫反折腹膜,并下推膀胱:	· 钳起子宫膀胱反折腹膜,在腹膜反折外下 2 cm 横形剪开一小口,并向两侧弧形延长达圆韧带内侧,以防损伤子宫旁及韧带内血管丛 · 提起腹膜切口下缘,用手指下推膀胱 4~5 cm,充分暴露子宫下段,以免损伤膀胱
(5)切开子宫,并钝性撕开扩大切口:	· 在已暴露的子宫下段正中横行切开 2~3 cm,尽量不切破胎膜 · 用血管钳刺破胎膜,尽量吸净羊水后,术者用两示指以适当力量钝性撕开,扩大子宫切口 11~12 cm,遇阻力时应改用剪刀剪开 · 切口高低因胎头高低而定,一般在下段最膨隆处,即胎头最大径线所在水平

操作流程	操作相关说明
(6)胎儿娩出： · 术者右手伸入宫腔，绕过先露最低处，将手插至胎头前下方，托起胎头，按分娩机制从子宫切口拖出胎头，当胎头已达切口下方时，左手在子宫底处加压，协助娩出胎头 · 胎头娩出后，立即清除口腔、鼻腔黏液 子宫底	· 如遇胎头娩出困难，可用产钳助产，或者胎头位置低，由台下助手戴无菌手套经阴道上推胎头，同时术者再用上述方法将胎儿娩出 · 若为臀先露，则牵出胎足，按臀位牵引法协助娩出 · 胎头娩出后，继而与阴道分娩相同，将胎儿颈部向一侧倾斜，娩出一肩后，改向对侧牵拉，双肩娩出后向外提拉牵出胎体 · 断脐后，新生儿交助手处理
(7)娩出胎盘： · 当子宫收缩、胎盘剥离时，可牵拉脐带将其拖至子宫切口，用手握住，钳夹胎膜旋转取出，避免胎膜残留 · 然后用卵圆钳夹持干纱布，擦拭宫腔两遍，以清理宫腔内残留的胎盘或胎膜 · 如出血多、胎盘滞留或部分剥离而致出血较多，可迅速手进宫腔取出胎盘	· 胎儿娩出后，用4把组织钳钳夹子宫切口的两端角及上下缘，向宫体注入缩宫素10 U，促进子宫收缩
(8)逐层缝合： · 子宫壁切口：按解剖关系，子宫切缘各层要准确对合，连续缝合内层肌 · 反折腹膜：仔细检查子宫切缘缝合口和膀胱剥离面有无出血后，用圆针1-0号可吸收缝线连续缝合膀胱子宫反折腹膜 · 逐层关腹	· 缝合子宫壁切口：用1-0号可吸收缝线，第一层做全层连续或间断缝合，注意不要穿透子宫内膜层；第二层做连续褥式包埋缝合子宫下段浅肌层；或用可吸收缝线全层连续褥式缝合 · 关闭腹腔前，检查子宫及双侧附件有无异常，清除腹腔积液及血凝块，仔细清点敷料、器械无误之后，逐层缝合腹壁
(9)按压子宫底：术毕，无菌纱布覆盖切口，压迫子宫底，挤出宫腔内积血块 · 术前宫口尚未扩张者，经消毒外阴后将手伸入阴道，以手指扩张宫颈口，同时按压子宫底，排出宫腔及阴道内积血，利于恶露排出	
6. 操作后处理 · 器械护士清洗手术器械，整理手术包，并在清单上签字 · 巡回护士协助麻醉师送产妇回到病房，整理手术室、消毒 · 洗手，详细填写手术记录，术者签名	· 监护产妇和新生儿无异常情况，母子一同送回产后休养室

操作流程	操作相关说明
7. 健康宣教 · 指导产妇保持外阴部清洁,产褥期内禁止性生活 · 鼓励坚持母乳喂养,进食营养丰富的食物,有利于体力恢复 · 坚持做产后保健操,促进盆底肌和腹肌的张力恢复 · 产后 42 日到门诊行产后健康检查,避孕 2 年以上	· 按腹部手术患者一般护理进行 · 加强新生儿护理
8. 评价 · 操作程序正确,动作规范、熟练,无菌观念强 · 操作过程中体现人文关怀,与产妇沟通有效,适时开展健康教育 · 接生者核对信息,记录填写清晰、完整 · 对操作目的、注意事项及相关知识熟练作答	· 产妇知晓操作目的,能配合操作,体位合适,未发生意外 · 新生儿安全

【护理配合】

1. 术前护理　充分做好剖宫产的术前准备,新生儿的抢救准备。

(1)备皮同一般腹部手术,要求在手术当日完成,防止感染;做好药物敏感试验等准备。

(2)术前禁用呼吸抑制剂,以防新生儿窒息;禁食、禁饮,特殊紧急情况下联系麻醉科医师重新评估麻醉前状态。

(3)核对血常规、凝血功能、血型等实验室检查结果;保留导尿管,做好输血准备;观察并记录胎心变化,做好新生儿保暖和抢救工作,如复苏器械、氧气和急救药品等。

(4)遵医嘱术前 30 min 肌内注射阿托品 0.3~0.5 mg 和苯巴比妥钠 0.1 g。将产妇安置在预定的手术间,专人陪护,建立静脉通道,连接心电监护仪,配合麻醉医师工作。

2. 术中配合

(1)开放静脉通道,协助麻醉师摆好产妇体位;若胎头入盆太深,取胎头困难,助手可在台下戴消毒手套,自阴道向宫腔方向上推胎头,以利于胎儿娩出;胎儿娩出后协助医师处理和抢救新生儿。

(2)持续心电监护监测产妇生命体征,观察并记录产妇导尿管是否通畅以及尿量和尿色;当刺破胎膜时,应注意产妇有无咳嗽、呼吸困难等症状,预防羊水栓塞的发生。

(3)熟悉手术步骤,及时递送器械、敷料等,随时清点物品,确保无误。

3. 术后护理

(1)术后去枕平卧 6 h 后可改为半卧位,以利于恶露排出;鼓励产妇深呼吸、勤翻身、尽早下床活动;根据肠道功能恢复状况,指导产妇进食,以保证营养,有利于乳汁的分泌。

(2)观察产妇子宫收缩情况及阴道流血状况,应用缩宫素 10~20 U/d,连续 3 日,有利于改善子宫收缩,减少产后出血,促进术后恢复。

(3)留置导尿管 24 h,拔管后注意观察产妇排尿情况;每日 2 次会阴擦洗,避免引起阴道或泌尿道的上行性感染。

(4)观察腹部切口敷料是否干燥,发现渗血、红肿、血肿等及时汇报医师。腹部伤口皮肤外缝线一般于术后 5~7 日拆除。

(5)鼓励产妇坚持母乳喂养,进食营养素丰富而全面的食物,保持外阴部清洁;产后 6 周内禁止性生活,强调术后至少应避孕 2 年;产后 6 周来院进行产后健康检查,了解生殖器官的恢复情况,乳房及泌乳情况等。

>>> 思考题

假如你是一个爱婴病区护士,请为妊娠合并子痫的产妇制订一份详细的剖宫产术后护理方案。

(施　凤　李六兰　刘婧岩)

附：会阴切开缝合术

会阴切开缝合过程如图 2-1-3 至图 2-1-12 所示。

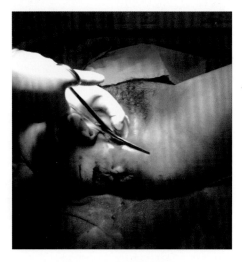

图 2-1-3 会阴左侧切开

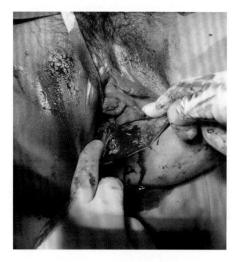

图 2-1-4 暴露阴道黏膜

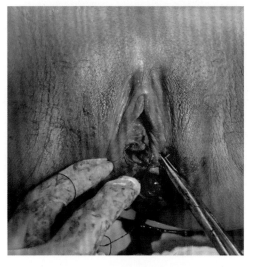

图 2-1-5 缝合处女膜外环

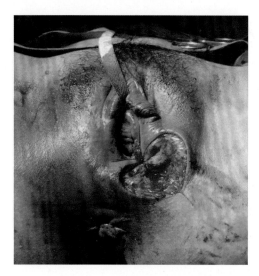

图 2-1-6 处女膜环缝合完毕

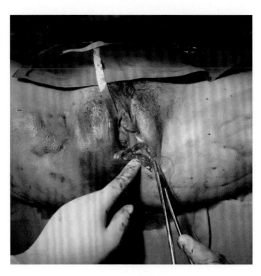

图 2-1-7 缝合肌层

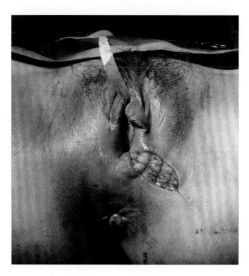

图 2-1-8 肌层缝合完毕

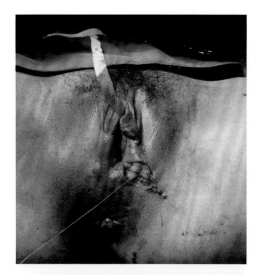

图 2-1-9　缝合皮下组织

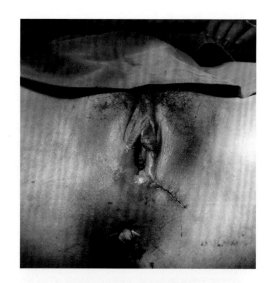

图 2-1-10　皮内缝合法

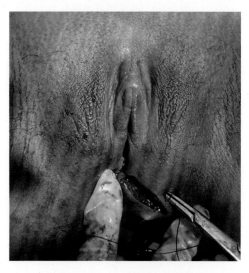

图 2-1-11　皮外间断缝合法

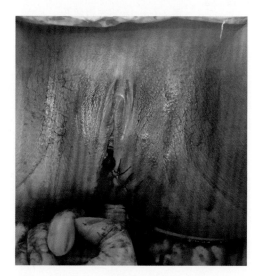

图 2-1-12　缝合后常规肛门指检

模块二　妇科常用诊疗技术及护理配合

妇科常用诊疗技术主要包括阴道分泌物检查、子宫颈黏液检查、生殖道脱落细胞学检查、子宫颈活体组织检查术、诊断性刮宫术、经阴道后穹隆穿刺术、输卵管通畅检查、妇科内镜检查等，通过进一步检查确定生殖器感染病原体种类，了解卵巢功能，确诊生殖器官肿瘤，了解输卵管通畅情况及检查有无盆腔内出血等，是临床妇科针对女性常见病、多发病以及疑难病常用的诊疗手段。

>>> 实训目标

【能力目标】

1. 能协助完成妇科常用诊疗技术的各项操作流程。
2. 具备开展妇科常见病、多发病的整体护理能力。

【知识目标】

1. 熟练掌握各种常用妇科诊疗技术的护理配合及健康教育。
2. 熟悉妇科常用诊疗技术的注意事项。
3. 了解妇科诊疗技术常用的方法及操作步骤。

【素质目标】

1. 护理过程中能体现对患者的关爱，注意保护个人隐私。
2. 具有良好的护患沟通能力。

>>> 实训方法

1. 观看妇科常用诊疗技术的教学录像，或教师运用多媒体讲解、模型示教，并提出实训要求。
2. 在校内实训室，每 4～6 名学生为一组，分组练习，教师巡回指导。
3. 课间安排学生到教学医院见习。
4. 小组自评，组内互评，教师总结点评，随堂抽考并记录成绩。

工作地点：妇科门诊、妇科病房。

>>> 典型案例仿真实训

【临床情境】

王女士，31 岁。主因"外阴瘙痒伴分泌物多且有异味 1 个月"来院就诊。平素月经周期规律，为 5/30 日，无痛经。生育史：1-0-1-1，采用宫内节育器避孕 5 年。近 2 年未进行常规妇科检查。该患者目前需要进一步做哪些检查？如何判断结果？

【任务描述】

患者，31 岁，女性，已婚。因"外阴瘙痒伴分泌物多且有异味 1 个月"就诊，考虑为外阴、阴道炎症。需行常规妇科检查及阴道分泌物检查，以观察分泌物的性状和量，检查阴道 pH、清洁度等，进一步明确引起炎症的病原体；王女士近 2 年未行常规妇科检查，建议该患者行宫颈脱落细胞学检查筛查宫颈癌。

作为责任护士，应该配合医师完成各项检查并进行健康宣教。

任务一　阴道分泌物检查

阴道分泌物又称白带，主要是由阴道黏膜渗出液、宫颈管腺体及子宫内膜腺体分泌液混合组成，其性状及量随体内生殖激素变化发生周期性改变，通过阴道分泌物的检查可以了解卵巢的内分泌功能、阴道清洁度等，确诊有无病原体感染等，常用于诊断各种阴道炎。月经期、阴道异常出血时禁止检查。

【适应证】

生殖道炎症，了解卵巢功能。

【用物准备】

1. 模型及设备　妇科检查床,妇科检查模型,女性内生殖器官模型,污物桶,立灯等。

2. 器械及用物　阴道窥器 1 个,清洁干燥试管,无菌长棉签,清洁玻片,生理盐水,10％氢氧化钾溶液,一次性会阴垫,一次性手套。

【操作流程】

阴道分泌物检查的操作流程,见表 2-2-1。

表 2-2-1　阴道分泌物检查的操作流程

操作流程	操作相关说明
1. 素质要求　着装整齐,举止端庄,语言恰当,态度和蔼	· 符合专业规范
2. 核对解释 · 语气亲切,问候患者,自我介绍,核对患者姓名、年龄、床号或住院号 · 向患者解释阴道分泌物检查的目的、方法、注意事项及配合要点	· 确认患者信息无误 · 检查前需排空膀胱
3. 评估 · 采集健康史,询问有无性生活史 · 了解患者情况(是否有腹痛、阴道流血、白带异常、腹部包块等) · 评估患者对阴道分泌物检查的认知水平及合作程度	· 排除禁忌证
4. 计划 · 操作者:修剪指甲,洗净双手,戴口罩 · 环境:安静,整洁,关闭门窗,屏风遮挡,调节室温至 22～24 ℃ · 物品:备齐用物,检查床上垫好一次性会阴垫 · 患者:了解阴道分泌物检查的目的及方法,愿意配合检查	· 熟知操作流程及相关内容 · 注意保护患者隐私 · 器械严格消毒,避免交叉感染 · 排空膀胱后,仰卧于病床上
5. 操作步骤	
(1)安置体位: · 操作者携用物至患者床旁,立于检查床右侧 · 脱去一条裤腿,取膀胱截石位,暴露外阴部,注意保暖	· 及时更换臀下会阴垫,做到"一人一垫",以防交叉感染
(2)取阴道分泌物 · 操作者戴一次性手套,立于患者两腿之间 · 放置阴道窥器,暴露阴道和宫颈 · 轻轻旋转阴道窥器,观察阴道黏膜及分泌物情况 · 用长棉签自阴道深部、后穹隆部或宫颈口外,取少许分泌物检查(对无性生活者,直接用长棉签伸入阴道深部取分泌物) · 取下阴道窥器	· 阴道窥器不可涂抹润滑剂或化学药品,必要时仅用无菌生理盐水润湿 · 常用悬滴法(湿片法)、涂片法、培养法进行检查
6. 操作后处理 · 撤去一次性会阴垫,协助患者穿好衣裤,下检查床 · 整理用物,放回原位,脱手套,洗手,详细记录检查结果	· 标本及时送检,寒冷季节要注意保温,以免影响检查结果
7. 健康宣教 · 生殖道炎症治疗期间避免性交,注意个人卫生,保持会阴部清洁 · 按预约时间来院复查	· 采集阴道分泌物前 2 日避免性交、阴道灌洗及阴道内用药
8. 评价 · 操作程序正确,动作规范、熟练,注意防止污染 · 操作过程中体现人文关怀,护患沟通有效,适时开展健康教育 · 能初步判断检查结果,熟悉操作目的、注意事项及相关知识	· 患者知晓操作目的,积极配合,体位合适,无明显不适感

【护理配合】

1. 检查前向患者解释阴道分泌物检查的目的方法及可能的感受,让患者知情并指导其配合检查。

2. 阴道分泌物悬滴法(湿片法)检查阴道毛滴虫时用生理盐水,检查假丝酵母菌时用 10％氢氧化钾溶液。

3. 初步了解检查结果:分泌物清洁度在Ⅰ～Ⅱ度视为正常,Ⅲ、Ⅳ度为异常,多为阴道炎(表2-2-2);单纯清洁度降低而不见病原体者,常见于非特异性阴道炎;找到阴道毛滴虫是滴虫性阴道炎的诊断依据,找到假丝酵母菌是诊断外阴阴道假丝酵母菌病的诊断依据。

表 2-2-2　阴道分泌物清洁度分级

清洁度	阴道杆菌	球菌	上皮细胞	白(脓)细胞
Ⅰ	多	—	满视野	0～5 个/HP
Ⅱ	少	少	1/2 视野	5～15 个/HP
Ⅲ	少	多	少	15～30 个/HP
Ⅳ	—	大量	—	>30 个/HP

>>> 思考题

1. 试述阴道分泌物检查的适应证和注意事项。
2. 护士如何向患者解释阴道分泌物检查的结果?

任务二　子宫颈黏液检查

宫颈黏液由宫颈黏膜分泌物和子宫内膜及输卵管内膜分泌物等组成。宫颈黏液的量、性状及结晶形态受卵巢分泌性激素的影响,随月经周期呈规律变化。通过观察宫颈黏液的变化,可以了解卵巢功能,推测排卵期,判断有无排卵;了解月经失调、闭经及不孕症等原因;协助早期妊娠的诊断等。月经期、阴道异常出血时禁止检查。

【适应证】

了解卵巢功能。

【临床情境】

王女士,28 岁。结婚 3 年,未采取避孕措施,一直没有怀孕,在家人的催促下来医院就诊。13 岁初潮,近 2 年月经周期不规则,经期 8～10 日,周期 28～60 日,量中,无痛经。盆腔检查未见异常。男方精液常规检查未见异常。

【任务描述】

王女士月经紊乱且不孕,应建议进行盆腔 B 型超声检查,连续监测基础体温曲线 3 个周期;还需要观察宫颈黏液变化,了解卵巢功能,推测排卵期,判断有无排卵,协助诊断。

作为责任护士,要向王女士及家属做好解释,解除思想顾虑,配合医师完成各项检查并进行健康宣教。

【用物准备】

1. 模型及设备　妇科检查床,妇科检查模型,立灯,污物桶等。
2. 器械及用物　阴道窥器 1 个,无菌长镊子 1 把,无菌持物钳 1 把,无菌干棉签及棉球若干,清洁玻片。一次性手套 1 副,一次性会阴垫。

【操作流程】

子宫颈黏液检查的操作流程,见表 2-2-3。

表 2-2-3　子宫颈黏液检查的操作流程

操作流程	操作相关说明
1. 素质要求　着装整齐,举止端庄,语言恰当,态度和蔼	·符合专业规范
2. 核对解释 ·语气亲切,问候患者,自我介绍;核对患者姓名、年龄、床号或住院号 ·向患者解释宫颈黏液检查的目的、方法、注意事项及配合要点	·确认患者信息无误 ·检查前需排空膀胱

续表

操作流程	操作相关说明
3. 评估 • 采集健康史,询问有无性生活史 • 了解患者情况(是否有腹痛、阴道流血、白带异常、腹部包块等) • 评估患者对宫颈黏液检查的认知水平及合作程度	• 排除禁忌证
4. 计划 • 操作者:修剪指甲,洗净双手,戴口罩 • 环境:安静,整洁,关闭门窗,屏风遮挡,调节室温至 22～24 ℃ • 物品:备齐用物,检查床上垫好一次性会阴垫 • 患者:了解宫颈黏液检查的目的及方法,愿意配合检查	• 熟知操作流程及相关内容 • 注意保护患者隐私 • 器械严格消毒,避免交叉感染 • 排空膀胱后,仰卧于病床上
5. 操作步骤	
(1)安置体位: • 操作者携用物至患者床旁,立于检查床右侧 • 脱去一条裤腿,取膀胱截石位,暴露外阴部,注意保暖	• 及时更换臀下会阴垫,做到"一人一垫",以防交叉感染
(2)宫颈黏液检查: • 操作者戴一次性手套,立于患者两腿之间 • 放置阴道窥器,暴露阴道和宫颈,轻轻旋转,观察阴道黏膜及分泌物情况 • 用干棉球拭净子宫颈及阴道后穹隆分泌物,勿使宫颈出血 • 用无菌长镊伸入宫颈管内 0.5～1 cm,夹取黏液 • 将长镊子缓慢张开,观察黏液拉丝长度 • 将夹取的黏液置于干玻片上,用力均匀,顺一个方向推动,禁止来回涂抹损伤细胞 • 待玻片自然晾干(或烘干)后置于低倍显微镜下观察结晶的类型 • 取下阴道窥器	• 阴道窥器不可涂抹润滑剂或化学药品,必要时仅用无菌生理盐水润湿 • 阴雨天或空气湿度大时,可用酒精灯或烘烤箱烤干后镜检 • 采集标本时,动作轻柔、准确,以免损伤
6. 操作后处理 • 撤去一次性会阴垫,协助患者穿好衣裤,下检查床 • 整理用物,放回原位,脱手套,洗手,详细记录检查结果	• 标本及时送检,以免影响检查结果
7. 健康宣教 • 生殖道炎症治疗期间避免性交,注意个人卫生,保持会阴部清洁 • 按预约时间来院复查	• 子宫颈黏液检查前 2 日避免性交、阴道灌洗及阴道内用药
8. 评价 • 操作程序正确,动作规范、熟练,注意防止污染 • 操作过程中体现人文关怀,护患沟通有效,适时开展健康教育 • 能初步判断检查结果,熟悉操作目的、注意事项及相关知识	• 患者知晓操作目的,积极配合,体位合适,无明显不适感

【护理配合】

1. 检查前向患者说明宫颈黏液检查的意义及方法,指导其依据检查需要,应遵医嘱根据月经周期确定检查日期。

2. 及时取回检查报告并反馈给医师,以免延误诊疗。

3. 初步了解检查结果　①月经规律,但整个周期持续出现典型羊齿状结晶,见不到椭圆体,提示无排卵或未孕。②闭经而出现较典型或典型的结晶,可以除外妊娠;闭经者宫颈黏液有正常周期变化,闭经原因多在子宫;无周期变化,则说明闭经的原因在卵巢或卵巢以上部位。③若无结晶形成或仅有不典型结晶,提示卵巢功能不全。④月经过期者,涂片中出现椭圆体且持续 2 周以上,可能妊娠。⑤月经后半周期或已确诊妊娠,出现不典型羊齿状结晶,提示孕激素不足或可能发生先兆流产(图2-2-1)。

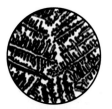
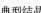
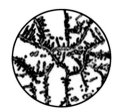
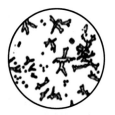
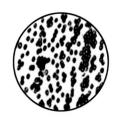

典型结晶　　　较典型结晶　　　不典型结晶　　　椭圆体

图 2-2-1　宫颈黏液结晶类型

>>> 思考题

1. 试述宫颈黏液检查的适应证和注意事项。

2. 护士如何向患者解释宫颈黏液检查的结果？

3. 张女士,33 岁,因"月经紊乱且不孕 2 年"就诊。患者结婚 2 年,月经周期 7～9/20～46 日,无痛经。妇科检查:内外生殖器官未见异常。于月经周期第 23 日行宫颈黏液检查,可见典型羊齿状结晶。请问该检查结果是否正常？为什么？

任务三　生殖道脱落细胞学检查

女性生殖道脱落细胞包括来自阴道上段、宫颈阴道部、宫腔和输卵管及腹腔的上皮细胞,其中以阴道上段、宫颈阴道部的上皮细胞为主。阴道上皮细胞受卵巢激素的影响出现周期性变化,因此生殖道脱落细胞学检查可了解卵巢功能,同时协助诊断生殖系统不同部位恶性肿瘤及观察治疗的效果,是一种简单、实用的辅助诊断方法。

【适应证】

1. 生殖器肿瘤的筛查,最常用于宫颈癌的筛查。

2. 了解卵巢功能,包括功能失调性子宫出血、闭经、流产、过期妊娠等。

3. 胎盘功能的监测。

4. 特异性宫颈炎,如阿米巴原虫感染、结核杆菌感染、HPV 感染等。

【临床情境】

张女士,44 岁,已婚。因"接触性阴道流血 1 年"来院就诊。患者月经周期规律,7/26 日。1 年来性生活后常出现阴道流血,量不多。妇科检查:外阴已产式,阴道少量暗红色血液;宫颈充血呈颗粒状,触之易出血;宫体前位,正常大小,质软,活动好;两侧附件未触及。临床诊断:宫颈病变性质待查。该患者需要进一步做哪些检查？如何判断结果？

【任务描述】

该患者 44 岁,性生活后常有不规则阴道流血。宫颈充血呈颗粒状,触之易出血。从未做过任何辅助检查,属生殖道肿瘤的高危人群。需先行宫颈脱落细胞学检查及人类乳头状瘤病毒(HPV)高危型筛查,继之根据检查结果确定是否需要进一步行宫颈活体组织检查,以明确诊断。

作为责任护士,应对患者做好解释工作,以取得合作。同时积极做好检查前的准备,配合医师完成各项诊疗操作并进行健康宣教。

【用物准备】

1. 模型及设备　妇科检查床,妇科检查模型,治疗车,立灯,污物桶等。

2. 器械及用物　阴道窥器 1 个,消毒钳 1 把,宫颈刮片 2 个,宫颈吸管 1 根,宫颈刷 1 个,载玻片 2 个。无菌干棉签及棉球若干,长棉签 2 支,装有固定液(95％乙醇或 10％甲醛溶液)的标本瓶 1～2 个,细胞保存液 1 瓶。

【操作流程】

生殖道脱落细胞学检查的操作流程,见表 2-2-4。

表 2-2-4 生殖道脱落细胞学检查的操作流程

操作流程	操作相关说明
1. 素质要求 着装整齐,举止端庄,语言恰当,态度和蔼	· 符合专业规范
2. 核对解释 · 语气亲切,问候患者,自我介绍;核对患者姓名、年龄,床号或住院号 · 向患者解释生殖道脱落细胞学检查的目的、方法及注意事项,取得配合	· 确认患者信息无误 · 检查前需排空膀胱
3. 评估 · 采集健康史,询问有无性生活史 · 了解患者情况(是否有腹痛、阴道流血、白带异常、腹部包块等) · 评估患者对生殖道脱落细胞学检查的认知水平及合作程度	· 排除禁忌证
4. 计划 · 操作者:修剪指甲,洗净双手,戴口罩 · 环境:安静,整洁,关闭门窗,屏风遮挡,调节室温至 22~24 ℃ · 物品:备齐用物,摆放整齐,检查床上垫好一次性会阴垫 · 患者:了解生殖道脱落细胞学检查的目的及方法,愿意配合检查	· 熟知操作流程及相关内容 · 注意保护患者隐私 · 器械严格消毒,避免交叉感染 · 排空膀胱后,仰卧于病床上
5. 操作步骤	
(1)安置体位: · 操作者携用物至患者床旁,立于检查床右侧 · 协助患者取膀胱截石位,脱去一条裤腿,暴露外阴部,注意保暖	· 及时更换臀下会阴垫,做到"一人一垫",以防交叉感染
(2)放置阴道窥器: · 操作者戴一次性手套,立于患者两腿之间 · 放置阴道窥器,暴露阴道和宫颈,并轻轻旋转 · 用干棉球拭净子宫颈及阴道后穹隆分泌物,勿使宫颈出血	· 阴道窥器不可涂抹润滑剂或化学药品,必要时仅用无菌生理盐水润湿
(3)阴道壁涂片: · 对已婚妇女:用未涂润滑剂的阴道窥器扩张阴道,一般在阴道上 1/3 段侧壁,用无菌刮板轻轻刮取分泌物及浅层细胞,薄而均匀地涂在已编号的载玻片上,置于固定液中 · 对未婚妇女:可将卷紧的无菌棉签先在 0.9%氯化钠溶液中浸湿,然后将棉签伸入阴道上 1/3 段侧壁轻轻卷取细胞,取出棉签横放玻片上,向一个方向滚涂,置于固定液中	· 若阴道分泌物较多,或有阴道流血,应先用无菌干棉球轻轻擦拭后,再取标本
(4)宫颈刮片: · 选择宫颈外口鳞-柱交界处,以宫颈外口为圆心,用木质小刮板或宫颈刷轻轻刮取一周 · 将刮出物均匀涂抹于载玻片上,涂片用力要均匀,向同一方向推动,不可来回反复涂抹,以免细胞卷曲或破坏,载玻片置于固定液中 	· 刮片必须消毒、干燥,未吸附任何化学药品或润滑剂 · 载玻片应行脱脂处理,并标记患者姓名和取材部位,避免混淆 · 采集标本时,动作轻柔、准确,以免损伤引起出血 · 目前临床广泛采用薄层液基细胞学制片法,诊断率高

续表

操作流程	操作相关说明
(5)宫颈管涂片： • 使用未涂润滑剂的阴道窥器扩张阴道，将特制的宫颈刷在宫颈管内旋转360°，刷取宫颈管上皮后取出 • 立即将宫颈刷放置在特制细胞保存液内搅拌10 s • 再通过离心、过滤后，将标本中的杂质分离 • 取过滤后的上皮细胞涂片	
(6)宫腔吸片：应先行妇科检查，明确子宫大小及位置 • 将抽出物涂片制成标本，亦可用宫腔灌洗法 • 取出吸管时应停止抽吸，以免将宫颈管内容物吸入	• 疑宫腔有恶性病变时，可用宫腔吸片 • 适合于绝经后出血的妇女
6. 操作后处理 • 取下阴道窥器，撤去一次性会阴垫，协助患者穿好衣裤，下检查床 • 整理用物，放回原位，脱手套，洗手，详细记录检查结果 • 将病理检查申请单与标本一并送病理科	• 标本及时送检，以免影响检查结果
7. 健康宣教 • 术后保持会阴部清洁，避免感染，如期来院复查，出血多随诊 • 凡30岁以上女性应每1～2年进行一次妇科检查及宫颈脱落细胞学检查	• 检查前2日避免性交、阴道灌洗及阴道内用药
8. 评价 • 操作程序正确，动作规范、熟练，注意防止污染，无菌观念强 • 操作过程中体现人文关怀，护患沟通有效，适时开展健康教育 • 熟悉操作目的、注意事项及相关知识	• 患者知晓操作目的，积极配合，体位合适，无明显不适感

【护理配合】

1. 操作前向患者说明阴道脱落细胞学检查的目的、方法及可能的感受，取得患者的知情合作。

2. 宫颈外口鳞-柱上皮交界处为宫颈癌的好发部位，取标本动作应轻柔、稳、准，以免损伤组织，引起出血，影响检查结果。

3. 需进行宫腔内操作者，应先行妇科检查，明确子宫大小及位置，并严格消毒外阴、阴道、宫颈口。

4. 了解卵巢功能者，应遵医嘱制订1个月经周期的检查计划，并预约检查日期。

5. 术后指导患者及时取回病理报告并反馈给医师，以免延误诊疗。

>>> 思考题

1. 试述生殖道脱落细胞学检查的适应证和注意事项。

2. 护士如何向患者解释生殖道脱落细胞学检查的结果？

任务四　子宫颈活体组织检查

子宫颈活体组织检查简称宫颈活检，是自宫颈病变处或可疑部位取小部分组织进行病理检查，绝大多数宫颈活体组织检查是确定宫颈病变性质最可靠的依据，通过本项检查可确定癌肿的病理类型和细胞分化程度。常用的取材方法有局部活体组织检查（点切法）、诊断性宫颈锥形切除和子宫颈管搔刮法。在阴道镜下取活检，可提高诊断的准确率。

【适应证】

1. 宫颈脱落细胞学涂片检查巴氏Ⅲ级及Ⅲ级以上者；巴氏Ⅱ级经抗感染治疗后复查仍为巴氏Ⅱ级者；TBS分类鳞状上皮细胞异常者。

2. 阴道镜检查时反复可疑阳性或阳性者。

3. 疑有宫颈癌或慢性特异性炎症需明确诊断者。

【临床情境】

王女士,43 岁,G₄P₃,因"阴道不规则流血 9 个月"来院。自述平素月经规律,14 岁初潮,经期 4～5 日,周期 28～30 日。近 1 年来体重明显减轻,性生活后常有不规则阴道流血,白带多且有恶臭味,伴下腹部疼痛。体格检查:消瘦,生命体征平稳。妇科检查:宫颈凹凸不平、质硬,表面充血且有破溃,触之易出血。子宫正常大小,质软,活动好,无压痛。双附件未扪及包块。之前未做过任何辅助检查。临床诊断:宫颈病变性质待查。该患者需要进一步做哪些检查?如何判断结果?

【任务描述】

该患者 43 岁,G₄P₃,性生活后常有不规则阴道流血。宫颈凹凸不平、质硬,表面充血有破溃,触之易出血。之前从未做过任何辅助检查,无自我监护的意识,属生殖道肿瘤的高危人群。需先行宫颈脱落细胞学检查及人类乳头状瘤病毒(HPV)高危型筛查,继之根据检查结果需要进一步行宫颈活体组织检查,以协助诊治。

作为责任护士,应对患者做好解释工作,以取得合作。同时积极做好检查前的准备,配合医师完成各项诊疗操作并进行健康宣教。

【用物准备】

1. 模型及设备   妇科检查床,妇科检查模型,女性内生殖器模型,治疗车,立灯,污物桶等。

2. 器械及用物   阴道窥器 1 个,宫颈钳 1 把,宫颈活检钳 1 把,无齿长镊 1 把,带尾棉球或带尾纱布卷、棉球、棉签若干,无菌洞巾 1 块,无菌手套 1 副,装有固定液(95%乙醇或 10%甲醛溶液)的标本瓶 4～6 个 0.5%聚维酮碘溶液。一次性会阴垫 1 个。

【操作流程】

子宫颈活体组织检查术的操作流程,见表 2-2-5。

表 2-2-5   子宫颈活体组织检查术的操作流程

操作流程	操作相关说明
1. 素质要求 着装整齐,举止端庄,语言恰当,态度和蔼	· 符合专业规范
2. 核对解释 · 语气亲切,问候患者,自我介绍;核对患者姓名、年龄、床号或住院号 · 向患者解释宫颈活体组织检查的目的、方法及注意事项,取得配合	· 确认患者信息无误 · 检查前需排空膀胱和直肠
3. 评估 · 采集健康史、月经史,近期有无发热、阴道流血及相关诊断 · 了解患者情况(是否有腹痛、阴道流血、白带异常、腹部包块等) · 血常规、凝血功能、阴道分泌物、宫颈脱落细胞学及 B 型超声检查结果 · 评估患者对宫颈活体组织检查的认知水平及合作程度	· 生殖道急性或亚急性炎症及月经期禁止此项检查
4. 计划 · 操作者:修剪指甲,洗净双手,戴口罩 · 环境:安静,整洁,关闭门窗,屏风遮挡,调节室温 22～24 ℃ · 物品:备齐用物,摆放整齐,检查床上垫好一次性会阴垫 · 患者:了解宫颈活体组织检查的目的及方法,愿意配合检查	· 熟知操作流程及相关内容 · 注意保护患者隐私 · 器械严格消毒,避免交叉感染 · 排空膀胱后,仰卧于检查床上
5. 操作步骤	
(1)安置体位: · 操作者携用物至患者床旁,立于检查床右侧 · 协助患者取膀胱截石位,脱去一条裤腿,暴露外阴部,注意保暖	· 及时更换臀下会阴垫,做到"一人一垫",以防交叉感染
(2)消毒铺巾: · 操作者戴一次性手套,立于患者两腿之间 · 常规消毒外阴阴道,铺无菌洞巾	· 阴道窥器不可涂抹润滑剂或化学药品,必要时仅用无菌生理盐水润湿

续表

操作流程	操作相关说明
（3）活体组织检查： • 放置阴道窥器，充分暴露阴道和宫颈 • 拭净宫颈表面黏液后，用0.5%聚维酮碘溶液消毒宫颈 • 选择宫颈外口鳞-柱交界处或肉眼病变较深或特殊病变处，用宫颈活检钳钳取适当大小组织	• 若阴道分泌物较多，或有阴道流血，应先用无菌干棉球轻轻擦拭后，再取标本
 　　宫颈活检取材部位　　　活检钳头部　　　钳取 • 以带尾棉球或带尾纱布卷局部压迫止血并将尾端留在阴道外口，出血多者，也可以电凝止血或缝扎止血 • 取出阴道窥器	• 将所取组织分装于盛有固定液的标本瓶内，标记好患者姓名和取材部位，避免混淆
6. 操作后处理 • 活体组织检查结束后，撤去一次性会阴垫，协助患者穿好衣裤，下检查床 • 整理床单位及用物，放回原位，脱手套，洗手 • 详细记录检查结果，将病理检查申请单与标本一并送病理科	• 标本及时送检以免影响检查结果 • 患者留观休息
7. 健康宣教 • 术后24 h，指导患者自行取出压迫活检创面的带尾棉球或带尾纱布卷，阴道出血多者应及时就诊 • 术后避免重体力活动，保持会阴清洁，1个月内禁止性交、阴道灌洗、盆浴及坐浴 • 按照预约时间定期检查	• 于月经干净后3～7日行宫颈活体组织检查术，术前2日内避免性交及阴道冲洗和用药
8. 评价 • 操作程序正确，动作规范、熟练，注意防止污染，无菌观念强 • 操作过程中体现人文关怀，护患沟通有效，适时开展健康教育 • 熟悉操作目的、注意事项及相关知识	• 患者知晓操作目的，积极配合，体位合适，无明显不适感

【护理配合】

1. 术前应向患者讲解子宫颈活体组织检查的目的、操作过程，指导其配合检查。术中护理人员陪伴在患者身边，提供心理支持。

2. 为提高取材准确性，可疑宫颈癌者，取材部位为：①按时钟位置在宫颈外口3点、6点、9点和12点四处钳取。②碘试验：不着色区。③阴道镜检：病变区。④可疑宫颈管病变者，可用小刮匙刮取宫颈管内黏膜组织。⑤临床已确诊宫颈癌，只为确定病理类型或浸润程度者可行单点取材。

3. 术后指导患者取回病理报告后，及时反馈给经治医师，以免延误治疗。

4. 生殖器官患有急性炎症者，需要治愈后方可行宫颈活体组织检查术。

5. 妊娠期一般不宜做检查，必要时在做好防止流产或早产的前提下，并取得妊娠妇女及家属同意和理解后方可实施。

>>> 思考题

1. 护士如何向患者解释子宫颈活体组织检查的结果？

2. 王女士，38岁，因"阴道分泌物增多，伴腰酸，偶有性生活后出血2年"就诊。妇科检查：外阴正常，

宫颈肥大,肉眼可见红色颗粒状突起,有接触性出血。问题:

(1)指出该患者的临床诊断和处理要点。

(2)为确诊应进一步做哪些检查? 检查结束后如何护理?

任务五　诊断性刮宫术

诊断性刮宫术简称诊刮,目的是刮取子宫内膜和内膜病灶行病理检查,协助诊断,并指导治疗。若疑有宫颈管病变,需对宫颈管及宫腔分步进行诊断性刮宫,简称分段诊刮。从子宫内膜的周期性变化,判断月经失调类型及不孕症的病因并指导治疗;及时发现子宫内膜或宫颈的病变,判断病灶的范围;对月经失调或宫腔残留物等引起的阴道大出血,起到诊断及止血的作用。

【适应证】

1. 子宫异常出血或阴道排液,需证实或排除子宫内膜器质性病变者。

2. 月经失调,需了解子宫内膜变化及其对性激素的反应。

3. 女性不孕症,需了解卵巢有无排卵或子宫内膜病变。

4. 绝经后或老年患者异常阴道出血或阴道排液,需证实或排除子宫内膜癌,或需要了解病灶是否累及宫颈管时,需进行分段诊刮。

【禁忌证】

1. 急性阴道炎、宫颈炎、盆腔炎者。

2. 全身严重疾病或有出血倾向者。

3. 术前体温≥37.5 ℃者。

【临床情境】

李女士,46 岁。因"不规则阴道流血半月"就诊。患者近 2 年出现月经紊乱,周期 2～3 个月,经期20～50 日,多次使用"黄体酮"止血。半月前开始阴道不规则流血,时多时少,有时有血凝块,每日需卫生巾 4～10 片,无腹痛,自测尿妊娠试验阴性。目前诊断:阴道流血原因待查。该患者需要进一步做哪些检查? 如何判断检查结果?

【任务描述】

该患者 46 岁,近 2 年出现月经紊乱,为了明确诊断,需要行诊断性刮宫术,了解卵巢功能、子宫内膜病变,明确子宫异常出血的原因,且长期月经紊乱致长期、多量阴道流血时,彻底刮宫有助于诊断并能迅速止血。

作为责任护士,应对患者做好解释工作,以取得合作。同时积极做好检查前的准备,配合医师完成各项诊疗操作并进行健康宣教。

【用物准备】

1. 模型及设备　妇科检查床,妇科检查模型,女性内生殖器官模型,治疗车,立灯,污物桶等。

2. 器械及用物　无菌刮宫包 1 个:内有阴道窥器 1 个,宫颈钳 1 把,子宫探针 1 个,无齿卵圆钳 1 把,有齿卵圆钳 1 把,宫颈扩张器 4～8 号,刮匙 1 把,弯盘 1 个。纱布 2 块,棉球、棉签若干,装有固定液(95％乙醇或 10％甲醛溶液)的标本瓶 2～3 个,0.5％聚维酮碘溶液。无菌手套 1 副,一次性会阴垫 1 个。

【操作流程】

诊断性刮宫术的操作流程,见表 2-2-6。

表 2-2-6　诊断性刮宫术的操作流程

操作流程	操作相关说明
1. 素质要求　着装整齐,举止端庄,语言恰当,态度和蔼	· 符合专业规范
2. 核对解释 · 语气亲切,问候患者,自我介绍;核对患者姓名、年龄、床号或住院号 · 向患者解释诊断性刮宫术的目的、方法及注意事项,取得配合	· 确认患者信息无误 · 检查前需排空膀胱和直肠

续表

操作流程	操作相关说明
3. 评估 · 采集健康史、月经史,近期有无发热、阴道流血及相关诊断 · 了解患者情况(是否有腹痛、阴道流血、白带异常、腹部包块等) · 了解血常规、凝血功能、阴道分泌物、宫颈脱落细胞学及 B 型超声检查等结果 · 评估患者对诊断性刮宫术的认知水平及合作程度	· 排除禁忌证
4. 计划 · 操作者:修剪指甲,洗净双手,戴口罩 · 环境:安静,整洁,关闭门窗,屏风遮挡,调节室温至 22～24 ℃ · 物品:备齐用物,摆放整齐,检查床上垫好一次性会阴垫 · 患者:了解诊断性刮宫术的目的及方法,愿意配合检查	· 熟知操作流程及相关内容 · 注意保护患者隐私 · 器械严格消毒,避免交叉感染 · 排空膀胱后,仰卧于检查床上
5. 操作步骤	
(1)安置体位: · 操作者携用物至患者床旁,立于检查床右侧 · 协助患者取膀胱截石位,脱去一条裤腿,暴露外阴部,注意保暖	· 及时更换臀下会阴垫,做到"一人一垫",以防交叉感染
(2)消毒铺巾,放置阴道窥器: · 操作者戴一次性手套,立于患者两腿之间 · 常规消毒外阴阴道,铺无菌洞巾,放置阴道窥器	· 阴道窥器不可涂抹润滑剂或化学药品,必要时仅用无菌生理盐水润湿
(3)探测宫腔: · 充分暴露宫颈,拭净宫颈表面黏液后,用 0.5％聚维酮碘棉球消毒宫颈、宫颈管及后穹隆后,用宫颈钳钳夹宫颈前唇 · 用子宫探针探测宫腔深度及方向,并按子宫屈向,扩张宫颈 正面观　　　　　侧面观	· 探测宫腔前,先行双合诊了解子宫的位置、大小、活动度及附件情况 · 按子宫屈向,选用宫颈扩张器,自 4 号或 4 号半开始逐一扩张宫颈,直到 8 号刮匙能深入宫腔内 · 严格执行无菌操作
(4)刮取子宫内膜: · 于阴道后穹隆处放置盐水纱布一块,以收集刮出的内膜碎块 · 用小刮匙从子宫底至宫颈内口方向,由前壁、后壁及两侧壁全面刮取宫腔内膜,尤其注意子宫底和两侧宫角部,力求刮尽所有内膜,同时注意宫腔有无变形及高低不平	· 术中陪伴在患者身边,消除紧张心理,指导患者做深呼吸等放松技巧,帮助其转移注意力,以减轻疼痛

续表

操作流程	操作相关说明
·进行分段诊刮时先不探测宫腔,用小刮匙首先刮宫颈内口以下的颈管组织再刮宫腔组织,注意子宫底和子宫角 先刮子宫颈　　后刮子宫腔,注意子宫底和子宫角 ·诊刮结束,取出阴道窥器	·严格执行无菌操作 ·分段诊刮时,将宫颈及宫腔内容物分别装入瓶中,标记清楚,分别送病理检查 ·协助医师挑选刮出的可疑病变组织装入标本瓶,做好标记并及时送检
6. 操作后处理 ·撤去一次性会阴垫,协助患者穿好衣裤,下检查床 ·整理床单位及用物,放回原位,脱手套,洗手 ·详细记录宫腔大小、宫腔壁情况及刮出物的多少 ·将病理检查申请单与标本一并送病理科	·术后留院观察 1 h,注意有无腹痛及内出血征象,确认无异常方可离院
7. 健康宣教 ·术后保持外阴清洁,2 周内禁止性交及盆浴,按医嘱服用抗生素 ·术后 1 周后到门诊复查,了解病理检查结果,以免延误治疗	·诊断性刮宫前 3 日禁止性生活,且体温在 37.5 ℃以下
8. 评价 ·操作程序正确,动作规范、熟练,注意防止污染,无菌观念强 ·操作过程中体现人文关怀,护患沟通有效,适时开展健康教育 ·熟悉操作目的、注意事项及相关知识	·患者知晓操作目的,积极配合,体位合适,无明显不适感

【护理配合】

1. 术前向患者讲解诊断性刮宫术的目的、手术过程,解除患者的恐惧情绪,争取知情配合。

2. 出血、穿孔和感染是诊断性刮宫的主要并发症,要做好输液、配血准备。

3. 术中陪伴在患者身边,指导放松技巧,如深呼吸等。

4. 指导患者不同疾病决定诊断性刮宫取材的时间不同:①不孕症患者,应选择月经前期或月经来潮 6 h 内或经前 2~3 日刮宫,以判断有无排卵或黄体功能。②疑有子宫内膜结核者,应注意刮取两侧宫角部;应在月经前 1 周进行刮宫。刮宫前 3 日及术后 4 日指导患者用抗结核药物,以防结核病灶扩散。③子宫内膜剥脱不全者,应在月经周期的第 5~6 日内取材;功能失调性子宫出血者,应将子宫内膜彻底、全面刮干净,以达到止血的目的。④怀疑子宫内膜癌者,可随时取材;若刮出物高度怀疑为癌组织,不应继续刮宫,以免出血及癌扩散。需要了解卵巢功能时,诊断性刮宫术前至少停用性激素 1 个月,以避免错误结果。

>>> 思考题

1. 有哪些方法可以用来判断卵巢功能?

2. 护士如何向患者解释诊断性刮宫术的检查结果?

3. 张某,女性,48 岁。月经紊乱 2 年,表现为周期延长,经量增多且淋漓不净。此次停经 4 个月,阴道出血 10 余日,量多,给予诊断性刮宫术止血。刮出物组织学检查为:单纯子宫内膜增生过长。问题:

(1)写出该患者的临床诊断及处理原则。

(2)应采取哪些护理措施? 并进行哪些相关健康指导?

任务六　经阴道后穹隆穿刺术

经阴道后穹隆穿刺术是指在无菌条件下,用穿刺针经阴道后穹隆刺入盆腔,抽取直肠子宫陷凹处的积存物,进行肉眼观察、实验室检查和病理检查。直肠子宫陷凹是腹腔最低部位,腹腔内积血、积液、积脓容易积存于该部位。阴道后穹隆顶端与直肠子宫陷凹贴近,选择经阴道后穹隆穿刺术是妇产科临床常用的辅助诊断方法。

【适应证】

1. 怀疑有腹腔内出血时,如输卵管妊娠流产或者破裂等。

2. 怀疑盆腔内有积液、积脓时,若为盆腔脓肿,可行穿刺引流及注入广谱抗生素治疗。

3. B型超声引导下行卵巢子宫内膜异位囊肿或输卵管妊娠部位药物注射治疗。

4. B型超声引导下经后穹隆穿刺取卵,用于各种助孕技术。

【禁忌证】

1. 盆腔严重粘连或疑有肠管和子宫后壁粘连者。

2. 高度怀疑恶性肿瘤者。

3. 异位妊娠准备采用非手术治疗时。

【临床情境】

患者,女性,28岁,因"停经50日,不规则阴道流血15日,下腹剧痛2 h"急诊入院。平素月经规律,月经周期35日,经期4～5日,量多,无痛经。现停经50日,于15日前开始阴道流血,量较少,色暗红且淋漓不净。近4日来常感头晕、乏力及下腹痛,2日前曾到某中医门诊诊治,服用中药调经后未见好转。2 h前上班时突感下腹剧痛,且肛门有下坠感,难以忍受,伴有大汗、头晕、乏力,休息后不能缓解。目前该患者应做何项检查? 如何处理?

【任务描述】

该患者28岁,已婚。有停经史,不规则阴道流血伴腹痛不排除与妊娠相关。2 h前上班时突然下腹剧痛伴头晕、恶心、肛门下坠感、出汗、头晕,应考虑有腹腔内出血的可能。应做妊娠试验检查,立即行经阴道后穹隆穿刺术,以协助诊治。

作为责任护士,应严密观察患者的生命体征变化,做好解释工作,取得患者的合作;同时积极做好检查前的准备,配合医师完成各项诊疗操作并进行健康宣教,遵医嘱做好术前准备。

【用物准备】

1. 模型及设备　妇科检查床,妇科检查模型,女性内生殖器官模型,治疗车,立灯,污物桶等。

2. 器械及用物　阴道窥器1个,弯盘1个,宫颈钳1把,卵圆钳1个,18号腰穿针1个,10 mL注射器1支,标本瓶、无菌手套,无菌洞巾,消毒纱布、棉签若干,消毒液,一次性会阴垫等。

【操作流程】

经阴道后穹隆穿刺术的操作流程,见表2-2-7。

表 2-2-7　经阴道后穹隆穿刺术的操作流程

操作流程	操作相关说明
1. 素质要求　着装整齐,举止端庄,语言恰当,态度和蔼	·符合专业规范
2. 核对解释 ·语气亲切,问候产妇,自我介绍;核对患者姓名、年龄,床号或住院号 ·向患者解释经阴道后穹隆穿刺术的目的、方法及注意事项,取得配合	·确认患者信息无误 ·检查前需排空膀胱和直肠
3. 评估 ·采集健康史、月经史,有无发热、阴道流血、腹痛及伴随症状 ·行盆腔检查了解外阴、阴道、宫颈、子宫及附件等情况 ·了解血常规、妊娠试验、阴道分泌物及B型超声检查等结果 ·评估患者对经阴道后穹隆穿刺术的认知水平及合作程度	·排除禁忌证

续表

操作流程	操作相关说明
4. 计划 • 操作者:修剪指甲,洗净双手,戴口罩 • 环境:安静,整洁,关闭门窗,屏风遮挡,调节室温至 22～24 ℃ • 物品:备齐用物,摆放整齐,检查床上垫好一次性会阴垫 • 患者:了解经阴道后穹隆穿刺术的目的及方法,愿意配合检查	• 熟知操作流程及相关内容 • 注意保护患者隐私 • 器械严格消毒,避免交叉感染 • 排空膀胱后,仰卧于检查床上
5. 操作步骤	
(1)安置体位: • 操作者携用物至患者床旁,立于检查床右侧 • 协助患者取膀胱截石位,脱去一条裤腿,暴露外阴部,注意保暖	• 及时更换臀下会阴垫,做到"一人一垫",以防交叉感染
(2)消毒铺巾: • 操作者戴一次性手套,立于患者两腿之间 • 常规消毒外阴阴道,戴无菌手套,铺无菌洞巾	• 严格执行无菌操作
(3)消毒宫颈及后穹隆: • 行双合诊了解子宫位置、大小、活动度及附件情况,注意后穹隆是否饱满 • 放置阴道窥器,充分暴露阴道和宫颈 • 拭净宫颈表面黏液后,用 0.5％聚维酮碘溶液消毒宫颈、宫颈管 • 用宫颈钳夹持宫颈后唇并向前提拉,暴露后穹隆,再次消毒宫颈及后穹隆	• 遵循无菌操作原则
(4)穿刺步骤: • 穿刺部位选在后穹隆中央或稍偏患侧,穿刺针于宫颈后唇与阴道后壁黏膜交界处稍下方平行宫颈管刺入 • 当针穿过阴道壁有落空感时,深度约为 2 cm,立即抽吸,必要时改变穿刺针方向或深浅度,若无液体抽出,可边退针边抽吸 • 抽吸完毕,取出宫颈钳并拔针,穿刺点有活动性出血,以无菌棉球压迫片刻 • 取出阴道窥器	• 穿刺时注意进针的方向和深度,告知患者禁止移动身体,避免伤及子宫和直肠 • 肉眼观察抽出液体的性状,装入标本瓶并注明标记,及时送病理检查,做常规和细胞学检查 • 脓性液体应行细菌培养和药物敏感试验
6. 操作后处理 • 撤去一次性会阴垫,协助患者穿好衣裤,下检查床或卧床休息 • 整理床单位及用物,放回原位,脱手套,洗手 • 详细记录检查结果,将病理检查申请单与标本一并送病理科	• 术后指导患者卧床休息,观察生命体征、腹痛及阴道流血情况
7. 健康宣教 • 术后注意阴道分泌物情况,保持外阴部清洁,遵医嘱使用抗生素 • 若出现腹痛、发热等情况及时汇报医师	
8. 评价 • 操作程序正确,动作规范、熟练,注意防止污染,无菌观念强 • 操作过程中体现人文关怀,护患沟通有效,适时开展健康教育 • 熟悉操作目的、注意事项及相关知识	• 患者知晓操作目的,积极配合,体位合适,无明显不适感

【护理配合】

1. 术前向患者解释经阴道后穹隆穿刺术的必要性,减轻患者的顾虑,取得患者知情合作。

2. 非紧急抢救时,穿刺前应行 B 型超声检查,了解盆腔积液情况;患者疑有急腹症,应配合医师迅速抢救,建立静脉输液通道,做好配血等,联系急诊手术并护送患者至手术室。

3. 术中应严密观察患者生命体征变化,重视患者主诉,发现异常立即配合医师进行处理。

4. 术后安置患者休息,观察有无脏器损伤、内出血等异常征象。若发现有腹痛加剧、血压降低等征象,立即报告医师并配合处理。

5. 初步了解检查结果,若抽出鲜红色血液且出现凝集为血管内血液,血液不凝集为腹腔内血液。未能抽出不凝血液,也不能排除异位妊娠,因内出血量少、血肿位置较高或与周围组织粘连时,均可造成假阴性。

6. 抽出液体应行常规涂片检查及细胞学检查。如为脓液,应送细菌培养、涂片检查及药物敏感试验。如为黏液及渗出液,还需送病理检查。

>>> 思考题

1. 简述经阴道后穹隆穿刺术的注意事项及护理配合要点。

2. 护士如何向患者解释经阴道后穹隆穿刺术的检查结果?

3. 王女士,26 岁,因停经 45 日,下腹痛伴晕厥 1 h 急诊入院。查体:失血性面容,血压 80/50 mmHg,脉搏 120 次/分,下腹部有压痛、反跳痛。妇科检查:宫颈举痛(＋),经阴道后穹隆穿刺术抽出暗红色、不凝固血液。问题:

(1)说出该患者可能的临床诊断及处理原则。

(2)应采取哪些护理措施?

任务七　输卵管通畅检查

输卵管通畅检查是检查输卵管是否通畅,了解子宫腔和输卵管腔形态及判定输卵管阻塞部位。常用方法有输卵管通液术、输卵管通气术、子宫输卵管碘油造影术。

【适应证】

1. 女性不孕症,疑有输卵管阻塞。

2. 检查和评价输卵管绝育术、输卵管再通术或输卵管成形术的效果。

3. 对输卵管黏膜轻度粘连者有疏通作用。

【禁忌证】

1. 生殖器官急性炎症或慢性炎症急性或亚急性发作者。

2. 月经期或不规则阴道流血者。

3. 严重全身性疾病者。

4. 连续两次测体温超过 37.5 ℃者。

5. 可疑妊娠者。

【临床情境】

李某,女性,36 岁。因“下腹坠胀疼痛反复发作半年余”就诊。自述近半年来下腹坠胀疼痛,时轻时重,拒按,腰膝酸软,平时白带量多而稀,头晕乏力,面色晦暗。平素月经规律,经量多,有血块,以经期及性生活时腹痛加剧。结婚 2 年未孕。

问题:该患者不孕的原因可能有哪些?

【任务描述】

该患者为不孕症。输卵管及其周围的慢性炎症导致梗阻是不孕症最常见的因素。输卵管通畅检查可了解子宫腔和输卵管腔形态及输卵管阻塞部位,是检查输卵管是否通畅的有效方法。

作为责任护士,应严密观察患者的生命体征变化,做好解释工作,取得患者的合作;同时积极做好检查前的准备,配合医师完成各项诊疗操作并进行健康宣教。

【用物准备】

1. 模型及设备　妇科检查床,妇科检查模型,女性内生殖器官模型。

2. **器械及用物** 阴道窥器 1 个,宫颈导管(图 2-2-2)1 根,弯盘 1 个,卵圆钳 1 把,宫颈钳 1 把,子宫探针 1 根,宫颈扩张器 1 套,纱布 6 块,无菌治疗巾和洞巾各 1 张,无菌棉签、棉球若干,氧气,抢救用品等。无菌手套,一次性会阴垫 1 块等。

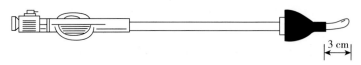

$\xleftarrow{\hspace{0.5cm}}$ 3 cm $\xrightarrow{\hspace{0.5cm}}$

图 2-2-2　宫颈导管

3. **药品** 20 mL 注射器 1 支,0.9％氯化钠溶液 20 mL,庆大霉素(8 万 U)1 支,地塞米松 5 mg 1 支,阿托品 0.5 mg 1 支,透明质酸酶(15 000 U)或 40％碘化钠造影剂 1 支等。

【操作流程】

输卵管通畅检查的操作流程,见表 2-2-8。

表 2-2-8　输卵管通畅检查的操作流程

操作流程	操作相关说明
1. 素质要求　着装整齐,举止端庄,语言恰当,态度和蔼	• 符合专业规范
2. 核对解释 • 语气亲切,问候产妇,自我介绍;核对患者姓名、年龄、床号或住院号 • 向患者解释输卵管通畅检查的目的、方法及注意事项,取得配合	• 确认患者信息无误 • 检查前需排空膀胱和直肠
3. 评估 • 采集健康史、孕产史、月经史 • 了解患者情况(是否有腹痛、阴道流血、白带异常、腹部包块等) • 行盆腔检查了解外阴、阴道、宫颈、子宫及附件等情况 • 评估患者对输卵管通畅检查的认知水平及合作程度	• 了解血常规、阴道分泌物及 B 型超声检查等结果 • 排除禁忌证
4. 计划 • 操作者:修剪指甲,洗净双手,戴口罩 • 环境:安静,整洁,关闭门窗,屏风遮挡,调节室温至 22～24 ℃ • 物品:备齐用物,摆放整齐,检查床上垫好一次性会阴垫 • 患者:了解输卵管通畅检查的目的及方法,愿意配合检查	• 熟知操作流程及相关内容 • 注意保护患者隐私 • 器械严格消毒,避免交叉感染 • 排空膀胱后,仰卧于检查床上
5. 操作步骤	
(1)安置体位: • 操作者携用物至患者床旁,立于检查床右侧 • 协助患者取膀胱截石位,脱去一条裤腿,暴露外阴部,注意保暖	• 及时更换臀下会阴垫,做到"一人一垫",以防交叉感染
(2)消毒铺巾: • 操作者戴一次性手套,立于患者两腿之间 • 常规消毒外阴阴道,戴无菌手套,铺无菌洞巾	• 严格执行无菌操作,防止医源性感染
(3)消毒宫颈及后穹隆: • 行双合诊了解子宫位置、大小、活动度及附件情况 • 放置阴道窥器,充分暴露阴道和宫颈 • 拭净宫颈表面黏液后,用 0.5％聚维酮碘溶液消毒宫颈、宫颈管 • 用宫颈钳夹持宫颈后唇并向前提拉,暴露后穹隆,再次消毒宫颈及后穹隆	• 遵循无菌操作原则

续表

操作流程	操作相关说明
（4）输卵管通液术： • 宫颈钳夹持宫颈前唇，沿宫腔方向置入宫颈导管，并使其与子宫颈外口紧密相贴，以免液体外漏 • 用 Y 形管将宫颈导管、压力表与注射器相连，压力表应高于 Y 形管水平 A　　　　　B • 将宫颈导管内注满 0.9% 氯化钠溶液及抗生素溶液（庆大霉素 8 万 U、地塞米松 5 mg），缓慢推注 • 取出宫颈导管及宫颈钳 • 再次消毒宫颈、阴道，最后取出阴道窥器	• 生理盐水应加温至接近体温后使用，以免引起输卵管痉挛，影响检查结果的判断 • 推注液体时速度不可过快，力度适当，防止输卵管受损伤 • 注意有无阻力及有无液体反流，询问患者有无下腹疼痛等
（5）子宫输卵管造影术： • 常规消毒外阴、阴道，方法同上 • 宫颈钳夹持宫颈前唇，沿宫颈方向置入宫颈导管，并使其与宫颈外口紧密相贴，以免液体外漏 • 用 Y 形管将宫颈导管、压力表与注射器相连，压力表高于 Y 形管水平 • 将充满 40% 碘化钠造影剂的宫颈导管通液器内置入宫颈管内，缓慢注入碘化油，速度宜慢，压力不超过 160 mmHg，以防输卵管损伤 • 在 X 线透视下观察碘化油流经输卵管及宫腔显影情况并摄片，24 h 后再摄盆腔平片，观察腹腔内有无游离碘油	• 术前应询问患者有无过敏史，并做碘过敏试验 • 若用 76% 泛影葡胺液造影，应在注射后立即摄片，10～20 min 后再次摄片，观察腹腔内有无泛影葡胺液
6. 操作后处理 • 撤去一次性会阴垫，协助患者穿好衣裤，下检查床 • 整理床单位及用物，放回原位，脱手套，洗手 • 详细记录检查结果	• 术后安置患者取舒适体位休息，观察 1 h 无异常方可离院
7. 健康宣教 • 行造影术前应排空膀胱和直肠，以保持子宫正常位置；碘过敏试验阴性者方可进行 • 术后 2 周内禁止性交及盆浴，保持外阴部清洁，按医嘱应用抗生素预防感染 • 若出现腹痛、发热等情况及时汇报医师	• 输卵管通畅检查宜在月经干净后 3～7 日进行，术前 3 日患者禁止性生活，且体温在 37.5 ℃ 以下
8. 评价 • 操作程序正确，动作规范、轻柔，严格执行无菌操作 • 操作过程中体现人文关怀，护患沟通有效，适时开展健康教育 • 熟悉操作目的、注意事项及相关知识	• 患者知晓操作目的，积极配合，体位合适，无明显不适感

【护理配合】

1. 术前向患者介绍输卵管通畅术的目的、配合要点及对临床诊断与治疗疾病的重要性，取得患者的知情合作。

2. 行造影术前应询问患者有无过敏史，并做碘过敏试验，阴性者方可进行。

3. 精神紧张者，于术前半小时肌内注射阿托品 0.5 mg，以预防输卵管痉挛。

4. 术中陪伴在患者身边，鼓励安慰，消除紧张心理，指导患者配合检查。观察患者下腹部疼痛性质、程度，有无过敏症状，如有不适立即告知医师并协助处理。

5. 受检者在注射造影剂过程中出现呛咳时,应警惕造影剂栓塞,需立即停止注射,取出造影管,严密观察生命体征,必要时按肺栓塞处理。

6. 初步判断检查结果分别为输卵管通畅、输卵管阻塞、输卵管通而不畅、输卵管积水、输卵管伞端周围粘连等。

>>> 思考题

1. 护士如何向患者解释输卵管通畅检查的结果?

2. 王女士,26 岁,婚后 3 年,有正常性生活,一直未孕。既往体健,月经周期 3～5/31 日,量中等。盆腔检查正常,男方检查未见异常。问题:

(1)为确定不孕的原因,在实施 B 型超声检查后,应采取哪些特殊检查?

(2)护理措施有哪些?

任务八　妇科内镜检查

内镜检查是利用连接于摄像系统和冷光源的内镜,窥探人体体腔及脏器内部的一种检查技术。妇产科常用的内镜有阴道镜、宫腔镜和腹腔镜。

一、阴道镜检查

阴道镜检查是利用阴道镜将宫颈阴道部上皮放大 10～40 倍,观察肉眼看不到的微小病变(异型上皮、异型血管和早期癌前病变),并在可疑部位进行活体组织检查,能提高确诊率。

【适应证】

1. 宫颈刮片细胞学检查巴氏Ⅲ级及以上,或 TBS 提示上皮细胞异常者。

2. 有接触性出血,肉眼观察宫颈无明显病变者。

3. 肉眼观察宫颈可疑癌变者。

4. 可疑生殖道尖锐湿疣者。

5. 可疑为阴道腺病、阴道恶性肿瘤者。

6. 宫颈、阴道病变治疗后复查者。

【禁忌证】

急性生殖道炎症;月经期或大量阴道流血者。

【临床情境】

王女士,38 岁。主诉"阴道分泌物多,性生活后分泌物带血 1 年余"。自述 1 年来阴道分泌物明显增多,有时呈血性或脓性,伴外阴部不适或瘙痒。多次性生活后发现分泌物带血,血量少伴腰骶部胀痛。近两月经抗感染治疗,未见好转。妇科检查:外阴经产式;宫颈肥大,表面充血、粗糙,触之易出血,见数枚透亮的小囊肿;子宫前位,正常大小,质中,活动好;双侧附件未及异常。

【任务描述】

该患者长期阴道分泌物多且呈血性,有接触性出血。妇科检查:宫颈肥大,表面充血、粗糙,触之易出血,未定期进行妇科检查,这些均是宫颈病变的高危因素。故目前先行宫颈细胞学检查、HPV 高危型筛查。若 TBS 提示上皮细胞异常者建议行阴道镜检查,同时在阴道镜指引下行定位宫颈活体组织检查。

作为责任护士,应严密观察病情变化,做好解释工作,取得患者的合作;同时积极做好检查前的准备,配合医师完成各项检查及手术操作并进行健康宣教。

【用物准备】

1. 模型及设备　妇科检查床,妇科检查模型,女性内生殖器模型,阴道镜,治疗车,立灯等。

2. 器械及用物　弯盘 1 个,阴道窥器 1 个,宫颈钳 1 把,卵圆钳 1 把,尖手术刀 1 把,标本瓶 4 个,无菌纱布 4 块,无菌巾 1 块棉球、棉签若干,无菌手套,一次性会阴垫。

【操作流程】

阴道镜检查的操作流程,见表 2-2-9。

表 2-2-9　阴道镜检查的操作流程

操作流程	操作相关说明
1. 素质要求　着装整齐,举止端庄,语言恰当,态度和蔼	· 符合专业规范
2. 核对解释 · 语气亲切,问候患者,自我介绍;核对姓名、年龄,床号或住院号 · 向患者解释阴道镜检查的目的、方法及注意事项,取得配合	· 确认患者信息无误 · 检查前需排空膀胱和直肠
3. 评估 · 采集健康史、月经史、孕产史,有无性生活史 · 了解患者情况(是否有腹痛、阴道流血、白带异常、腹部包块等) · 行盆腔检查了解外阴、阴道、宫颈、子宫及附件等情况 · 常规行阴道分泌物病原体检查、生殖道脱落细胞学检查及 B 型超声检查等 · 评估患者对阴道镜检查的认知水平及合作程度	· 排除禁忌证 · 产前禁食 6~8 h
4. 计划 · 操作者:修剪指甲,洗净双手,戴口罩 · 环境:安静,整洁,关闭门窗,屏风遮挡,调节室温 22~24 ℃ · 物品:备齐用物,摆放整齐,检查床上垫好一次性会阴垫 · 患者:了解阴道镜检查的目的及方法,愿意配合检查	· 熟知操作流程及相关内容 · 注意保护患者隐私 · 器械严格消毒,避免交叉感染 · 排空膀胱后,仰卧于检查床上
5. 操作步骤	
(1)安置体位: · 操作者携用物至患者床旁,立于检查床右侧 · 协助患者取膀胱截石位,脱去一条裤腿,暴露外阴部,注意保暖	· 及时更换臀下会阴垫,做到"一人一垫",以防交叉感染
(2)消毒铺巾: · 操作者戴一次性手套,立于患者两腿之间 · 常规消毒外阴阴道,戴无菌手套,铺无菌洞巾	· 严格执行无菌操作,防止医源性感染
(3)消毒宫颈及后穹隆: · 行双合诊了解子宫位置、大小、活动度及附件情况 · 放置阴道窥器,充分暴露阴道、宫颈及阴道后穹隆 · 轻轻拭去宫颈分泌物后,用 0.5%聚维酮碘溶液消毒宫颈、宫颈管 · 用宫颈钳夹持宫颈前后唇并向前提拉,暴露后穹隆,再次消毒宫颈及后穹隆	· 禁止使用涂有润滑剂的阴道窥器,以免影响检查结果,必要时仅用无菌生理盐水润湿 · 遵循无菌操作原则
(4)阴道镜检查: · 打开光源,调整阴道镜目镜以适合观察,再调节焦距至物像清晰,先用低倍镜观察宫颈阴道部上皮颜色、外形、血管及有无白斑等 · 精细血管观察时需加用绿色滤光片并放大 20 倍,使血管图像更清晰 · 于宫颈表面涂 3%乙酸溶液,使宫颈表面上皮净化、水肿,微白呈葡萄状,更清楚的观察病变表面形态,以此鉴别宫颈鳞状上皮和柱状上皮 · 再涂以复方碘液,正常鳞状上皮呈棕褐色,不典型增生和癌变上皮因糖原少而不着色,称为碘试验阴性 · 观察不着色区域的分布,在不着色的可疑病变部位,取多点活体组织送病理检查 · 检查结束,取出阴道镜,再次消毒阴道并取下阴道窥器	· 检查时用力适当,不宜过重或过轻。检查时间超过 3 min,应重复涂 3%乙酸溶液
6. 操作后处理 · 撤去一次性会阴垫,协助患者穿好衣裤,下检查床 · 整理床单位,整理用物,手术器械清洗、打包,放回原位 · 脱手套,清洗双手,详细记录检查结果,术者签名 · 将病理检查申请单与标本一并送病理科	· 检查后安置患者取舒适体位休息 30 min,无不适方可离院,并预约复查时间 · 标本及时送检

续表

操作流程	操作相关说明
7. 健康宣教 • 检查前应排除阴道炎和急性子宫颈炎,治愈后再检查 • 术后保持外阴部清洁,2 周内禁止性交及盆浴,按医嘱应用抗生素预防感染 • 若出现腹痛、发热等情况及时汇报医师	
8. 评价 • 操作程序正确,动作规范、轻柔,严格执行无菌操作 • 操作过程中体现人文关怀,护患沟通有效,适时开展健康教育 • 熟悉操作目的、注意事项及相关知识	• 患者知晓操作目的,积极配合,体位合适,无下腹痛及阴道流血等不适

【护理配合】

1. 术前向患者讲解阴道镜检查的目的及操作过程,消除顾虑,取得知情合作。

2. 全面评估患者身体状况,排除严重心肺疾病、精神病或癔症、身体虚弱等。

3. 指导患者术前 48 h 内避免性交,禁行妇科检查或阴道操作,禁止阴道冲洗和用药。

4. 阴道镜检查中,护理人员应配合医师调整光源,递送所需物品;给予患者心理支持。

5. 向患者提供预防保健知识,阴道镜检查时间以月经干净后 1 周为宜;怀疑癌变或癌前病变者,应及时检查;若了解宫颈管内病变者,选择接近排卵或排卵期进行。

>>> 思考题

1. 护士如何向患者解释阴道镜检查的结果?

2. 李女士,26 岁,因末次人工流产术后 1 年,有正常性生活未避孕一直未能怀孕而就诊。自诉平时月经规律,量中,5/28 日,无痛经,白带量中、色白,无瘙痒。结婚 4 年多,生育史 0-0-5-0,其中人工流产 2 次,自然流产 3 次(均为胎死宫内)。妇科检查:阴道分泌物黄色脓性,宫颈肥大、充血、粗糙;子宫前位,正常大小,轻压痛;双附件未触及包块,无压痛。

问题:该患者考虑用何种辅助检查? 不孕的原因有哪些?

二、宫腔镜检查

宫腔镜检查是应用膨宫介质扩张宫腔,通过玻璃导光纤维束和柱状透镜将冷光源经宫腔镜导入宫腔内,直视下观察宫颈管、宫颈内口、子宫内膜和输卵管开口,能够直接窥视宫腔内的生理与病理变化,针对病变组织直接取材。宫腔镜分硬镜和软镜,硬镜又分为直管镜和弯管镜。当 B 型超声、子宫输卵管碘油造影或诊断性刮宫检查提示有异常或可疑者,可经宫腔镜检查确诊、核实或排除。应用宫腔镜检查、定位活体组织检查结合组织病理学评估,有助于子宫内膜癌及其癌前病变的早期诊断和及时处理,避免或减少手术的盲目性。

【适应证】

1. 异常子宫出血者,包括绝经后子宫出血,为排除子宫内膜癌。

2. 不孕症、反复流产者以及怀疑宫腔粘连者。

3. 评估超声检查的异常宫腔回声及占位性病变。

4. 宫内节育器的定位及取出。

5. 子宫腔内粘连或宫腔内异物残留者,可在直视下进行手术治疗或取出异物。

6. 子宫造影异常者。

【禁忌证】

1. 大量阴道流血;月经期或妊娠期妇女。

2. 急性及亚急性生殖道炎症者。

3. 严重心肺肾功能不全、血液疾病或其他严重器质性疾病不能胜任手术者。

4. 近期有子宫穿孔或子宫手术史者。

5. 宫颈癌患者为绝对禁忌证;宫颈瘢痕、宫颈裂伤或松弛者为相对禁忌证。

【临床情境】

罗某,女性,32岁,已婚。因"月经量增多2年余,B型超声检查提示宫腔异常回声半月"而就诊。既往月经规律,周期30日,经期4～5日,量中等,无痛经。2年前出现月经量增多,周期不变,经期延长至8～10日,无腹痛,未重视。已生育,未上环。B型超声检查提示:宫腔内异常回声。妇科检查:子宫前位,增大如孕50日大小,外形欠规则,质硬,无压痛。为明确诊断,还需进行哪些检查?

【任务描述】

该患者月经量增多2年余,B型超声检查提示宫腔异常回声。妇科检查发现子宫增大,质硬。以上资料提示"子宫黏膜下肌瘤"可能。为明确诊断可行宫腔镜检查,直视下观察宫颈管、宫颈内口、子宫内膜等部位,针对病变组织直接取活体组织检查并送病理检查,协助诊治。

作为责任护士,应严密观察病情变化,做好解释工作,取得患者的合作;同时积极做好检查前的准备,配合医师完成各项检查及手术操作并进行健康宣教。

【用物准备】

1. 模型及设备　妇科检查床,妇科检查模型,女性内生殖器模型,宫腔镜。

2. 器械及用物　阴道窥器1个,宫颈钳1把,敷料钳1把,卵圆钳1把,子宫探针1根,刮匙1把,宫颈扩张器4～8号各1根,小药杯1个,弯盘1个,纱球2个,纱布2块,一次性会阴垫及无菌巾各1块。5%葡萄糖溶液500 mL,庆大霉素8万U,地塞米松5 mg等。

【操作流程】

宫腔镜检查的操作流程,见表2-2-10。

表 2-2-10　宫腔镜检查的操作流程

操作流程	操作相关说明
1. 素质要求　着装整齐,举止端庄,语言恰当,态度和蔼	• 符合专业规范
2. 核对解释 • 语气亲切,问候患者,自我介绍;核对患者姓名、年龄,床号或住院号 • 向患者解释宫腔镜检查的目的、方法及注意事项,取得配合	• 确认患者信息无误 • 检查前需排空膀胱和直肠
3. 评估 • 了解健康史、月经史、孕产史,有无性生活史 • 了解患者情况(是否有腹痛、阴道流血、白带异常、腹部包块等) • 行盆腔检查了解外阴、阴道、宫颈及子宫及附件等情况 • 了解阴道分泌物检查、生殖道脱落细胞学检查及B型超声检查等结果 • 评估患者对宫腔镜检查的认知水平及合作程度	• 排除禁忌证 • 术前禁食6～8 h
4. 计划 • 操作者:修剪指甲,洗净双手,戴口罩 • 环境:安静,整洁,关闭门窗,屏风遮挡,调节室温至22～24 ℃ • 物品:备齐用物,摆放整齐,检查床上垫好一次性会阴垫 • 患者:了解宫腔镜检查的目的及方法,愿意配合检查	• 熟知操作流程及相关内容 • 注意保护患者隐私 • 器械严格消毒,避免交叉感染 • 排空膀胱后,仰卧于检查床上
5. 操作步骤	
(1)安置体位: • 操作者携用物至患者床旁,立于检查床右侧 • 协助患者取膀胱截石位,脱去一条裤腿,暴露外阴部,注意保暖	• 及时更换臀下会阴垫,做到"一人一垫",以防交叉感染
(2)消毒铺巾: • 操作者戴一次性手套,立于患者两腿之间 • 常规消毒外阴阴道,戴无菌手套,铺无菌洞巾	• 严格执行无菌操作,防止医源性感染

续表

操作流程	操作相关说明
(3)消毒宫颈及后穹隆： • 行双合诊了解子宫位置、大小、活动度及附件情况 • 放置阴道窥器，充分暴露阴道、宫颈及阴道后穹隆 • 轻轻拭去宫颈分泌物后，用 0.5% 聚维酮碘溶液消毒宫颈、宫颈管 • 用宫颈钳夹持宫颈后唇并向前提拉，暴露后穹隆，再次消毒宫颈及后穹隆	• 禁止使用涂有润滑剂的阴道窥器，以免影响检查结果，必要时仅用无菌生理盐水润湿 • 遵循无菌操作原则
(4)宫腔镜检查： • 宫颈钳夹持宫颈 • 探针探查宫腔后，使用宫颈扩张器扩张宫颈至大于镜体外鞘直径半号，使镜管能够顺利进入 • 接通液体膨宫泵，排空管内气体，以 100 mmHg 压力向管腔内注入 5% 葡萄糖溶液，将宫腔镜缓慢插入宫腔，冲洗宫腔至流出液清亮 • 调整液体流量和宫腔内压力，移动宫腔镜管按顺序检查宫腔 • 移动宫腔镜管观察宫腔，观察子宫腔全貌，子宫底、宫腔前后壁、输卵管开口 • 检查结束，取出阴道镜，在退出过程中检查宫颈内口和宫颈管 • 再次消毒阴道和宫颈，并取下阴道窥器	• 检查时用力适当，不宜过重或过轻 • 糖尿病患者应选用 5% 甘露醇替代 5% 葡萄糖溶液
6. 操作后处理 • 撤去一次性会阴垫，协助患者穿好衣裤，下检查床 • 整理床单位，整理用物，手术器械清洗、打包，放回原位 • 脱手套，清洗双手，详细记录检查结果，术者签名 • 将病理检查申请单与标本一并送病理科	• 根据麻醉要求，安置患者适宜卧位休息
7. 健康宣教 • 检查前应排除阴道炎和急性子宫颈炎，治愈后再检查 • 术后保持外阴部清洁，2 周内禁止性交及盆浴，按医嘱应用抗生素预防感染 • 按照预约时间来院复查，若出现腹痛、发热等情况及时汇报医师	• 术前 2 日内避免性交及阴道、宫颈的操作，禁止阴道冲洗或阴道及宫颈上药
8. 评价 • 操作程序正确，动作规范、轻柔，严格执行无菌操作 • 操作过程中体现人文关怀，护患沟通有效，适时开展健康教育 • 熟悉操作目的、注意事项及相关知识	• 患者知晓操作目的，积极配合，体位合适，无下腹痛及阴道流血等不适

【护理配合】

1. 宫腔镜检查前必须行妇科检查、阴道分泌物检查、宫颈脱落细胞学检查及阴道分泌物检查，排除禁忌证；带宫内节育器者行 B 型超声检查明确节育器的位置。

2. 患者月经干净后 3～7 日内检查为宜，此时子宫内膜处于增生期早期，内膜薄且不易出血，黏液分泌少，宫腔内病变容易暴露。

3. 术中陪伴患者身边，给予心理支持，指导患者与手术者合作。密切观察患者的生命体征，防治并发症，如子宫穿孔、盆腔感染、损伤、出血及心脑综合征等，如有异常及时配合处理。

4. 术后患者卧床休息 30 min，禁食 6 h。观察并记录生命体征变化，注意有无腹痛、阴道流血等异常情况并及时处理。

三、腹腔镜检查

腹腔镜检查分为诊断性腹腔镜和治疗性腹腔镜。诊断性腹腔镜是利用腹腔镜观察盆腔、腹腔内脏器的形态，有无病变，必要时取活体组织行病理检查，以明确诊断。

【适应证】

1. 怀疑子宫内膜异位症者，腹腔镜是确诊的金标准。

2. 原因不明的急慢性腹痛及盆腔痛。

3. 了解盆腔、腹腔肿块性质、部位或取活组织诊断。

4. 不孕症患者为明确或排除盆腔疾病及判断输卵管通畅情况,明确输卵管阻塞部位、观察排卵情况,观察生殖器有无畸形。

5. 寻找和取出异位节育环。

6. 明确妇科手术后是否有子宫穿孔或腹腔脏器损伤。

7. 绝经后持续存在直径小于 5 cm 的卵巢肿块。

8. 恶性肿瘤术后或化疗后的效果评价。

9. 月经紊乱,怀疑有多囊卵巢者。

【禁忌证】

1. 严重心肺功能不全者,凝血功能障碍者。

2. 较大的腹壁疝或膈疝者,绞窄性肠梗阻者。

3. 怀疑腹腔内广泛粘连者。

4. 弥漫性腹膜炎及腹腔内大出血者,为绝对禁忌证。既往有下腹部手术史,脐部周围皮肤有感染,过度肥胖或消瘦,盆腔肿块过大、超过脐水平及妊娠＞16 周者,为相对禁忌证。

【临床情境】

周某,女性,33 岁,结婚 5 年。2 年前因停经 70 日行人工流产,手术顺利,术后无腹痛及发热,月经恢复正常后放置宫内节育器。之后有痛经,且逐渐加重。2 年后取出宫内节育器,未采取避孕措施至今,未孕。近期在某医院行输卵管通液检查提示:双侧输卵管伞端堵塞。妇科检查:外阴已婚未产型。阴道通畅,黏膜无充血;宫颈光滑;宫体前位,如妊娠 8 周大,质中,活动度尚可,无压痛;双侧附件未见异常。

【任务描述】

该患者不孕的原因是双侧输卵管伞端堵塞。另外,刮宫术后出现痛经,且逐渐加重。现无停经史,宫体增大如妊娠 8 周大小、质中等,资料提示该患者可能患有子宫腺肌病,也是不孕的重要因素。故行腹腔镜检查明确诊断同时可给予保守性手术治疗。

作为责任护士,应严密观察病情变化,做好解释工作,取得患者的合作;同时积极做好检查前的准备,配合医师完成各项检查及手术操作并进行健康宣教。

【用物准备】

1. 模型及设备　妇科检查床,妇科检查模型,女性内生殖器官模型,腹腔镜,内镜,CO_2 气体,举宫器。

2. 器械及用物　阴道窥器 1 个,宫颈钳 1 把,敷料钳 1 把,卵圆钳 1 把,子宫探针 1 根,细齿镊 2 把,刀柄 1 把,组织镊 1 把,持针器 1 把。小药杯 2 个,缝线、刀片、棉球、棉签、纱布。2 mL 注射器 1 支,局部麻醉药等。

【操作流程】

腹腔镜检查的操作流程,见表 2-2-11。

表 2-2-11　腹腔镜检查的操作流程

操作流程	操作相关说明
1. 素质要求　着装整齐,举止端庄,语言恰当,态度和蔼	·符合专业规范
2. 核对解释 ·语气亲切,问候患者,自我介绍;核对患者姓名、年龄、床号或住院号 ·向患者解释腹腔镜检查的目的、方法及注意事项,取得配合	·确认患者信息无误 ·检查前需排空膀胱和直肠
3. 评估 ·采集健康史、月经史、孕产史,有无性生活史 ·了解患者情况(是否有腹痛、阴道流血、白带异常、腹部包块等) ·行盆腔检查了解外阴、阴道、宫颈、子宫及附件等情况 ·了解阴道分泌物检查、生殖道脱落细胞学检查及 B 型超声检查等结果 ·评估患者对腹腔镜检查的认知水平及合作程度	·排除禁忌证 ·术前禁食 6~8 h

操作流程	操作相关说明
4. 计划 • 操作者:修剪指甲,洗净双手,戴口罩 • 环境:安静,整洁,关闭门窗,屏风遮挡,调节室温至 22～24 ℃ • 物品:备齐用物,摆放整齐,手术床上铺好清洁床单 • 患者:了解腹腔镜检查的目的及方法,愿意配合检查	• 熟知操作流程及相关内容 • 注意保护患者隐私 • 器械严格消毒,避免交叉感染 • 排空膀胱后,仰卧于手术床上
5. 操作步骤	
(1)安置体位: • 操作者携用物至患者床旁,立于检查床右侧 • 协助患者取膀胱截石位,脱去一条裤腿,暴露外阴部,注意保暖	• 及时更换臀下会阴垫,做到"一人一垫",以防交叉感染
(2)消毒、麻醉、铺巾: • 患者外阴、阴道及腹部皮肤消毒范围同妇科腹部手术,尤其注意脐孔的清洁 • 一般选择硬膜外间隙阻滞麻醉、全身麻醉或局部麻醉 • 戴无菌手套,铺无菌单	• 严格执行无菌操作,防止医源性感染
(3)腹腔镜检查: • 放置导尿管,并保留 • 放置举宫器(无性生活者不用举宫器) • 人工气腹:患者先取平卧位,于脐孔下缘皮肤做小切口约 1 cm,将气腹针与腹部皮肤呈 90°沿切口穿刺进入腹腔 • 以流量 1～2 L/min 速度注入 CO_2 气体,当充气 1 L 后,调整患者体位至头低臀高位(臀部抬高 15°～25°)。继续充气,使腹腔内压力达 12 mmHg,停止充气,拔出气腹针 • 放置腹腔镜并观察:将套管针从切口处垂直腹壁皮肤穿刺入腹腔,拔出套管针芯,将腹腔镜自套管插入腹腔,打开冷光源,即可见盆腔视野 • 按顺序常规检查盆腔内各器官,根据盆腔检查情况可行病灶活检等进一步检查 • 手术结束,用生理盐水冲洗盆腔,检查无出血,无内脏损伤,先放尽腹腔内 CO_2 气体,取出腹腔镜及各穿刺点的套管针鞘 • 缝合穿刺口,以无菌纱布覆盖并固定	• 控制针头刺入的深度,以免刺伤血管及肠管 • 检查时患者取头低臀高 15°,使肠管滑向上腹部,充分暴露盆腔手术野,遵照医师要求及时更换体位 • 注意应全层缝合腹壁切口,以预防切口疝的发生
6. 操作后处理 • 检查结束,协助患者穿好裤子,整理床单位 • 整理用物,手术器械清洗、打包,分类放回原位 • 脱手套,清洗双手,详细记录检查结果,术者签名 • 将病理检查申请单与标本一并送病理科	• 根据麻醉要求安置患者适宜卧位休息至少 30 min,严密观察患者生命体征变化
7. 健康宣教 • 鼓励患者早期下床活动,以尽快排尽腹腔内的气体 • 注意观察有无发热、腹痛或穿刺口有无红肿或渗出物,出现异常立即告知医师 • 术后 2 周内禁止性生活,遵医嘱使用抗生素,预防感染;如有发热、出血、腹痛等应及时到医院就诊	• 向患者说明术后会出现肩痛及上肢不适等症状,是腹腔残留气体所致,术后会逐渐缓解
8. 评价 • 操作程序正确,动作规范、轻柔,严格执行无菌操作 • 操作过程中体现人文关怀,护患沟通有效,适时开展健康教育 • 熟悉操作目的、注意事项及相关知识	• 患者知晓操作目的,积极配合,体位合适,无下腹痛及阴道流血等不适

【护理配合】

1. 术前全面评估患者身心状况,消除疑虑,取得知情配合。掌握适应证排除禁忌证。术前准备同一般妇科腹部手术。

2. 术中配合

(1)协助医师摆好患者体位,取头低臀高位,使肠管滑向上腹部,充分暴露盆腔手术野。

(2)连接电源和充气箱。为医师提供手术中必需物品,协助医师顺利完成检查过程。

(3)密切观察患者生命体征变化,注意防治并发症,如肠管、大网膜损伤、输卵管损伤、高碳酸血症、皮下气肿、气体栓塞、感染和出血等。

3. 术后护理

(1)密切观察患者生命体征,遵医嘱拔出导尿管,观察穿刺口有无红肿或渗出物,有异常立即汇报医师,并协助处理。

(2)询问患者的感受,向其说明术后会出现肩痛及上肢不适等症状,是腹腔残留气体而引起,术后会逐渐缓解直至消失,鼓励患者早期下床活动,以尽快排尽腹腔内的气体。

>>> 思考题

1. 护士如何向患者解释腹腔镜检查的结果?

2. 患者,女性,28岁,因"大便后突感右下腹持续性疼痛2 h"来院。自述腹痛伴恶心、呕吐。查体:体温 37.4 ℃,血压 110/70 mmHg,脉搏 88 次/分。右下腹压痛明显、腹肌紧张,无反跳痛,无移动性浊音。妇科检查:子宫前位,正常大小,子宫右后方可触及一 7 cm×6 cm×5 cm 张力较大的囊性肿块,触痛明显,活动度尚可。问题:

(1)说出患者可能的临床诊断及处理原则。

(2)应采取哪些护理措施?

（祝丽娟　陈　涓　陈荣丽）

模块三　计划生育常用手术及护理配合

实行计划生育是我国的一项基本国策,是保证妇女生殖健康的重要内容。其具体内容包括:①晚婚:按国家法定年龄推迟3年以上结婚。②晚育:按国家法定年龄推迟3年以上生育。③节育:育龄妇女应及时采取安全、有效、合适的避孕措施。④优生:避免先天性缺陷代代相传,提高人口素质。

>>> 实训目标

【能力目标】

1. 能够独立进行计划生育常用手术的术前准备。
2. 能识别计划生育常用手术器械,并能说出其用途。
3. 能协助医师实施计划生育手术。
4. 能为计划生育妇女提供护理指导及健康宣教。

【知识目标】

1. 掌握计划生育常用手术的操作流程及护理配合。
2. 了解计划生育常用手术的适应证和禁忌证。

【情感目标】

1. 护理过程中能体现对受术者的关爱,注意保护隐私。
2. 具有良好的沟通能力、团结合作的能力。

>>> 实训方法

1. 观看计划生育手术的教学录像,或教师运用多媒体讲解、模型示教,并提出实训要求。
2. 在校内实训室,每4~6名学生为一组,分组练习,教师巡回指导纠正。
3. 课间医院见习,观看计划生育手术室并介绍布局设备及管理规章条例等。
4. 小组自评,组内互评,教师总结点评,随堂抽考并记录成绩。

工作地点:计划生育门诊。

>>> 典型案例仿真实训

【临床情境】

王某,女性,30岁,因"停经56日,尿妊娠试验阳性"来院,拟行人工流产手术。既往体健,月经规律,13岁初潮,月经周期为4~5/28~30日,量中等,经期无明显不适。3年前阴道分娩一足月女婴,产后采用阴茎套及安全期避孕法,曾2次行人工流产术。此次又因避孕失败再次接受人工流产术。感到非常烦恼,希望能采取一种较为可靠的避孕措施。作为责任护士,请给王女士提出合理建议。

【任务描述】

王女士足月分娩后3年,采用阴茎套及安全期避孕法,多次失败,已接受人工流产术2次。多次宫腔手术可能导致宫腔粘连、月经失调、子宫内膜异位症等并发症,因此生育期妇女必须选择有效的避孕方式。宫内节育器是一种安全、有效、简便、经济且在取出后不影响生育的避孕方法,也是目前我国妇女的主要避孕措施,有效率达90%左右。建议王女士放置合适的节育器。

作为责任护士,应做好解释工作,取得受术者的知情配合;做好术前各项准备工作,积极配合医师完成放置宫内节育器手术,并给予相应的健康指导,减少并发症的发生。

任务一　放置或取出宫内节育器手术

宫内节育器(IUD)大致可分为惰性宫内节育器和活性宫内节育器两大类。目前国内外广泛使用的第二代节育器内含有活性物质,如金属铜、激素、药物及磁性物质等,国内的商品有带铜IUD和含孕酮IUD

两种。

【适应证】

1. 放置宫内节育器　①已婚育龄期妇女无禁忌证,自愿要求放置宫内节育器者;②要求紧急避孕者。

2. 取出宫内节育器　①计划再生育者或带器妊娠者;②放置期限已满需更换者;③绝经 1 年者;④改用其他避孕措施或绝育者;⑤放置节育环后不良反应严重或出现并发症经治疗无效者;⑥确诊 IUD 嵌顿或移位者。

【禁忌证】

1. 放置宫内节育器　①生殖器官急、慢性炎症患者;②生殖器官肿瘤患者;③近 3 个月月经紊乱或经量过多者;④严重全身性疾病患者;⑤宫腔深度<5.5 cm 或>10 cm;⑥有铜过敏史者,禁止放置含铜宫内节育器;⑦其他,如子宫畸形、宫颈过松、重度撕裂,严重子宫脱垂等。

2. 取出宫内节育器　患生殖器官急性、亚急性炎症,或严重全身性疾病等患者。

【时机选择】

1. 放置时间　①月经干净后 3～7 日无性交者;②正常分娩后 42 日恶露已净,会阴伤口已愈合,子宫恢复正常者;③剖宫产后 6 个月;④人工流产手术后出血少且宫腔深度<10 cm 者;⑤哺乳期放置应先排除早孕;⑥含孕激素的 IUD 在月经第 3 日放置;⑦自然流产者 1 次正常月经、药物流产者2 次正常月经后放置。

2. 取器时间　子宫出血多需取器者或 IUD 移位者,随时可取出,其余则为月经干净后 3～7 日。

【用物准备】

1. 模型及设备　妇科检查床,妇科检查模型,计划生育训练模型,治疗车,污物桶,立灯,屏风等。

2. 器械及用物　放环、取环手术包:含内、外包布各 1 块,阴道窥器 1 个,宫颈钳 1 把,子宫探针 1 个,纱布钳 1 把,消毒钳 2 把,放环器 1 个,取环钩 1 个,剪刀 1 把,弯盘 1 个,无菌洞巾 1 块。节育器 1 个。消毒棉球和棉签若干,0.5%聚维酮碘溶液。无菌手套 1 副,一次性会阴垫 1 块。

【操作流程】

放置或取出宫内节育器术的操作流程,见表 2-3-1。

表 2-3-1　放置或取出宫内节育器术的操作流程

操作流程	操作相关说明
1. 素质要求　着装整齐,举止端庄,语言恰当,态度和蔼	·符合专业规范
2. 核对解释 ·语气亲切,问候,自我介绍;核对受术者姓名、年龄,床号或住院号 ·向受术者介绍放置或取出宫内节育器的目的、方法及注意事项,取得配合 ·说明手术可能存在的风险,指导受术者签写手术知情同意书	·确认受术者信息无误 ·手术前需排空膀胱
3. 评估 ·采集健康史、既往史、月经史及避孕措施和效果 ·了解一般情况,有无发热,妇科检查等情况 ·评估受术者对放置或取出宫内节育器术的认知水平及配合程度	·了解阴道分泌物检查、血常规及 B 型超声检查情况 ·排除禁忌证
4. 计划 ·操作者:修剪指甲,洗净双手,戴口罩 ·环境:安静,整洁,关闭门窗,屏风遮挡,调节室温至 22～24 ℃ ·物品:备齐用物,摆放整齐,检查床上垫好一次性会阴垫 ·受术者:了解放置或取出宫内节育器的目的及方法,愿意配合	·熟知操作流程及相关内容 ·注意保护受术者隐私 ·器械严格消毒,避免交叉感染 ·排空膀胱后,仰卧于检查床上
5. 操作步骤	

操作流程	操作相关说明
(1)安置体位、消毒、铺巾： ·操作者携用物至受术者床旁，协助取膀胱截石位，脱去一条裤腿，暴露外阴部 ·操作者立于患者两腿之间，常规消毒外阴及阴道 ·戴无菌手套，铺无菌巾，整理手术器械 ·行双合诊检查，确定子宫大小及方向	·严格执行无菌操作，注意保暖 ·及时更换臀下会阴垫，做到"一人一垫"，以防交叉感染
(2)夹持宫颈、探测宫腔深度： ·放置阴道窥器，充分暴露阴道和宫颈 ·用宫颈钳夹持前唇或宫颈后唇并向前提拉，同时用子宫探针沿子宫倾曲方向进入宫腔到子宫底，探测宫腔深度 	·拭去宫颈表面分泌物后，再次用0.5%聚维酮碘消毒阴道、宫颈及宫颈管
(3)放置节育环： ·放置方法：环钗放置法适应于金属圆环、宫形环放置 ·套管放置法适应于 T 形、V 形环放置 	·根据子宫腔的深度或宽度选择节育器 ·严格无菌操作，避免节育器碰触外阴及阴道，防止感染 ·节育器应放置到子宫底部，以防子宫穿孔，特别是哺乳期及瘢痕子宫等
·将选择好的节育器置于放置器上，轻轻送入子宫腔直达子宫底部 　A.准备送入子宫腔　　　　B.已达子宫底	·带尾丝者，在宫颈口外 2 cm 处剪断尾丝 ·观察无出血后，取下宫颈钳和阴道窥器，术毕

续表

操作流程	操作相关说明
(4)取出节育器： • 无尾丝者：宫颈钳钳夹宫颈前唇，用子宫探针测宫腔后，将取环钩送到子宫底，转动取环钩使其钩住节育器下缘，轻轻向外牵拉取出 • 有尾丝者：用血管钳夹住尾丝后轻轻牵引取出 	• 消毒外阴及阴道，同前 • 探测宫腔，同前 • 用阴道窥器暴露宫颈，再次消毒宫颈及颈管 • 取出节育器后，观察无出血后，取下宫颈钳和阴道窥器，术毕
6. 操作后处理 • 撤去一次性会阴垫，协助受术者穿好衣裤，下检查床，询问有无不适 • 整理用物，放回原位，手术器械清洗、打包、脱手套，洗手 • 详细填写手术记录，术者签名	• 受术者留观察室休息片刻，无异常情况方可离开
7. 健康宣教 • 放置节育器术后休息 3 日，1 周内禁重体力劳动，2 周内禁性生活及盆浴 • 术后可能有少量阴道出血及腹部轻微不适，如有发热、腹痛明显或阴道出血较多时，应随时就诊 • 术后 1 个月、3 个月、6 个月、12 个月进行随访，以后每年随访 1 次	• 术后 3 个月内、月经期或排便后应注意有无节育器脱出
8. 评价 • 操作程序正确，动作规范、熟练，注意防止污染，无菌观念强 • 操作过程中体现人文关怀，与受术者沟通有效，适时开展健康教育 • 熟悉操作目的、注意事项及相关知识	• 受术者知晓操作目的，积极配合，体位合适，无明显不适感

【护理配合】

1. 术前准备手术器械包及节育器，做好受术者的思想工作，解除顾虑，取得配合。

2. 术中及时提供所需物品，观察受术者的反应。配合医师选择节育器，①V 形节育器：宫腔深 6.6 cm 以上者，选用大型；宫腔深 6.5 cm 以下者，选用小型；②T 形节育器：依据横臂长度分 3 种型号：26 号、28 号和 30 号，宫腔深＞7.0 cm 者，选用 28 号或 30 号；≤7.0 cm 者，选用 26 号；③圆环及其他环：宫腔深 5.5 cm 用 20 号；宫腔深 6.5 cm 用 20/21 号；宫腔深 7.5 cm 用 21/22 号；宫腔深 8.0 cm 用 22 号。

3. 术后复查未见环尾者可做 X 线盆腔透视或 B 型超声检查，如发现尾丝过长，予以修剪。

4. 取器困难者，可在 B 型超声监护下操作，必要时可在宫腔镜下取出；也可暂时观察，下次月经后再取，切忌粗暴用力，硬性牵拉，以避免发生脏器损伤和大出血；牵拉过程中若尾丝断离、脱落，可改用钳取；宫口较紧者，应先行扩张术后再取出节育器；带器妊娠者，先吸宫再取环；绝经后宫颈萎缩、宫口较紧者，可于术前数日口服少量雌激素。

>>> 思考题

1. 王某，女性，27 岁。1-0-1-1，产后 6 个月哺乳期，月经已来潮，来院咨询避孕措施，如何指导？

2. 刘某，女性，28 岁。阴道分娩产后 7 个月，哺乳期暂无月经来潮，近 1 周出现早孕反应，查尿妊娠试验阳性，妇科检查子宫妊娠 8 周大小。问题：

(1)刘某应采取什么方式终止妊娠？

(2)如何进行术后健康指导？

任务二 人工流产术

无论是采用工具避孕或药物避孕,还是绝育术,都不能达到100％有效率。对于避孕失败且不愿生育者、患有遗传性疾病或其他严重疾病不宜继续妊娠者及产前检查发现胚胎异常者,均需终止妊娠,医护人员应协助其早期诊断并及早采取补救措施。早期妊娠的终止方法有药物流产和手术流产两种,其中手术流产又分为负压吸引术和钳刮术。

【适应证】

1. 避孕失败自愿终止妊娠且无禁忌证者。

2. 因各种疾病不能继续妊娠者。

3. 负压吸宫术适用于妊娠10周以内者。

4. 钳刮术适用于妊娠11~14周者。

【禁忌证】

1. 生殖器官急性炎症者。

2. 术前体温≥37.5 ℃以上者。

3. 全身情况不佳不能耐受手术者,如严重贫血、心力衰竭、妊娠剧吐致酸中毒未纠正者。

【用物准备】

1. 模型及设备　妇科检查床,妇科检查模型,计划生育训练模型,电动负压吸引器,治疗车,立灯,屏风等。

2. 器械及用物　人工流产手术包:包括内、外包布各1块,阴道窥器1个,宫颈钳1把,子宫探针1个,纱布钳1把,消毒钳2把,剪刀1把。弯盘1个,宫颈扩张器1套,6~8号吸管各1个,小头卵圆钳1把,有齿卵圆钳1把,刮匙1把。脚套2个,无菌洞巾1块。16~18号导尿管1根,消毒棉球和棉签若干,5 mL注射器1支,无菌手套1副,一次性会阴垫1块。0.5％聚维酮碘溶液。

3. 药品　缩宫素和阿托品针剂备用。

【操作流程】

人工流产术的操作流程,见表2-3-2。

表 2-3-2　人工流产术的操作流程

操作流程	操作相关说明
1. 素质要求　着装整齐,举止端庄,语言恰当,态度和蔼	·符合专业规范
2. 核对解释 ·语气亲切,问候,自我介绍;核对受术者姓名、年龄、床号或住院号 ·向受术者介绍人工流产术的目的、方法及注意事项,取得配合 ·说明手术可能存在的风险,指导受术者签写手术知情同意书	·确认受术者信息无误 ·手术前需排空膀胱
3. 评估 ·采集健康史、既往史、月经史及避孕措施和效果 ·了解一般情况,有无发热,妇科检查等情况 ·评估受术者进行对人工流产术的认知水平及配合程度	·了解阴道分泌物病原体检查、血常规及B型超声检查情况 ·排除禁忌证
4. 计划 ·操作者:修剪指甲,洗净双手,戴口罩 ·环境:安静,整洁,关闭门窗,屏风遮挡,调节室温至22~24 ℃ ·物品:备齐用物,摆放整齐,检查床上垫好一次性会阴垫 ·受术者:了解人工流产术的目的及方法,愿意配合检查	·熟知操作流程及相关内容 ·注意保护受术者隐私 ·器械严格消毒,避免交叉感染 ·排空膀胱后,仰卧于检查床上
5. 操作步骤	

续表

操作流程	操作相关说明
(1)安置体位、消毒、铺巾： ・操作者携用物至受术者床旁，协助取膀胱截石位，脱去一条裤腿，暴露外阴部 ・操作者立于患者两腿之间，常规消毒外阴及阴道 ・戴无菌手套，铺无菌巾，整理手术器械 ・行双合诊检查，正确判断子宫大小及方向	・严格执行无菌操作，注意保暖 ・及时更换臀下会阴垫，做到"一人一垫"，以防交叉感染
(2)探测宫腔深度、扩张宫颈： ・放置阴道窥器，充分暴露阴道和宫颈 ・探测宫腔深度：用宫颈钳夹持宫颈前唇（或后唇），并向前揭拉，同时用子宫探针沿子宫倾曲方向进入子宫腔到子宫底，宫腔长度应与妊娠周数相符 ・扩张宫颈：以执笔式握持宫颈扩张器，应由小到大依次，沿子宫方向进入 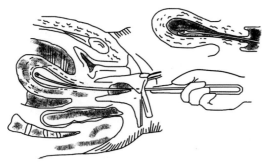	・拭去宫颈表面分泌物后，再次用0.5%聚维酮碘溶液消毒阴道、宫颈及宫颈管 ・扩张宫颈时，小指和环指的作用是缓冲暴力的关键，也可将扩张棒涂抹润滑油，并旋转进入 ・遵循无菌操作原则，避免器械碰触外阴及阴道，防止感染 ・静脉麻醉者，应有麻醉医师监护
(3)负压吸宫术： ・将吸管缓慢送入子宫底部，吸管开口尽量对准胚胎着床的部位，开动吸引器，按顺时针方向吸引宫腔1～2周	・根据宫腔大小选择吸管，术前做负压试验
・当感觉宫壁粗糙，刮出沙沙响声，有坚实感，流出少量泡沫样血液时，表示已吸干净 ・折叠橡皮管，取出吸管 ・检查宫腔：小号刮匙搔刮子宫底及两侧宫角，必要时再次用低压吸引宫腔1周 ・观察无活动性出血，取下宫颈钳，用棉球拭净宫颈及阴道血迹	・助手连接吸管到负压吸引器上，并检查是否漏气 ・哺乳期子宫、瘢痕子宫等特殊情况要特别小心，动作轻柔，防止子宫穿孔 ・判断吸宫已净：宫腔缩小，吸头紧贴宫腔转动受限；探测宫腔深度，一般较术前缩小1～3 cm ・用过滤网或纱布过滤全部吸出物，检查有无绒毛及胚胎组织，是否与妊娠周数相符合 ・若吸（刮）出物中未见绒毛者组织物送病理检查，进一步找原因，排除异位妊娠，必要时可在B型超声定位下操作

续表

操作流程	操作相关说明
(4)钳刮术： • 术前1日于羊膜腔外插入18号无菌导尿管，24 h后行钳刮术，无需扩张宫颈 • 钳刮步骤：取出导尿管，再次消毒阴道和宫颈 • 探测宫腔：先轻钳夹破胎膜，待羊水流尽再行钳刮术 • 羊水流净之后钳夹开始之前肌内注射或宫颈注射10 U缩宫素 • 用卵圆钳逐步钳出胎儿及胎盘组织，余同负压吸引术 • 清理宫腔，探查宫腔大小	• 术前准备同人工流产吸宫术 • 钳刮术后检查胎儿、胎盘与妊娠周数是否相符，拼凑胎儿头、躯干、肢体是否完整
6. 操作后处理 • 撤去一次性会阴垫，协助受术者穿好衣裤，下检查床，询问有无不适 • 整理用物，放回原位，手术器械清洗、打包、脱手套，洗手 • 详细填写手术记录，术者签名	• 协助受术者取舒适体位休息，留观察室休息1～2 h，无异常情况方可离开
7. 健康宣教 • 术后休息1周，2周内禁盆浴，1个月内禁止性生活 • 术后如有发热、腹痛、阴道流血量多或持续流血超过10日以上时，应及时到医院诊治 • 术后采取有效避孕措施	
8. 评价 • 操作程序正确，动作规范、熟练，注意防止污染，无菌观念强 • 操作过程中体现人文关怀，与受术者沟通有效，适时开展健康教育 • 熟悉操作目的、注意事项及相关知识	• 受术者知晓操作目的，积极配合手术，体位合适，未发生意外

【护理配合】

1. 术前评估受术者一般情况、盆腔检查情况以及对手术的耐受程度。

2. 术中观察受术者的面色、脉搏、腹痛等情况；保证供应术中所需器械、敷料和药物等；注意负压瓶内吸出血量，必要时遵医嘱使用缩宫素。

3. 宫腔深度12 cm以下选用6～7号吸管，深度12 cm以上选用7～8号吸管；负压保持400～500 mmHg，不宜超过600 mmHg。正确使用负压吸引管，吸管进出宫颈必须关闭负压开关或夹住橡皮管，以防损伤宫颈内膜，术后发生宫颈粘连。

>>> 思考题

1. 简述人工流产术的术前准备及术后护理内容。

2. 简述人工流产术的并发症及防治要点。

任务三　中期妊娠引产术

一、羊膜腔内注射依沙吖啶引产术

妊娠妇女患有严重疾病不宜继续妊娠或防止先天性畸形儿出生需要终止中期妊娠，可采用依沙吖啶（利凡诺）羊膜腔内注入法、羊膜腔外注入法引产。这里重点介绍依沙吖啶羊膜腔内注射法。

【适应证】

1. 妊娠13～27周，要求终止妊娠且无禁忌证者。

2. 妊娠期检查发现胎儿畸胎者，或因某种疾病不能继续妊娠者。

【禁忌证】

1. 有急性、慢性肝肾疾病或严重肝肾功能不全者，各种疾病急性期。

2．术前当日体温≥37.5 ℃或局部皮肤感染者。

3．子宫壁有瘢痕、宫颈有陈旧性裂伤者慎用。

4．严重心脏病、高血压、血液病者。

5．生殖道炎症者。

【用物准备】

1．模型及设备 妇科检查床，妇科模型，计划生育训练模型，治疗车，立灯，屏风等。

2．器械及用物 依沙吖啶引产手术包：内外包布各1块，无齿卵圆钳2把，弯盘1个，药杯1个，7～9号腰椎穿刺针1枚，无菌洞巾1块。5 mL及20 mL注射器各1支，针头2枚，消毒棉球和纱布若干。0.5％聚维酮碘溶液。无菌手套1副，一次性会阴垫1块。

3．药品 依沙吖啶50～100 mg，注射用水。依沙吖啶忌用生理盐水配制稀释，以免发生药物沉淀。

【操作流程】

羊膜腔内注射依沙吖啶引产术的操作流程，见表2-3-3。

表 2-3-3 羊膜腔内注射依沙吖啶引产术的操作流程

操作流程	操作相关说明
1．素质要求 着装整齐，举止端庄，语言恰当，态度和蔼	・符合专业规范
2．核对解释 ・语气亲切，问候，自我介绍；核对受术者姓名、年龄，床号或住院号 ・向受术者介绍依沙吖啶引产术的目的、方法及注意事项，取得配合 ・说明手术可能存在的风险，指导受术者签写手术知情同意书	・确认受术者信息无误 ・操作前需排空膀胱
3．评估 ・采集健康史、既往史、月经史、孕产史及本次妊娠经过 ・了解一般情况，有无发热，妇科检查等情况 ・行阴道分泌物检查、血常规、尿常规、肝肾功能及B型超声胎盘定位检查 ・评估受术者对依沙吖啶引产术的认知水平及配合程度	・排除禁忌证
4．计划 ・操作者：修剪指甲，洗净双手，戴口罩 ・环境：安静，整洁，关闭门窗，屏风遮挡，调节室温至22～24 ℃ ・物品：备齐用物，摆放整齐，检查床上垫好一次性会阴垫 ・受术者：了解依沙吖啶引产术的目的及方法，愿意配合检查	・熟知操作流程及相关内容 ・注意保护受术者隐私 ・器械严格消毒，避免交叉感染 ・注意保暖
5．操作步骤	
(1)选择穿刺点： ・受术者排空膀胱后，仰卧于检查床上，暴露腹部 ・查清子宫底高度 ・在子宫底与耻骨联合线的中点，腹中线偏外侧1 cm处，囊性感最明显的部位，或在胎儿肢体侧、空虚感最明显处作为穿刺点	・穿刺点定位要准确，避开胎盘和胎体
(2)消毒铺巾： ・操作者携用物至受术者床旁，立于检查床右侧 ・以穿刺点为中心，常规消毒穿刺部位腹部皮肤，直径>10 cm ・戴无菌手套，铺无菌洞巾，整理手术器械	

操作流程	操作相关说明
（3）羊膜腔穿刺： · 用7～9号带针芯的腰椎穿刺针，垂直刺入腹壁 · 当有两次落空感时，抽出针芯，接上空针，回抽见羊水溢出，固定穿刺针 · 换上依沙吖啶溶液100 mg的注射器，回抽羊水后缓慢注入药物 · 注毕，迅速插入针芯，拔出穿刺针 · 穿刺部位覆盖无菌纱布，压迫2～3 min，胶布固定 	· 也可在B型超声引导下做羊水定位穿刺 · 严格执行无菌操作 · 穿刺次数不得超过3次，穿刺与拔针前后注意有无呼吸困难、发绀等羊水栓塞表现
6. 操作后处理 · 协助受术者穿好衣裤，取舒适体位，休息片刻后，扶回病室修养 · 整理用物，放回原位，手术器械清洗、打包、脱手套、洗手 · 详细填写手术记录，术者签名	· 注意腹痛及阴道流血、流液情况 · 穿刺注药72 h后，仍无子宫收缩视为失败，可配合医师行第2次注射
7. 健康宣教 · 引产术后禁性生活1个月，禁盆浴2周；保持外阴清洁卫生，每日清洗2次，使用消毒会阴垫 · 引产术后1个月随访 · 按常规指导受术者及时采取回奶措施，指导避孕	· 引产术后如有异常腹痛及阴道流血、流液等情况，随时就诊
8. 评价 · 操作程序正确，动作规范、熟练，注意防止污染，无菌观念强 · 操作过程中体现人文关怀，与受术者沟通有效，适时开展健康教育 · 熟悉操作目的、注意事项及相关知识	· 受术者知晓操作目的，积极配合，体位合适，未发生意外

【护理配合】

1. 术前评估受术者一般情况、盆腔检查情况以及对手术的耐受程度。

2. 术中陪伴受术者给予精神支持，注药后严密观察体温、血压、脉搏，部分受术者注药24～48 h后体温略有升高，一般不超过38 ℃，告知受术者属药物反应，不需要处理。

3. 严密监护子宫收缩、产程进展及阴道流血情况，告知受术者一般注入药物12～24 h后出现规律子宫收缩，36～48 h后胎儿、胎盘娩出。

4. 引产后仔细检查胎膜、胎盘是否完整，如有残留或活动性阴道出血，应全面检查，必要时清宫。

二、水囊引产术

将水囊置于子宫壁与胎膜之间，水囊内注入适量无菌生理盐水，增加宫腔内压力，刺激子宫引起子宫收缩，促使胎儿及附属物排出。

【适应证】

同依沙吖啶引产术，适用于心肝肾疾病稳定期的患者。

【禁忌证】

子宫发育不良或畸形；前置胎盘等产前出血；羊水过多者。余同依沙吖啶引产术。

【用物准备】

1. 模型及设备 妇科检查床,妇科模型,计划生育训练模型,治疗车,立灯,屏风等。

2. 器械及用物 制备水囊,水囊引产包,包内有:阴道窥器1个,消毒钳2把,宫颈钳1把,长无齿镊1把,备好的水囊2个,换药碗1个,无菌洞巾1块。10号丝线30 cm,长棉签2根,干纱布和棉球若干。无菌手套1副,一次性会阴垫各1块。

3. 药品 无菌生理盐水500 mL,50 mL注射器1支。消毒液状石蜡0.5%聚维酮碘溶液等。

【操作流程】

水囊引产术的操作流程,见表2-3-4。

表2-3-4 水囊引产术的操作流程

操作流程	操作相关说明
1. 素质要求 着装整齐,举止端庄,语言恰当,态度和蔼	· 符合专业规范
2. 核对解释 · 语气亲切,问候受术者,自我介绍;核对受术者姓名、年龄、床号或住院号 · 向受术者介绍水囊引产术的目的、方法及注意事项,取得配合 · 说明手术可能存在的风险,指导受术者签写手术知情同意书	· 确认受术者信息无误 · 操作前需排空膀胱
3. 评估 · 采集健康史,既往史,月经史,孕产史及本次妊娠经过 · 了解一般情况,有无发热,妇科检查等情况 · 评估受术者对水囊引产术的认知水平及配合程度	· 行阴道分泌物病原体检查、血常规、尿常规、肝肾功能及B型超声检查 · 排除禁忌证
4. 计划 · 操作者:修剪指甲,洗净双手,戴口罩 · 环境:安静,整洁,关闭门窗,屏风遮挡,调节室温至22~24 ℃ · 物品:备齐用物,摆放整齐,检查床上垫好一次性会阴垫 · 受术者:了解水囊引产术的目的及方法,愿意配合	· 熟知操作流程及相关内容 · 注意保护受术者隐私 · 器械严格消毒,避免交叉感染 · 排空膀胱后,仰卧于检查床上
5. 操作步骤	
(1)制备水囊: · 用14~18号橡皮导尿管1根,避孕套2个,套在一起变为双层,将导尿管插入双层避孕套内,其顶端预留2 cm 	· 用丝线扎紧囊口于导尿管上,用注射器将导尿管残余气体抽出,结扎导尿管末端 · 高压蒸汽消毒备用
(2)安置体位、消毒、铺巾: · 协助受术者取膀胱截石位,脱去一条裤腿,暴露外阴部 · 操作者携用物至受术者床旁,进行外阴及阴道常规消毒 · 戴无菌手套,铺无菌洞巾,整理手术器械	· 穿好单腿裤,注意保暖 · 放置水囊之前需行阴道冲洗3日,1~2次/日
(3)消毒宫颈: · 用阴道窥器扩张阴道,拭净阴道内分泌物,暴露宫颈 · 再次消毒阴道、宫颈及宫颈管	· 严格执行无菌操作

续表

操作流程	操作相关说明
(4)放置水囊： · 用宫颈钳牵拉宫颈前唇 · 水囊前端沾少许无菌液状石蜡，用无齿卵圆钳挟紧水囊沿宫腔侧壁送入 · 对于中期妊娠引产，待第2个线结进入宫颈外口即停止，表示已放入8 cm，其下缘已达宫颈内口上方 · 晚期妊娠引产者，水囊送入至5 cm结扎线即可，表示已达宫颈内口 · 解开导尿管丝线，注射器缓慢注入无菌生理盐水 · 注毕，导尿管末端折叠，用粗丝线扎紧，取下宫颈钳 · 纱布包裹导尿管后，置入阴道后穹隆内，取出阴道窥器 A.向子宫腔送入水囊　　　B.水囊放置完毕	· 放置水囊过程中，严格遵守无菌操作，水囊不能接触阴道壁，避免反复操作 · 放置水囊时动作应轻柔、精准，若有阴道流血，量多，或羊水流出，应立即取出、停止操作
6. 操作后处理 · 协助受术者穿好衣裤，取舒适体位，休息片刻后，扶回病室休养 · 整理用物，放回原位，手术器械清洗、打包、脱手套、洗手 · 详细填写手术记录，术者签名	· 水囊放置后需卧床休息，以免阴道内导尿管及纱布脱出
7. 健康宣教 · 注意腹痛及阴道流血、流液情况，保持外阴清洁，使用消毒会阴垫，应用抗生素预防感染 · 引产术后1个月随访，6周内禁止性生活和盆浴，如有异常腹痛及阴道流血、流液情况，随时就诊	· 按常规指导受术者及时采取回奶措施，指导避孕
8. 评价 · 操作程序正确，动作规范、熟练，注意防止污染，无菌观念强 · 操作过程中体现人文关怀，与受术者沟通有效，适时开展健康教育 · 熟悉操作目的、注意事项及相关知识	· 受术者知晓操作目的，积极配合，体位合适，未发生意外

【护理配合】

1. 术中陪伴受术者给予心理支持，水囊放置后严密观察受术者的体温、血压、子宫收缩、腹痛、阴道流血情况。术后体温超过38 ℃，应通知医师，并配合急查血常规并取出水囊，酌情加大抗生素剂量。

2. 中期水囊引产，妊娠周数较大时可配合医师放置两个水囊，每个水囊注入150～250 mL生理盐水，常规以妊娠月份乘以100 mL计算注入量。

3. 一般水囊放置2～4 h后即可发动子宫收缩，当出现规律有力的子宫收缩时，即可放出囊内液体，取出水囊。水囊放置24 h后仍无子宫收缩或子宫收缩较弱者，也应取出水囊。可遵医嘱静脉滴注缩宫素或人工破膜，加强子宫收缩促使分娩，并由专人守护，防止发生子宫破裂。

4. 引产后检查胎盘、胎膜是否完整，软产道有无裂伤，有异常应及时处理。

任务四　输卵管结扎术

女性绝育的方法主要有经腹输卵管结扎术、经腹腔镜输卵管绝育术和经阴道穹隆输卵管绝育术。输卵管绝育术是通过切断、结扎、电凝、钳夹、环套输卵管或用药黏堵、栓堵输卵管管腔等,以阻断精子和卵子相遇而达到绝育目的。本节主要介绍经腹输卵管结扎术的相关内容。

【适应证】

1. 自愿接受绝育手术而无禁忌证者。

2. 患有严重全身性疾病不宜生育者,或患遗传性疾病不宜生育者。

【禁忌证】

1. 腹部皮肤感染及内外生殖器炎症者。

2. 各种疾病的急性期及全身状况不佳者,不能耐受手术者。

3. 术前体温≥37.5 ℃者,暂缓手术。

4. 严重的神经衰弱或神经症者。

【于术时间】

1. 非妊娠期妇女以月经干净后 3～7 日为宜。

2. 人工流产或正常分娩及中期妊娠引产后宜在 24 h 后。

3. 宫内节育器取出术、剖宫产术同时可行绝育术。

4. 哺乳期或闭经妇女排除早孕后。

【用物准备】

1. 模型及设备　妇科检查床,妇科检查模型,计划生育训练模型。

2. 器械及用物　甲状腺拉钩 2 个,中号无齿镊 2 把,短无齿镊 1 把,弯蚊式钳 4 把,12 cm 弯钳 2 把,鼠齿钳 2 把,巾钳 2 把,持针器 1 把,弯头无齿卵圆钳 1 把,消毒皮肤用钳 1 把,输卵管钩(或指板)1 个,弯剪刀 1 把,刀片 2 个,刀柄 1 把,弯盘 1 个,酒杯 2 个,5 mL 注射器 1 支,1 号及 4 号线各 1 团,9×24 弯三角针 1 枚,9×24 弯圆针 1 枚,6×4 弯圆针 1 枚,双层方包布 1 块,双层特大包布 1 块,腹单 1 块,无菌巾 5 块,手术衣 2 件,细纱布 10 块,粗纱布 2 块,消毒手套 2 副,消毒液。

【操作流程】

输卵管结扎术的操作流程,见表 2-3-5。

表 2-3-5　输卵管结扎术的操作流程

操作流程	操作相关说明
1. 素质要求　着装整齐,举止端庄,语言恰当,态度和蔼	• 符合专业规范
2. 核对解释 • 语气亲切,问候受术者,自我介绍;核对姓名、年龄、床号或住院号 • 向受术者介绍经腹输卵管结扎术的目的、方法及注意事项,取得配合 • 说明手术可能存在的风险,指导受术者签写手术知情同意书	• 确认受术者信息无误 • 手术前需排空膀胱
3. 评估 • 采集健康史、既往史、月经史、孕产史及避孕措施 • 了解一般情况,有无发热,妇科检查等情况 • 行阴道清洁度检查、妊娠试验、血常规、尿常规、凝血功能、肝肾功能、心电图及 B 型超声检查等 • 评估受术者对经腹输卵管结扎术的认知水平及配合程度	• 排除禁忌证
4. 计划 • 操作者:修剪指甲,洗净双手,戴口罩 • 环境:安静,整洁,关闭门窗,调节室温至 22～24 ℃ • 物品:备齐用物,摆放整齐,手术床上垫好清洁床单 • 受术者:了解经腹输卵管结扎术的目的及方法,愿意配合	• 熟知操作流程及相关内容 • 注意保护受术者隐私 • 器械严格消毒,避免交叉感染 • 注意保暖
5. 操作步骤	

续表

操作流程	操作相关说明
(1)术前准备: • 受术者排空膀胱后,取仰卧位,或头低臀部高位,暴露腹部 • 按妇科腹部手术前常规准备,术前6 h禁食禁饮	• 必要时术前0.5~1 h给予镇静剂,临手术前需再次排空膀胱
(2)消毒铺巾、麻醉: • 操作者携用物至受术者手术床旁 • 常规消毒腹部皮肤,铺无菌巾,露出手术野,整理手术器械 • 下腹切口部位用0.5%~1%盐酸普鲁卡因做局部浸润麻醉	• 如遇有特殊情况可酌情选用其他麻醉方法
(3)手术步骤: • 取下腹正中耻骨联合上3~4 cm处,做约2 cm长纵切口,逐层进入腹腔 • 寻找提取输卵管 • 先将一侧输卵管提出至切口外,确认输卵管 • 用鼠齿钳夹持输卵管,再用两把无齿镊交替依次夹取输卵管 • 结扎输卵管,目前多采用抽心近端包埋法。在输卵管峡部背侧切开浆膜层,游离出该段输卵管约2 cm,分别钳夹远、近两端,剪除其间的输卵管1~1.5 cm。两端结扎后缝合浆膜层,将近端包埋于输卵管系膜内,远端留于系膜外 • 检查无出血后松开鼠齿钳,将输卵管送回腹腔 	• 若产后产褥初期,切口则在子宫底下方2 cm处 • 取管方法可用卵圆钳夹取法、指板法或吊钩法 • 寻找输卵管要稳、准、轻、细,尽量减少患者痛苦 • 见到输卵管伞端后证实为输卵管,并检查卵巢情况 • 同法处理对侧输卵管 • 清点器械、纱布无误后,逐层关闭腹腔,术毕
6. 操作后处理 • 巡回护士协助受术者穿好衣裤,协助麻醉师将受术者送回病房 • 器械护士清洗手术器械,整理手术包,并在清单上签字 • 洗净双手,术者按要求填写手术记录单,术者签名	• 打扫手术室,器械送打包、送消毒
7. 健康宣教 • 鼓励受术者病情稳定后尽早下床活动,以免腹腔粘连。必要时遵医嘱应用抗生素,预防感染 • 术后禁止性生活1个月 • 出院后3个月内复诊1次,以后结合妇女病普查进行随访	
8. 评价 • 操作程序正确,动作规范、熟练,注意防止污染,无菌观念强 • 操作过程中体现人文关怀,与受术者沟通有效,适时开展健康教育 • 熟悉操作目的、注意事项及相关知识	• 受术者知晓操作目的,积极配合,体位合适,未发生意外

【护理配合】

1. 术前评估受术者一般情况及专科检查,了解手术的耐受程度,做好术前用物准备。

2. 术中陪伴受术者给予精神支持,观察术中反应。术毕护送受术者回病室休息。

3. 术后监测血压、体温、脉搏变化,有无腹痛及内出血征象,发现异常随时汇报医师并配合处理。

4. 术后观察切口,保持敷料干燥清洁,以利切口愈合,术后 5 日可拆线。

1. 简述依沙吖啶引产注药后的注意事项。
2. 简述经腹输卵管结扎术的适应证、禁忌证。
3. 简述经腹输卵管结扎术的术前准备、术中配合及术后护理。

（陈荣丽　陈　涓　肖　苹）

第三篇 妇产科护理综合实训

一、综合实训课程的设计

1. **设计思想** 妇产科护理课程是临床专科中的一个重要内容,与临床其他专科关系密切。本课程是高职高专护理专业的一门必修课程,也是主干核心课程之一。在临床护理岗位群中,妇产科护理岗位的主要任务是对孕产妇及妇科患者进行护理评估、提出护理诊断/问题、制订护理计划、实施护理措施和评价。

根据护理专业妇产科护理课程标准,以培养高端技术技能型人才的原则,为强化护理学生综合应用能力,设计妇产科护理综合实训课程。通过该课程的学习,使学生能运用妇产科护理的基本知识和基本技能来解决临床中常见病、多发病的护理问题。

2. **教学情景设计** 在教学过程中,应始终贯彻整体护理思想,坚持理论联系临床实际。灵活运用课堂讲授、自学、讨论、实验、见习、实习、多媒体和电化教学等多种方法和手段进行教学活动,注重培养学生的综合能力和综合素质。以常见病、多发病患者的护理为重点,进行病案分析和小组讨论等方法进行教学评价。

通过情景设计与展示,考核学生分析问题、解决问题的能力,提高护理技能操作能力,培养学生临床思维能力、评判性思维能力以及整体护理观念和团队合作精神。

3. **课堂设计** 课前将学生进行分组,每5~6人一组,将案例布置给学生,引导全体学生对情景案例进行分析思考,小组讨论,并就涉及的相关护理技能进行练习。每组同学中选出一名代表,先将所要展示的案例进行分析及必要的说明,培养学生独立思考、分析和解决实际问题的综合能力和综合素质。

4. **综合实训考核要求** 考核学生病例分析的能力、情景设计与展示、护理基本技能操作、人文关怀、团队合作等能力。对学生操作技能评价,应贯穿于教学的全过程中,坚持对每次实验课的操作技能进行评价,在课程结束时进行全面评价。

(1)病例分析考核:指综合能力,根据职业活动制订综合实践能力评价标准,通过判断问题是否准确、处理是否正确、职业素质高低来衡量。结合典型案例或标准化患者,考核学生对常见病、多发病的护理评估、护理措施、处理原则和综合思维能力、与人沟通的能力。

(2)技能操作考核:按照妇产科护理技能操作考核内容及其行业标准,分组进行考核,学生对基本技能的掌握情况和与人沟通的能力。

(3)单项知识点:实践按 A. 准确熟练、B. 准确欠熟练、C. 准确不熟练、D. 不准确不熟练,在评分标准中融入职业素质,人文关爱的内容。

5. **反馈及评价** 以小组形式进行评价,先由小组内同学进行自评,再由其他组的同学进行提问及点评,最后由指导老师进行总结评价,随堂抽考并记录成绩,要求在开课期间对学生进行即时性、定期性、总结性双重评价。护理综合实训评价表见下表。

妇产科护理综合实训评价表一式三份,按照指标要求逐项完成评价,指导教师评价占60%,组内自评和组间互评各占20%,综合评价结果计入护理综合实训总成绩。

妇产科护理综合实训评价表

组别	评价项目及指标						总分
	病例分析 （25分）	情景设计 （15分）	技能操作 （30分）	团队合作 （10分）	人文关怀 （10分）	理论提问 （10分）	

二、典型案例综合实训

【情境案例一】

李女士,24 岁,G_2P_0。停经 55 日,末次月经（LMP）：2015-6-30,近 2 周出现头晕、恶心、呕吐、乏力、喜食酸物等早孕反应明显加重,皮肤、巩膜无黄疸。平时月经规律,4～6/28～30 日,量中等,无痛经。自停经以来,体重变化不大,无药物接触史。无家族遗传史。妇科检查：子宫增大与停经月份相符。

1. 分析思考

（1）李女士出现停经最可能的原因是什么？明确停经是否与妊娠有关。

（2）目前存在的主要护理问题及相应的护理措施？

（3）责任护士应给予哪些相应的健康指导？

2. 相关操作

（1）耐心做好解释工作,使妊娠妇女能主动配合检查。

（2）指导李女士最好留取晨尿,行妊娠试验检查。

（3）告知李女士必要时行肝功能、电解质检查,B 型超声检查需要膀胱充盈。

（4）指导李女士按照常规定期行妊娠期检查,预约复诊时间。

（5）协助医师完成孕产妇保健手册中首次检查的内容记录。

【情境案例二】

王女士,28 岁,G_1P_0。停经 6 个月,便秘并痔疮加重 2 周。末次月经（LMP）：2014-5-3,停经 45 日出现恶心、呕吐、乏力、喜食酸物等早孕反应。妊娠前大便 1 次/日,近 2 周来粪便干硬,且每 3 日 1 次,有时伴出血。平素喜食甜点,每日进食 500 mL 白开水、少量水果和蔬菜。谈话时王女士情绪低落,担心这样下去会影响胎儿的健康。

产前检查：血压 120/86 mmHg,身高 163 cm,体重 60 kg。子宫底高度为耻上 21 cm,腹部四步触诊：子宫底部的胎儿部分软而宽、不规则,腹部右侧平坦饱满,耻骨联合上方的先露部圆而硬、有浮球感。胎心音在脐右下方最清楚,胎心率 150 次/分。实验室检查：血红蛋白 100 g/L,尿蛋白（一）。阅读首次产前检查记录：初潮 14 岁,月经周期 4/28 日。血压 90/60 mmHg,体重 60 kg。无家族性遗传病史,无传染病及其接触史。

1. 分析思考

（1）王女士的妊娠周数及预产期的推算。

（2）王女士目前主要存在的两个护理问题。

（3）目前应采取哪些有效的护理措施？

2. 相关操作

（1）采集健康史,进行全面的身心评估。协助医师完成全身检查,并记录检查结果。

（2）测量血压、体重;准备检查用物。

（3）协助医师完成测量宫高、腹围和产科腹部四步触诊检查,并进行记录。

（4）听诊胎心音并记录或协助医师完成电子胎心监护。

（5）指导王女士进行抽血检查血电解质,以及尿常规、粪常规检查。

(6)填写孕产妇保健手册,并开展孕中晚期健康宣教。

【情境案例三】

高女士,停经32周,近2周夜间小腿抽搐,腰背痛明显,有时踝部水肿,休息后好转,要求进行产前保健就诊。末次月经(LMP):2015-6-20,停经46日自觉恶心、晨起呕吐以及食欲下降,不影响正常生活,未做任何处理,持续1个多月自然消失。停经50余日曾B型超声检查确诊早期妊娠。停经4个多月起自觉胎动,并感下腹部逐渐膨隆。停经后无阴道出血,无腹痛和大小便异常。既往体健,月经周期5/(29~31)日,量中等,无痛经。

体格检查:体温36.8 ℃,脉搏80次/分,呼吸18次/分,血压110/70 mmHg。体重62 kg,心肺听诊未发现异常,肝、脾肋下未触及,双肾区无叩痛。

产科检查:下腹部膨隆,子宫底高度耻上28 cm,腹围81 cm。腹部四步触诊:子宫底部的胎儿部分圆而硬、有浮球感,腹部左侧平坦饱满,右侧大小不等易变形,耻骨联合上方的先露部软而宽、不规则。胎心音在脐左上方最清楚,胎心率150次/分。实验室检查:血红蛋白100 g/L,尿蛋白(一)。电子胎心监护为NST反应型。

1. 分析思考

(1)根据临床表现明确高女士的临床诊断,推算预产期。

(2)应指导高女士采取何种卧位? 如何进行自我监护胎儿?

(3)高女士是什么胎产式、胎先露和胎方位?

(4)NST反应型是什么意思? LSA是哪种胎方位?

(5)如何定期进行产前检查;为高女士制订一份合理的护理计划。

2. 相关操作

(1)协助医师完成骨盆外测量并记录检查结果。

(2)指导高女士进行膝胸卧位。

(3)协助医师为高女士进行电子胎心监护;NST试验。

(4)指导高女士采取妊娠期体重管理的具体措施。

【情境案例四】

张女士,29岁,G_1P_0,现停经39周,无诱因出现阴道少许血性分泌物,不规则下腹痛2 h。产科检查:子宫底剑突下3横指,子宫底高度约31 cm,腹围92 cm,胎方位LOA,胎心率146次/分,规则,有力。子宫收缩30 s/5~6 min,强度弱。骨盆外测量:髂棘间径25 cm,髂嵴间径27 cm,骶耻外径19 cm,坐骨结节间径9 cm。肛门检查:宫颈软,宫颈管部分消失,宫口扩张1 cm,前羊水囊胀,胎头先露S^{-2},未见羊水流出。B型超声检查估计胎儿体重约3 300 g。

当值班护士告知张女士需要办理入院时,该产妇急迫地询问护士:我丈夫能不能陪伴我? 胎儿检查结果怎样? 阵痛还会加剧吗? 要多久孩子才能出生?

1. 分析思考

(1)请判断该产妇是否临产?

(2)临产后监护产程进展的主要手段有哪些?

(3)列举目前主要的护理诊断及依据,并提出相应的护理措施。

(4)有哪些方法可以监测胎儿在宫内是否安全?

2. 相关操作

(1)指导产妇应采取的待产体位。

(2)严密监护产程进展,观察宫缩情况。

(3)及时听取胎心音或进行电子胎心监护。

(4)配合医师或助产士完成阴道检查。

(5)实施导乐陪伴分娩。

(6)配合助产士绘制产程图。

【情境案例五】

杨女士,28 岁。因"妊娠 39 周,规律宫缩 2 h"入院。产前检查各项记录均无异常,听诊心肺无异常。产妇精神较紧张,进食少,疲乏,担心不能顺利分娩。生育史:0-0-2-0。

产科检查:宫高 35 cm,腹围 100 cm,胎位 LOA,先露已入盆,胎心 140 次/分,宫缩 30 s/3～4 min。骨盆外测量正常。肛门检查:宫口松,宫颈管消失,先露 S^{+1},骨盆内测量各径线在正常范围。B 型超声提示双顶径(BPD)为 9.3 cm。

入院后产程进展顺利,腹部阵痛并逐渐增强,10 h 宫口开大 6 cm,先露 S^{+2},宫缩 25～30 s/6～8 min,宫缩强度弱,胎心音正常。14 h 后宫缩渐渐增强,60 s/1～2 min,胎心 140 次/分,宫口开大 10 cm,胎膜已破羊水流出,先露为头且 S^{+3}。

1. 分析思考

(1)列举杨女士目前主要的护理诊断及依据,并提出相应的护理措施。

(2)掌握为产妇进行外阴清洁、消毒准备的时机。

(3)接产者应该做好哪些准备工作?

(4)如何指导产妇正确使用腹压?

2. 相关操作

(1)平车推送产妇进入产房。

(2)移动产房上产床,并协助摆好体位。

(3)接产前外阴清洁、消毒。

(4)接产者外科洗手,穿手术衣。

(5)协助助产士铺产台。

【情境案例六】

王女士,27 岁,G_2P_1,因"妊娠 39 周,腹部阵痛并逐渐增强 8 h"入院待产。产前检查各项记录均无异常,听诊心肺无异常,临产后,产妇精神较紧张,进食差。

产科检查:枕左前位,宫缩 60 s/1～2 min,宫缩强,胎心 140 次/分。临产 7 h 宫口开大 4 cm,先露头,S^{+2},胎膜已破,羊水清。6 h 后宫口开大 10 cm,阴道分娩一女婴,Apgar 评分 9 分。

1. 分析思考

(1)何时开始保护会阴?如何保护会阴?

(2)胎盘剥离的征象?如何正确协助娩出胎盘?

(3)新生儿产时护理技术有哪些?

(4)产妇产后为什么需要留在产房观察 2 h?主要观察内容有哪些?

2. 相关操作

(1)会阴保护术;自然分娩接产技术。

(2)胎盘助娩;检查胎盘。

(3)实施新生儿产时护理技术(处理脐带、脐带结扎)。

(4)新生儿产后早接触、早吸吮。

(5)实施产后 2 h 观察。

【情境案例七】

王女士,23 岁。因"妊娠 39 周,阵发性腹痛 12 h"入院。因宫缩乏力行会阴侧切胎头吸引术助娩一男婴,体重 3800 g,Apgar 评分 10 分,观察 2 h 无特殊情况,由产房转入母婴同室病房,产后 6 h 诉尿意不明显,排尿困难,子宫收缩差,产后出血 500 mL,给予保留尿管,24 h 后拔出尿管。

现产后第 3 日,情绪波动较大,自诉汗多,疲乏。下腹部阵发性坠痛,哺乳时加剧。小便能自解,有时出现不可控制的溢尿。产后未解大便,无腹胀,有便秘史。查体:体温 38.3 ℃,脉搏 94 次/分,血压 120/75 mmHg。产妇一般情况良好,腹软,子宫底脐下两指,收缩良,下腹正中无压痛。恶露量多、色鲜红,外阴伤口红肿,会阴切口疼痛明显、轻度水肿,无红肿、无渗血渗液。母乳喂养情况尚好,乳汁分泌佳,乳房无胀痛。

1. 分析思考

(1)如何对产褥妇女进行评估？产后第 3 日的子宫底高度大概的位置？

(2)为什么哺乳时腹痛会加剧？并给予相应护理。

(3)产妇排尿困难可能的原因及相应的护理措施。

(4)可能的医疗诊断及依据是什么？应采取哪些有效的护理措施？

(5)如何对该产妇进行产褥期运动指导。

2. 相关操作

(1)产后子宫按摩技术。

(2)会阴擦洗。

(3)会阴湿热敷。

(4)会阴伤口护理。

(5)产后保健体操及康复指导。

(6)饮食护理。

【情境案例八】

李女士,30 岁,妊娠 39 周,胎位 LSA。因"臀位"于 3 日前在连续硬膜外间隙阻滞麻醉下施行子宫下段剖宫产,娩出一男孩,体重 3 400 g,Apgar 评分 10 分。胎盘娩出完整,子宫收缩良好,术后安返,母婴同室。产妇因手术切口疼痛,未给新生儿早吸吮,现感乳房胀痛,担心没有足够的母乳喂养婴儿。

体格检查:双侧乳房静脉充盈,挤压乳晕有少量乳汁分泌。今术后第 3 日,自解小便,汗多潮湿,疲乏。查体:体温 38 ℃,脉搏 84 次/分,血压 120/80 mmHg,子宫收缩良好,恶露量中等、色红。新生儿体重 3 200 g,新生儿面部皮肤淡黄色,反应灵敏,由丈夫照顾喂奶粉。护士早上查房时发现李女士母乳喂养情况不佳,乳汁少,乳房胀痛,伴低热。子宫底脐平,无压痛,恶露色红,量较多,无臭味。会阴无红肿。

1. 分析思考

(1)该产妇产褥期产后保健的内容。

(2)主要护理诊断？并写出相关因素。

(3)如何促进李女士进行有效的母乳喂养。

(4)宣教母乳喂养的优点,乳房护理及母乳喂养指导。

(5)如何对李女士进行饮食指导？

2. 相关操作

(1)乳房清洁、热敷和乳房按摩。

(2)指导正确的哺乳方法和喂哺姿势。

(3)乳头平坦及乳头皲裂的护理技术。

(4)人工挤奶术。

(5)吸奶器吸奶术。

【情境案例九】

张女士,27 岁,初产妇。因"妊娠 39 周,规律宫缩 6 h"入院。阴道分娩,顺利生产一女婴,体重 2 700 g,身长 50 cm,Apgar 评分 10 分。给予母乳喂养,现产后 5 日,新生儿呼吸平稳,体温正常,面部皮肤淡黄色,反应灵敏。

1. 分析思考

(1)如何进行新生儿评估？新生儿日常护理包括哪些内容？

(2)新生儿出生后 24 h 内,应进行何种预防接种？

(3)新生儿免疫接种的项目有哪些？

(4)责任护士如何对新生儿家长进行健康指导？应教会家长哪些婴儿的护理技术？

2. 相关操作

(1)新生儿计划免疫。

(2)新生儿眼部、脐部、臀部及口腔护理;更换尿布技术。

(3)新生儿沐浴技术。

(4)新生儿抚触技术。

(5)新生儿体重、身高、头围、胸围、腹围测量。

【情境案例十】

潘女士,32岁,初产妇。因"停经42周,阵发性腹痛5 h"入院。产科检查:枕左前位,胎先露已衔接,胎心146次/分。临产14 h后,因宫缩乏力给予缩宫素静脉滴注,滴速30滴/分。宫缩加强,产妇烦躁不安,诉腹痛难忍。再次检查:宫缩60~70 s/1~2 min,宫缩力强,下腹压痛、拒按,听取胎心率100次/分。初步诊断为急性胎儿窘迫。

1. 分析思考

(1)明确产程中静脉滴注缩宫素的适应证、禁忌证及注意事项。

(2)发生胎儿窘迫的原因可能是什么? 将如何处理?

(3)指出目前主要的护理诊断;护士应配合医师采取哪些护理措施?

2. 相关操作

(1)执行医嘱行静脉滴注缩宫素并严密监护宫缩、胎心等变化。

(2)协助医师进行电子胎心监护OCT试验。

(3)协助医师进行胎儿窘迫的紧急处理。

【情境案例十一】

王女士,27岁,初产妇。妊娠41周,今晨分娩一男婴,新生儿脐颈2周。新生儿出生1 min,心率94次/分,呼吸浅而不规则,四肢稍屈,无喉反射,全身皮肤青紫。

1. 分析思考

(1)说出新生儿Apgar评分内容及窒息程度。

(2)指出主要的护理诊断,护士应配合医师采取哪些护理措施?

(3)新生儿复苏后应采取哪些护理措施?

2. 相关操作

(1)协助医师实施新生儿复苏抢救。

(2)吸痰(经口、经鼻)。

(3)新生儿复苏后护理。

【情境案例十二】

李太太,因"停经42周,规律宫缩6 h"入院。自述平素月经规律,未按期进行产前检查。查体:体温36.7 ℃,脉搏82次/分,呼吸20次/分,血压130/80 mmHg。产科检查:宫缩45 s/3~4 min,胎心率110次/分,胎位ROA。阴道检查:宫颈管消失,宫口开大3 cm,先露头S^{-2},羊膜已破,羊水清。骨产道未见异常。B型超声检查提示脐带绕颈2圈。

入院4 h,宫口开大4 cm,宫缩20 s/3 min,电子胎心监护为可疑NST反应型。B型超声检查示胎头双顶径(BPD)9.9 cm,股骨长(FL)7.8 cm,胎盘Ⅲ级,羊水4.7 cm。经积极处理,于入院10 h宫口近开全,宫缩40 s/2~3 min,羊水呈淡黄色,矢状缝于骨盆横径上,耳郭在耻骨弓下,耳背朝母体右侧,先露头S^{+2}。CST胎心基线100次/分,见2次变异减速,胎儿头皮血pH 7.27。

在产钳助产下,娩一新生儿,Apgar评分8分,产妇阴道出血400 mL,会阴Ⅱ度撕裂行修补术。产后第2日护士查房:体温40 ℃,心率120次/分。已有初乳。腹部检查:下腹有压痛、反跳痛、腹肌紧张。子宫底压痛明显,恶露量多,色鲜红,会阴伤口无红肿。子宫底脐下1横指,恶露色红、量中。

1. 分析思考

(1)胎心率是否正常? 可能原因是什么? 将如何处理?

(2)可疑NST反应型是什么意思? 可能原因是什么? 将如何处理?

(3)CST阳性有何临床意义? 应采取哪些相应的处理?

2. 相关操作

(1)配合助产士实施电子胎心监护技术。

（2）配合助产士实施会阴切开缝合术。

（3）配合医师完成胎头吸引术。

（4）配合医师完成产钳助产术。

【情境案例十三】

患者，女性，32岁，因"停经38^{+4}周，血压升高1个月，胸闷1周"入院。平素月经规律，5/30日，量中等，无痛经。停经35日自测尿妊娠试验阳性，停经40日出现恶心、呕吐等早孕反应，停经4个月自觉胎动至今。在当地医院定期产检，1个月前出现下肢水肿，测血压130/90 mmHg，无头晕目眩等不适，未予治疗。近2周下肢水肿渐加重，1周前开始从事一般家务劳动即出现胸闷、气促，休息后略好转，到当地医院就诊测血压140/100 mmHg，尿蛋白（＋），建议收入院治疗，但患者拒绝。近2日轻微活动后即出现胸闷憋气，夜间不能平卧，不能胜任家务劳动，当地医院监测血压160/100 mmHg，尿蛋白（＋＋＋），立即转入我院。既往否认高血压、糖尿病、先天性心脏病等病史；否认药物过敏史。

生育史：1-0-2-1，8年前顺娩一男婴，重3500 g，体健。

入院查体：体温36.5 ℃，脉搏120次/分，呼吸27次/分，血压180/120 mmHg。急性病容，端坐呼吸，平车推入病房。查体尚合作，口唇无发绀，无颈静脉怒张，叩诊心界扩大；听诊心率120次/分，律齐，各瓣膜区未闻及病理性杂音，双肺底可听到细小湿啰音。腹膨隆，腹壁水肿，无压痛及反跳痛，肝脾未及，移动性浊音（＋）。双下肢可凹性水肿（＋＋）。

产科情况：宫高35 cm，腹围112 cm，先露头，胎位LOA，胎头已衔接，胎心率128次/分。无宫缩。骨盆外测量正常，宫颈管长1 cm，宫口未开，胎头S^{-2}。

1. 分析思考

（1）根据案例，请总结出病史特点；指出目前主要的护理诊断有哪些？

（2）入院后需要做哪些相关的辅助检查？

（3）进一步该采取的护理措施有哪些？

2. 相关操作

（1）测量生命体征：血压、脉搏、心率、呼吸频率，心电监护。

（2）体格检查：心肺听诊，移动性浊音等检查。

（3）产科检查：测量宫高和腹围，胎心听诊，骨盆外测量，胎心监护。

（4）做好剖宫产术前准备：备皮、留置尿管、药物过敏试验等。

（5）立即建立静脉通道。

【情境案例十四】

患者，女性，25岁，因"药物流产术后2周，阴道大量出血2 h"急诊就诊。患者平素月经规律，4/28日，量中等，无痛经。两周前因停经40日，确诊为宫内早孕在本院行"米非司酮＋米索前列醇"口服药物流产术，当时见绒毛样组织排出，经医师检查后证实为孕囊排出，予抗生素及益母草冲剂回家口服随诊。术后一直有不规则阴道流血，量不多，无明显腹痛，未就诊；2 h前突然出现大量阴道出血，色鲜红，有血块，伴头晕乏力，无晕厥，下腹痛不明显，无呕吐腹泻等。既往体健，否认肝炎、结核等传染病史及血液系统疾病等。23岁结婚，0-0-2-0，分别于5个月前、1年前行药物流产各1次，平素工具避孕。否认药物过敏史。

体格检查：体温36.8 ℃，脉搏110次/分，呼吸18次/分，血压90/55 mmHg。贫血貌，神志清楚，双肺呼吸音清，未闻及干湿性啰音，心率110次/分，律齐，各瓣膜区未闻及病理性杂音，腹部平软，正中下腹轻压痛，无明显反跳痛及肌紧张，肝脾肋下未触及，移动性浊音（－）。妇科查体：外阴已婚型；阴道通畅，置阴道窥器时可见大量鲜红色血块涌出；宫颈外口松，可见有组织物堵塞于宫颈口；子宫前位，稍饱满，质软，轻压痛，活动良好；双侧未扪及明显包块，无压痛。

1. 分析思考

（1）根据病史，请总结出病史特点，初步诊断有哪些？

（2）入院后需要做哪些相关的辅助检查？

(3)进一步该采取的护理措施有哪些?

2. 相关操作

(1)测量生命体征:血压、脉搏、心率、呼吸频率,心电监护。

(2)体格检查:心肺听诊,下腹部触诊等检查。

(3)妇科检查:阴道窥器的正确使用,妇科检查(双合诊、三合诊)。

(4)开放静脉,补充血容量。

(5)外阴部擦洗消毒;做好清宫术的术前准备、术中配合及术后护理。

【情境案例十五】

患者,女性,34 岁,农民,G_3P_1。因"停经 35 周,骑车跌倒后下腹持续性疼痛伴阴道流血 2 h"急诊入院。既往月经周期规则,末次月经(LMP):2015-5-6。停经 6 周出现早孕反应,停经 18 周自觉胎动,妊娠期无特殊。2 h 前骑车卜坡时不小心跌倒,腹部撞及车把,自觉下腹持续性疼痛伴阴道流血,量如月经,色鲜红,伴胎动频繁。否认高血压病史及其他疾病史。

体格检查:贫血貌,痛苦面容,血压 80/60 mmHg,脉搏 110 次/分。子宫底于剑突下 1 横指,头先露,LOA 位,胎心率 156 次/分,子宫收缩力强,50 s/1～2 min,无明显间歇期,右下腹明显压痛。患者异常紧张,家属围着医护人员要求确保母婴安全。

1. 分析思考

(1)本病例最可能的诊断是什么?

(2)为明确诊断,应进一步做哪些相关的辅助检查?

(3)写出可能的护理诊断 2～3 个及诊断依据。

(4)进一步该采取的护理措施有哪些?

2. 相关操作

(1)测量生命体征:血压、脉搏、心率及呼吸频率,心电监护。

(2)体格检查:心肺听诊等检查。

(3)触摸宫缩。

(4)听取胎心或电子胎心监护。

(5)吸氧,开放静脉,补充血容量。

(6)做好剖宫产术前准备工作。

【情境案例十六】

邓女士,25 岁,G_1P_0。因"停经 40 周,规则宫缩 20 h,阴道流水 5 h"入院。入院查体:体温37.2 ℃,脉搏 120 次/分,血压 120/70 mmHg。子宫底高度 33 cm,骨盆外测量正常。胎膜已破,羊水清。宫缩规律,且越来越强,产妇难以忍受,子宫呈葫芦状,平脐可见环状凹陷,下腹有压痛,胎心率 98 次/分,胎心监护有多个晚期减速。阴道检查:宫口开大 8 cm,胎方位不清。实验室检查:$CO_2 CP$ 10.8 mmol/L,Hb 100 g/L,WBC $12×10^9$/L,N 0.78,L 0.22。

1. 分析思考

(1)该病例的临床特点是什么? 提出诊断及处理意见。

(2)本例最恰当的处理是首选剖宫产吗? 为什么?

(3)进一步采取的护理措施有哪些?

2. 相关操作

(1)了解剖宫产术的指征和目的;术前准备。

(2)术前宣教,协助医师签署手术知情同意书。

(3)配合医护人员进行术前准备(备皮、药物试验、导尿、交叉配血等)。

【情境案例十七】

患者,28 岁,因"停经 44 日,少量阴道流血 2 日,左下腹撕裂样腹痛 1 h"入院。查体:痛苦面容,血压 90/60 mmHg,脉搏 80 次/分,左下腹压痛及反跳痛(＋),移动性浊音(＋)。妇科检查:宫颈举痛(＋),子宫饱满,有漂浮感;左附件区增厚,压痛明显;右侧附件无增厚,压痛不明显。尿妊娠试验(＋)。

1. 分析思考

(1)该病例的护理评估要点。

(2)写出可能的护理诊断 2~3 个及诊断依据。

(3)为明确诊断,还需要进行哪些检查?

(4)本例最恰当的处理是什么? 为什么?

(5)针对首优的护理诊断,列出 3~5 条护理措施。

(6)了解治疗要点及手术指征。

2. 相关操作

(1)吸氧。

(2)建立静脉通路。

(3)配合医护人员行 B 型超声检查。

(4)配合医师进行后穹隆穿刺术。

(5)术前准备(皮肤准备、药物过敏试验、留置导尿术、静脉抽血以行交叉配血试验)。

(6)术前宣教,协助医师签署手术知情同意书。

【情境案例十八】

陈女士,34 岁,已婚。因"白带多伴外阴瘙痒 2 周"就诊。生育史:1-0-0-1。自诉近 2 周外阴瘙痒、阴道分泌物增多,呈黄色,有腥臭味,偶尿频、尿痛。

妇科检查:外阴已婚已产式,潮红,皮肤有抓痕;阴道黏膜充血,有散在出血斑点,后穹隆处有多量稀薄泡沫状分泌物,阴道黏膜有多处散在红色斑点;宫颈肥大,表面光滑,轻度充血;宫体前位,正常大小,无压痛。阴道分泌物悬滴检查:阴道清洁度Ⅱ度,滴虫(十),真菌(一)。诊断为滴虫性阴道炎。给予 1‰ 乳酸溶液擦洗阴道后,甲硝唑栓每晚 1 次阴道用,连续治疗 2~3 个疗程。

1. 分析思考

(1)根据病史资料对患者进行护理评估,病情分析。

(2)主要的护理诊断、诊断依据及相应的护理措施。

(3)指出正确的处理原则。

(4)坐浴及阴道冲洗、阴道塞药的方法和注意点。

(5)妇科炎性疾病的健康宣教(预防、自我护理和随访指导)。

2. 相关操作

(1)采集阴道分泌物。

(2)会阴冲洗/擦洗。

(3)阴道冲洗/擦洗。

(4)宫颈或阴道上药。

(5)坐浴。

【情境案例十九】

王女士,44 岁,已婚,农妇。因"接触性阴道流血 1 年"入院。1 年来每于性生活后出现阴道流血,流血量不多,近 3 月来,阴道排液增多,稀薄如米泔样,腥臭味。月经周期尚规则,经期延长,经量增多。无尿频、尿急及肛门坠胀。病程中大小便、睡眠正常,食欲下降,体形消瘦。平素月经规律,5/28 日,量中。生育史:1-0-0-1,上环避孕 9 年。

体格检查:体温 37.2 ℃,脉搏 120 次/分,血压 120/70 mmHg。两肺呼吸音清,腹软,肝脾肋下未及。妇科检查:外阴已婚经产式,外观无异常,阴道内见少量暗红色血液;宫颈肥大,下唇见一直径 1 cm 的赘生物,呈乳头状突起,触之易出血;宫体前位,稍大,无压痛,活动,宫旁无明显增厚;两侧附件未触及异常。实验室检查:Hb 79 g/L,WBC $6.8×10^9$/L;宫颈刮片细胞学检查巴氏染色Ⅴ级。

1. 分析思考

(1)根据病史和检查,首先考虑什么诊断? 并给出适宜的处理建议。

(2)进一步明确诊断还需要做哪些检查?

(3)主要的护理诊断、诊断依据及相应的护理措施。

(4)女性生殖道恶性肿瘤的健康宣教。

2.相关操作

(1)宫颈细胞学检查的护理配合。

(2)阴道镜检查的护理配合。

(3)活体组织检查的护理配合。

(4)术前肠道准备。

(5)阴道准备。

(6)皮肤准备。

【情境案例二十】

于女士,43 岁。因"发现子宫增大 2 年,月经量增多 5 个月"入院。患者于 2 年前单位组织体检时,行妇科检查发现子宫增大,B 型超声提示"子宫前壁两个低回声光团",无月经改变,未予处理。近 5 个月来,月经周期缩短,经期延长,经量增多,6~7/19~22 日。用卫生巾 3 包/月,有血块,常感头晕、乏力、心悸,经保守疗法(具体不详),症状无改善。本次经期延长至 10 日,伴尿频,腰酸痛,白带增多,未做治疗。3 日前 B 型超声检查示子宫肿物明显增大,子宫前壁两个低回声光团,要求手术治疗入院。月经初潮 14 岁,5~6/25~26 日,量中,无痛经。生育史:2-0-1-2,采用避孕套避孕。

入院查体:中度贫血貌,神志清楚,营养良好,心肺正常。妇科检查:外阴已婚经产式,阴道通畅,见暗红色血液少量;宫颈中度糜烂、肥大;子宫前倾前屈位,宫体增大如妊娠 4 个月大小,前壁表面可触及结节状、质硬、活动度好,无明显压痛;双附件无增厚,无压痛,无包块。实验室检查:RBC $2.3 \times 10^{12}/L$,Hb 72 g/L,WBC $7.2 \times 10^{9}/L$,中性粒细胞 0.68。患者入院后睡眠差,精神抑郁,交谈中常流露出对疾病性质担忧及家庭经济承受能力,经常询问护士"能否吃止血药治疗,我怕手术会疼痛,会不会影响今后正常夫妻生活……"。

1.分析思考

(1)根据现有资料初步考虑该患者的疾病诊断是什么? 有何依据?

(2)进一步明确诊断还需要做哪些检查? 并给出适宜的处理建议。

(3)主要的护理诊断、诊断依据并制订相应的护理措施。

(4)护士如何开展健康教育?

2.相关操作

(1)经腹行次全子宫切除术护理配合。

(2)术前肠道准备。

(3)阴道准备。

(4)皮肤准备。

【情境案例二十一】

王女士,51 岁。因"月经紊乱 2 年余,不规则阴道出血 2 个月,大量出血 3 日"就诊。近 2 年来月经紊乱,表现为周期缩短,经期延长。经量由 4~5 延长到 9~10 日,周期 29~30 日至 15~26 日不等,经量时多时少淋漓不净,有血块,白带明显增多。此次停经 2 个月,阴道出血 15 日,大量出血 3 日,伴全身乏力,无发热,无腹痛。月经史:13 岁初潮,经期 4~5 日,周期 28~30 日,量中,无痛经。生育史:2-0-1-2。放置宫内节育器 20 年,后因经量增多于 1 年前行取环术,采用安全期避孕。既往无血液病史。

体格检查:体温 36.6 ℃,脉搏 76 次/分,呼吸 18 次/分,血压 90/60 mmHg,贫血貌,睑结膜较苍白。心肺听诊无异常。腹平软,肝脾不大,双肾区无叩痛。脊柱四肢无畸形。妇科检查:外阴已婚已产型,无畸形,阴道内有血液及血块;宫颈经产型,光滑,肥大,质中,无举痛;子宫体稍增大,质软,活动,无压痛。两侧附件未见异常,最近基础体温曲线呈单相型。实验室检查:RBC $3.8 \times 10^{12}/L$,Hb 90 g/L。

1.分析思考

(1)根据病史和检查,首先考虑什么诊断? 应注意排除什么疾病?

(2)进一步明确诊断还需要做哪些检查? 并给出适宜的处理建议。

(3)相应的护理措施;健康指导内容;诊断性刮宫术的注意事项有哪些?

(4)围绝经期功血的治疗原则。

2.相关操作

(1)基础体温测定。

(2)B型超声检查的护理配合。

(3)诊断性刮宫术的护理配合。

(4)阴道镜、宫腔镜检查的护理配合。

(5)围绝经期健康宣教。

【情境案例二十二】

刘女士,28岁,足月顺产后7个月,哺乳期停经,近1周出现早孕反应,检验尿hCG阳性。妇科检查:子宫妊娠8周大小,质软,无压痛。

1.分析思考

(1)该患者应采取什么方式终止妊娠? 为什么?

(2)如何进行术后健康指导?

(3)手术禁忌证有哪些?

(4)何谓人流综合反应? 如何预防和紧急处理?

2.相关操作

(1)阴道分泌物常规检查。

(2)B型超声检查的护理配合。

(3)人工流产(负压吸引术)的护理配合。

【情境案例二十三】

王女士,32岁,因停经58日来门诊行人工流产术。既往体健,月经规律,初潮14岁,月经周期4~7/28~30日,量中等,经期无不适。5年前足月顺产一女婴,产后曾采用避孕套、安全期避孕法,曾两次人工流产,此次又因避孕措施失败再次接受人工流产术。王女士感到烦恼,希望能落实一种较为可靠的避孕措施。

1.分析思考

(1)该女性可采取哪些方式避孕? 哪一种最合适? 为什么?

(2)宫内节育器的适应证和禁忌证有哪些?

(3)计划生育妇女的主要护理诊断有哪些?

(4)相应的护理措施及健康指导内容。

2.相关操作

(1)阴道分泌物常规检查。

(2)B型超声检查的护理配合。

(3)宫内节育器放置术的护理配合。

【情境案例二十四】

患者,女性,32岁。因"人工流产后阴道分泌物增多,高热伴下腹痛1周"为主诉入院。体格检查:体温39.7℃,急性病容。下腹部压痛(+),反跳痛(+),腹肌紧张。盆腔检查:外阴、阴道充血,宫颈充血,可见大量脓性分泌物自宫颈口流出,伴臭味。阴道后穹隆触及5 cm×5 cm×4 cm的囊性包块,触痛明显;宫颈举痛(+);子宫前位,大小正常,边界不清楚,宫体压痛(+);双侧附件区压痛(+)。医疗诊断为盆腔炎性疾病。

1.分析思考

(1)根据病史资料对患者进行护理评估。

(2)主要的护理诊断、诊断依据及相应的护理措施。

(3)正确的处理原则。

(4)针对该患者应采取哪些护理措施?

2. 相关操作

(1)采集阴道分泌物。

(2)建立静脉通路。

(3)物理降温。

(4)会阴擦洗。

(5)坐浴。

(6)宫颈或阴道上药。

（马常兰　许　红）

参 考 文 献

[1] 徐淑秀,谢晖.护理学操作技术图谱[M].北京:人民卫生出版社,2011.

[2] 李晓松,王瑞敏.护理综合技能训练[M].北京:高等教育出版社,2013.

[3] 金庆跃.助产综合实训[M].北京:人民卫生出版社,2014.

[4] 程瑞峰.妇科护理学[M].北京:人民卫生出版社,2014.

[5] 郑修霞.妇产科护理学[M].5版.北京:人民卫生出版社,2012.

[6] 夏海鸥.妇产科护理学[M].2版.北京:人民卫生出版社,2014.

[7] 魏碧蓉.高级助产学[M].2版.北京:人民卫生出版社,2013.

[8] 王席伟.助产学[M].北京:人民卫生出版社,2011.

[9] 谢幸,苟文丽.妇产科学[M].8版.北京:人民卫生出版社,2013.

[10] 叶鸿瑁,虞人杰.新生儿复苏教程[M].6版.北京:人民卫生出版社,2012.

[11] 高晓阳.助产技术实训指导[M].南京:江苏凤凰教育出版社,2014.